T0177446

Psychotherapie: Praxis

Matthias Berking

Training emotionaler Kompetenzen

4., korrigierte Auflage

Mit 163 Abbildungen

Mit Online-Material

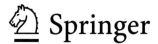 Springer

Prof. Dr. Matthias Berking
Universität Erlangen-Nürnberg Lehrstuhl für Klin. Psychol. u. Psychoth., Erlangen, Germany

Online-Materialien finden Sie unter http://www.tekonline.info

ISBN 978-3-662-54272-9   978-3-662-54273-6 (eBook)
DOI 10.1007/978-3-662-54273-6

Die Deutsche Nationalbibliothek verzeichnet diese Publikation in der Deutschen Nationalbibliografie; detaillierte bibliografische Daten sind im Internet über http://dnb.d-nb.de abrufbar.

Springer
© Springer-Verlag GmbH Deutschland 2008, 2010, 2015, 2017

Umschlaggestaltung: deblik Berlin
Fotonachweis Umschlag: © GVictoria/shutterstock.com

Gedruckt auf säurefreiem und chlorfrei gebleichtem Papier

Springer ist Teil von Springer Nature
Die eingetragene Gesellschaft ist Springer-Verlag GmbH Deutschland
Die Anschrift der Gesellschaft ist: Heidelberger Platz 3, 14197 Berlin, Germany

Vorwort

Die Fähigkeit, konstruktiv mit den verschiedensten belastenden Gefühlen umgehen zu können, ist zentral für die Sicherung der intrapsychischen Funktionsfähigkeit und damit Voraussetzung für eine effektive Auseinandersetzung mit der Umwelt. Beeinträchtigungen dieser Fähigkeit stellen ein bedeutsames Risiko für die Entwicklung und Chronifizierung diverser psychischer Probleme und Störungen dar. Im deutschsprachigen Raum gibt es aus unserer Sicht bislang kein ausreichend fundiertes Training, mit dem diese Defizite systematisch und störungsübergreifend verbessert werden können. Vor diesem Hintergrund haben wir das **Training Emotionaler Kompetenzen (TEK)** entwickelt. Es soll die emotionalen Kompetenzen der Teilnehmer erweitern und stärken und so Defizite im Bereich der allgemeinen Emotionsregulation reduzieren.

Die Entwicklung des Trainings erstreckte sich über mehrere Jahre und erfolgte in vier Schritten: Zunächst wurden anhand der aktuellen Forschungsbefunde Emotionsregulationsdefizite identifiziert, die typischerweise mit psychischen Störungen einhergehen und/oder diesen vorausgehen. Dann wurde ein theoretischer Bezugsrahmen entwickelt und empirisch validiert, der die empirischen Befunde erklären und bei der Ableitung therapierelevanter Implikationen helfen kann. Aufbauend auf dem theoretischen Bezugsrahmen wurden Techniken und Vorgehensweisen, mit denen relevante Kompetenzen gezielt gefördert werden können, zusammengetragen und zu einer ersten Version des Trainings Emotionaler Kompetenzen integriert. Diese erste Version des Trainings wurde im letzten Schritt in verschiedenen Settings dem Praxistest unterzogen und anhand der Rückmeldungen von Therapeuten[1] und Patienten weiter optimiert.

Mittlerweile wurde das Training in Deutschland in verschiedenen Einrichtungen mit tausenden von Patienten durchgeführt und eine Vielzahl von TEK-Trainern von uns ausgebildet (▸ http://www.tekonline.info). Darüber hinaus belegen systematische Evaluationsstudien die Effektivität des Trainings. Ein solcher Erfolg wäre nicht möglich gewesen ohne die aktive Unterstützung, die ich bei Entwicklung und Evaluation des Trainings von vielen Seiten erhalten habe[2]. Vor diesem Hintergrund möchte ich mich vor allem posthum bei Prof. Dr. Klaus Grawe bedanken. Er hat mich während der Arbeit an dem Konzept stets in außergewöhnlicher Weise unterstützt, inspiriert und motiviert. Weiterer Dank geht an die Mitglieder des Klinischen Teams der Psychotherapeutischen Praxisstelle der Universität Bern, die einiges an Umständen in Kauf genommen haben, um die erste »Feuerprobe« des Konzepts in der klinischen Praxis zu ermöglichen. Für die Unterstützung der Grundlagenforschung, auf die das Training aufbaut, bedanke ich mich beim Schweizer National Fonds (Projektnummer: PA001-113040/1), bei den Schön Kliniken für die zeitweise Förderung über eine Stiftungsprofessur für Psychotherapieforschung und bei der Deutschen Forschungsgemeinschaft DFG für die bedeutsamen Projektmittel zur Evaluation des Trainings im Bereich von Depression und Essstörungen.

---

1 Zur besseren Lesbarkeit wird in dieser Arbeit dort, wo kein spezielles Geschlecht angesprochen werden soll, die männliche Form benutzt.

2 Das ist auch der Grund dafür, warum in diesem Buch häufig das »wir« Verwendung findet. Der Plural soll ausdrücken, dass die hier vorgestellten Ideen oft in intensiven Diskussionen mit einer ganzen Reihe versierter Kolleginnen und Kollegen entwickelt, getestet und weiter verbessert wurden.

Des Weiteren seien an dieser Stelle die zahlreichen fachlichen Berater, Klinikleiter, Therapeuten, Mitarbeiter, Studenten und Praktikanten genannt, die in irgendeiner Weise ihren Beitrag an diesem Manual geleistet haben; insbesondere Sabine Baumgärtner, Bernhard Berking, Nadine Blamberger, Andrea Bloesch, Yasemin Cal, Alice Diedrich, Alexandra Dippel, David Ebert, Marcus Eckert, Yvonne Egenolf, Anne Ehret, Marta Filipek, Susanne Frischknecht, Alexandra Fabricius, Christoph Frutiger, Michaela Grant, Cornelia Häflinger, Andreas Hieronimie, Stefan Hofmann, Christine Huwig-Poppe, Susanne Jäggi, Claudia Jenni, Mareike Kirchner, Judith Kowalsky, Verena Kunz, Salome Lienert, Andreas Matter, Frauke Niehues, Tanja Pejic, Isabelle Pfister, Anna Radkovsky, Alexander Reichardt, Jeanine Schwarz, Bernhard Sieland, Marek Szczepanski, Sigrid von Quast, Iris Wohlert-Kröger, Peter Würsch, Helen Wyler und Dominik Wyss.

Am herzlichsten bedanke ich mich allerdings bei meiner Frau und meinen Kindern, die während der Arbeit an diesem Manual und während der sich anschließenden Forschung zur Wirksamkeit des Trainings allzu oft auf meine Anwesenheit verzichten mussten, und ohne deren wohlwollendes Verständnis dieses Buch nicht hätte entstehen können.

Matthias Berking
Erlangen, im Dezember 2016

Inhaltsverzeichnis

III Evaluation und Ausblick

Theoretischer Teil

Einleitung

M. Berking

© Springer-Verlag GmbH Deutschland 2017
M. Berking, *Training emotionaler Kompetenzen*
DOI 10.1007/978-3-662-54273-6_1

1.1 Das Problem: Defizite im konstruktiven Umgang mit Emotionen

» Ja, ich habe drei Kinder, eine volle Stelle und viele Konflikte auf der Arbeit! Aber *gestresst*? Was ist das denn?

» Wie ich das finde, wenn diese Traurigkeit kommt und mir die Tränen in die Augen schießen? Schrecklich, deswegen kämpfe ich ja auch so dagegen an.

» Was direkt vor der Essattacke passiert ist? Ich habe mich über meinen Freund geärgert und wusste einfach nicht, wie ich damit umgehen sollte.

Kennen Sie solche Aussagen von Patienten aus Ihrer täglichen Praxis? Fällt Ihnen auch auf, dass viele Patienten **Schwierigkeiten** haben, **die eigenen emotionalen Reaktionen wahrzunehmen, sie richtig einzuordnen, sie zu akzeptieren und auszuhalten oder positiv zu beeinflussen?** Haben Sie auch oft den Eindruck, dass diese Schwierigkeiten eine entscheidende Rolle bei der Entstehung und Aufrechterhaltung der psychopathologischen Symptome spielen? Und stellen Sie zuweilen fest, dass diese Schwierigkeiten über das hinausgehen, was gemäß dem entsprechenden störungsspezifischen Behandlungsmanual für die jeweilige Störung typisch sein sollte und nach dem Manual behandelt werden kann? Wenn ja, haben Sie genau die Erfahrungen gemacht, die den Ausgangspunkt für das Buch bildeten, das Sie jetzt gerade in den Händen halten.

1.2 Zielstellung und Aufbau des Manuals

Aufgrund der vielfachen Erfahrungen mit den Defiziten unserer Patienten im Bereich der »allgemeinen Emotionsregulation« sind wir zu dem Schluss gekommen, dass es sich lohnt, **die emotionalen Kompetenzen der Patienten systematisch zu erfassen und bei Bedarf gezielt zu fördern.** Aber: Welche Kompetenzen sind für den Umgang mit belastenden emotionalen Reaktionen besonders hilfreich? Und wie kann man diese Kompetenzen am besten vermitteln?

Um diese Fragen zu beantworten, analysierten wir zunächst über 100 wissenschaftliche Studien und trugen zusammen, was man über den **Zusammenhang von Defiziten im Bereich der Emotionsregulation und psychischen Störungen** bereits weiß. Im ersten, theorieorientierten Teil dieses Manuals wollen wir die wichtigsten Befunde vorstellen und darlegen, wie man sie erklären kann und welche Implikationen sich daraus für die therapeutische Praxis ergeben.

Aufbauend auf diesen Befunden und Überlegungen haben wir das **Training Emotionaler Kompetenzen** (TEK) entwickelt. Dieses soll im zweiten, praxisorientierten Teil des Manuals so konkret vorgestellt werden, dass erfahrene Psychotherapeuten das Training mit Hilfe dieses Manuals durchführen können. Alle für die Durchführung des Trainings notwendigen Materialien finden Sie am Ende des Manuals (▶ Kap. 19) oder auf **http://www.tekonline.info** zum Downloaden. Im dritten Teil des Buches schildern wir unsere bisherigen Erfahrungen mit dem Training, den aktuellen Stand der wissenschaftlichen Forschung zur Wirksamkeit und aktuelle Weiterentwicklungen.

TEK-Material zum Download
Alle für die Durchführung des Trainings notwendigen Materialien finden Sie auch unter:
http://www.tekonline.info

So kommen Sie an die Materialien:
- Klicken Sie rechts oben in der Leiste auf »Downloads« und wählen Sie eine Kategorie.
- Geben Sie das Passwort ein: TEK_Pcn2c4Y
- Klicken Sie auf »Check«
- Zum Öffnen der Präsentation klicken Sie erst auf »Öffnen« und dann auf »Schreibgeschützt«

Hinweis: Zum Verwenden des Materials benötigen Sie Microsoft Office PowerPoint (ab Version 2003 – Bestandteil des Microsoft Office-Pakets).

1.3   Für wen ist das Training gedacht?

Der Indikationsbereich des TEK ist unserer Einschätzung und Erfahrung nach sehr breit. Das Training kann
- als flankierende Maßnahme während einer ambulanten Einzeltherapie,
- als Teil eines stationären Behandlungsangebotes
- als eigenständige Interventionsmaßnahme bei weniger stark ausgeprägten psychischen Störungen
- zur Präventionsarbeit mit Risikogruppen
- oder als Maßnahme zur Förderung des persönlichen Wachstums bei gesunden Personen
eingesetzt werden.

In klinischen Settings sollte das Training immer **Bestandteil eines umfassenden Behandlungsplans** sein, der auch die jeweils indizierten störungsspezifischen Interventionen beinhaltet. Außerdem sollten in klinischen Settings alle Trainings-Teilnehmer auch in einzeltherapeutischer Behandlung sein. So können die im TEK gemachten Lernerfahrungen individuell vertieft und der Transfer in den Alltag der Patienten gezielt gefördert werden. Grundsätzlich ist das TEK als ein

Gruppentraining konzipiert. Mit kleinen Modifikationen ist es aber auch in der Einzeltherapie einsetzbar.

Da das Training zum Teil relativ hohe Ansprüche an Aufmerksamkeit und Konzentrationsvermögen der Teilnehmer stellt, ist es wichtig, sowohl bei der Indikationsstellung als auch bei der Art der Darbietung darauf zu achten, dass die Teilnehmer sich nicht überfordert fühlen. Unserer Erfahrung nach lässt sich das TEK jedoch auch mit stärker beeinträchtigten stationär-psychiatrischen Patienten erfolgreich durchführen, wenn man bei Bedarf mehr Zeit zur Verfügung stellt und Inhalte und Übungen gelegentlich vereinfacht oder verkürzt.

Als explizite **Kontraindikationen** sind zu nennen:
- eine akute psychotische oder manische Symptomatik,
- akute Intoxikation,
- Depressionen, die so ausgeprägt sind, dass kein kognitives Arbeiten möglich ist.

Jenseits dieser relativ eindeutigen Fälle muss die Indikation immer anhand der **klinischen Einschätzung von erfahrenen und gut ausgebildeten Therapeuten** erfolgen. Diese müssen einschätzen, inwieweit die Trainingsinhalte vom Patienten konstruktiv verarbeitet werden können und inwieweit der Patient mit den jeweiligen Rahmenbedingungen zurechtkommen wird. Da das Training primär als Gruppentraining konzipiert wurde, stellt sich in vielen Anwendungsfällen vor allem auch die Frage nach der »Gruppenfähigkeit« des Patienten. In Bezug auf das Alter der Teilnehmer zeigen unsere bisherigen Erfahrungen, dass sich das Training ohne größere Modifikationen mit Teilnehmern ab 16 Jahren durchführen lässt.

Um Patienten identifizieren zu können, die im Bereich Emotionsregulation an behandlungswürdigen Defiziten leiden, haben wir einen entsprechenden Fragebogen entwickelt (Berking & Znoj, 2008; ▶ Kap. 19 Praxismaterialien, Abb. 19.1; s. a. Ebert, Christ & Berking, 2013, für eine emotionsspezifische Modifikation des Fragebogens). Dieser kann auch online ausgefüllt und ausgewertet werden (**http://www.emometer.info**). Mit Hilfe dieser Fragebögen lässt sich im Laufe der Therapie auch kontinuierlich überprüfen, welche Fort-schritte der Patient beim Erwerb konstruktiver Umgangsweisen mit problematischen Gefühlen macht. Dass ein solches **kontinuierliches Erfolgs-monitoring** und Feedback wichtiger Verände-rungsbereiche den Therapieerfolg steigern kön-nen, wurde in einer Reihe von Studien gezeigt (z. B. Berking, Orth & Lutz, 2006). Warum wir gerade den Bereich »emotionale Kompetenzen« für einen besonders wichtigen Veränderungsbereich halten, soll im folgenden Kapitel näher begründet werden.

Ausgangspunkt: Emotionsregulation und psychische Gesundheit

M. Berking

© Springer-Verlag GmbH Deutschland 2017
M. Berking, *Training emotionaler Kompetenzen*
DOI 10.1007/978-3-662-54273-6_2

2.1 Inwieweit hängen Emotionsregulationsdefizite mit psychischen Störungen zusammen?

Unterschiedliche Definitionen und Operationalisierungen des Konzepts Emotionsregulation erschweren die Interpretation der aktuellen Befundlage zum Zusammenhang von emotionsübergreifenden Regulationskompetenzen und psychischen Störungen. So stammen z. B. eine ganze Reihe von potenziell relevanten Befunden aus der Coping-Forschung, in der Reaktionsweisen auf »Stress« oder »belastende Ereignisse« untersucht werden. Bei diesen Befunden bleibt allerdings häufig unklar, inwieweit die negativen Gefühle im Fokus der Bewältigungsbemühungen stehen. Trotz dieser Schwierigkeiten lässt sich feststellen, dass eine Vielzahl empirischer Befunde darauf hinweist, dass bestimmte Formen des Umgangs mit negativen Emotionen bei Personen mit psychischen Störungen besonders ausgeprägt sind. Diese Befunde finden sich sowohl bei Untersuchungen an klinischen Stichproben mit unterschiedlichen Störungen (Garnefski et al., 2002; Sandin & Chorot, 1995) als auch bei speziellen Störungsbildern.

So berichten beispielsweise Menschen, die an **Depressionen** leiden, oft über Schwierigkeiten, ihre Emotionen identifizieren (Honkalampi et al., 1999; Rude & McCarthy, 2003) und negative Gefühle akzeptieren und aushalten zu können (Brody, Haaga, Kirk & Solomon, 1999; Campbell-Sills, Barlow, Brown & Hofmann, 2006; Conway, Csank, Holm & Blake, 2000; Hayes, 2004). Diese Personen haben außerdem häufig Schwierigkeiten, sich selbst mitfühlend zu unterstützen, wenn sie an negativen

Emotionen leiden (Gilbert, Baldwin, Irons, Baccus & Palmer, 2006; Hofmann, Grossman & Hinton, 2011) und die Intensität oder Dauer unerwünschter Gefühle in eine gewünschte Richtung zu beeinflussen (Catanzaro, Wasch, Kirsch & Mearns, 2000; Ehring, Fischer, Schnülle, Boesterling & Tuschen-Caffier, 2008; Kassel, Bornovalova & Mehta, 2007). Depressive Symptome treten darüber hinaus oft zusammen mit Verhaltensweisen wie Grübeln, Katastrophisieren und Unterdrückung des Affektausdrucks auf (Aldao, Nolen-Hoeksema & Schweizer, 2010; Conway, Csank, Holm & Blake, 2000; Ehring, Tuschen-Caffier, Schnülle, Fischer & Gross, 2010; Garnefski & Kraaij, 2006; Kraaij, Pruymboom & Garnefski, 2002; Morrow & Nolen-Hoeksema, 1990), welche oft als dysfunktionale Emotionsregulationsstrategien konzeptualisiert werden (Berking & Wupperman, 2012; Heber, Lehr, Rieper & Berking, 2014; Moulds, Kandris, Starr & Wong, 2007).

Belege für den (querschnittlichen) Zusammenhang von Depression und Emotionsregulationsdefiziten stützen zwar die Hypothese, dass sich Defizite in der Emotionsregulation negativ auf die psychische Gesundheit auswirken, statt sie erlauben jedoch nicht zu prüfen, inwieweit die Emotionsregulationsdefizite (als vermutete Ursache) den depressiven Beschwerden (als vermuteter Wirkung) vorausgehen. Damit bleibt unklar, ob Emotionsregulationsdefizite nicht die Folge der durch andere Ursachen entstandenen Störung sind bzw. lediglich ein Symptom der Störung darstellen. Eine solche Kausalrichtung wäre auch plausibel, wenn man bedenkt, dass Depression u. a. mit Konzentrationsproblemen einhergeht, welche die Emotionsregulation deutlich beeinträchtigen könnten. Um herauszufinden, inwieweit Regulationsschwierigkeiten tatsächlich kausal zur Entwicklung psychischer Störungen beitragen, muss der Zusammenhang zwischen diesen beiden Phänomenen in längsschnittlichen und experimentellen Studien genauer untersucht werden.

Im Bereich depressiver Störungen ergaben längsschnittliche Untersuchungen, dass eine geringe Überzeugung, das emotionale Befinden erfolgreich beeinflussen zu können, sowie die häufige Verwendung dysfunktionaler Regulationsstrategien die zukünftige depressive Symptomatik signifikant vorhersagten (Aldao & Nolen-Hoeksema, 2012; (Berking, Wirtz, Svaldi & Hofmann, 2014) Kassel, Bornovalova & Mehta, 2007; Kraaij, Pruymboom & Garnefski, 2002). Weitere Studien zeigten, dass negativ-affektive Reaktionen auf unerwünschte Ereignisse bei depressiven Personen länger anhielten, als dies bei nicht-depressiven Personen der Fall war (Peeters, Nicolson, Berkhof, Delespaul & deVries, 2003). Außerdem sagte die Tendenz, auf belastende Ereignisse mit negativen Emotionen zu reagieren, die Intensität depressiver Symptome zwei Monate nach der anfänglichen Einschätzung vorher (O'Neill, Cohen, Tolpin & Gunthert, 2004). In Therapiestudien zeigte sich ferner, dass die Tendenz, auf belastende Ereignisse mit negativen Emotionen und geringer Regulationszuversicht zu reagieren, eine geringere Symptomabnahme während einer kognitiv-verhaltenstherapeutischen Depressionstherapie vorhersagt (Cohen, Gunthert, Butler, O'Neill & Tolpin, 2005; Backenstrass et al., 2006). Darüber hinaus zeigte sich im Bereich des Umgangs mit positiven Emotionen, dass die Tendenz, positiven Emotionen eher mit Skepsis und Ablehnung zu begegnen und diese nicht bewusst wertzuschätzen, weniger positive Emotionen und mehr depressive Symptome vorhersagt (Raes, Smets, Nelis & Schoofs, 2012).

Weitere Belege für einen kausalen Einfluss von Emotionsregulationsdefiziten auf depressive Symptome liefern experimentelle Studien, die systematisch die Emotionsregulation manipulieren und die Effekte dieser Manipulation auf depressive Symptome erfassen und auswerten. In solchen Studien zeigte sich, dass maladaptive Reaktionen auf dysphorische Stimmungslagen (z. B. Grübeln oder Unterdrückung) diese Stimmungslagen verfestigen können (Campbell-Sills, Barlow, Brown & Hofmann, 2006; Ehring, Tuschen-Caffier, Schnülle,

Fischer & Gross, 2010; Liverant, Brown, Barlow & Roemer, 2008; Morrow & Nolen-Hoeksema, 1990). Außerdem zeigte sich, dass Personen mit Depression im Vergleich mit gesunden Kontrollpersonen eher dazu neigen, maladaptive Emotionsregulationsstrategien zu nutzen (Ehring, Tuschen-Caffier, Schnülle, Fischer & Gross, 2010).

Im Bereich von **Angststörungen** deuten ebenfalls zahlreiche Studien darauf hin, dass Defizite in der emotionsübergreifenden Regulationskompetenz maßgeblich zur Entwicklung und Aufrechterhaltung dieser Störungen beitragen (Aldao & Nolen-Hoeksema, 2012; Aldao, Nolen-Hoeksema & Schweizer, 2010; Amstadter, 2008; Berking & Wupperman, 2012; Campbell-Sills, Ellard & Barlow, 2014; Cisler, Olatunji, Feldner & Forsyth 2010; Kashdan, Zvolensky & McLeish, 2008; Suveg, Morelen, Brewer & Thomassin, 2010). Beispielsweise sagten Emotionsregulationsdefizite in einer nicht-klinischen Stichprobe von 631 Teilnehmern signifikant den späteren Grad von Angstsymptomen in einem Zeitraum von zwei Wochen vorher (Berking, Orth, Wupperman, Meier & Caspar, 2008). In einer weiteren nicht-klinischen Stichprobe sagte die Zuversicht der Studienteilnehmer, erfolgreich mit negativer Stimmung umgehen zu können, die Intensität von Angstsymptomen nach einem achtwöchigen Intervall vorher (Kassel, Bornovalova & Mehta, 2007). In einer nicht-klinischen Stichprobe von Jugendlichen sagten Defizite in der Emotionsregulation das Ausmaß von Angstsymptomen sieben Monate später vorher (McLaughlin, Hatzenbuehler, Mennin & Nolen-Hoeksema, 2011). In einer Stichprobe von Studenten gingen Schwierigkeiten bei der Beschreibung und Identifizierung von Emotionen mit einem erhöhten Grad an Angstsymptomen ein Jahr später einher (Ciarrochi & Scott, 2006). Außerdem sagte in einer Stichprobe von 131 Teilnehmern die Fähigkeit zur Emotionsregulation eine Verschlechterung der Angstsymptomatik in einem Zeitraum von fünf Jahren vorher (wohingegen die Ausprägung der Angstsymptomatik keinen Vorhersagewert für zukünftige Emotionsregulationskompetenzen aufwies; Wirtz, Hofmann, Riper, & Berking, 2014).

Forschung mit klinischen Stichproben deutet u. a. darauf hin, dass Personen, die an einer **generalisierten Angststörung** leiden (GAS) Defizite in emotionaler Klarheit, ein geringeres Verständnis für Emotionen, eine größere Reaktivität auf Emotionen sowie eine geringere Akzeptanz und weniger erfolgreiche Bewältigung von Emotionen aufweisen (McLaughlin, Mennin & Farach, 2007; Mennin, Heimberg, Turk & Fresco, 2002; Novick Kline, Turk, Mennin, Hoyt & Galagher, 2005; Turk, Heimberg, Luterek, Mennin & Fresco, 2005; Salters-Pedneault, Roemer, Tull, Rucker & Mennin, 2006). Des Weiteren sagten Defizite in der Emotionsregulation bei Personen, die an GAS-Symptomen litten, Probleme in der Bewältigung ihrer Erfahrungen mit der Terrorattacke in den USA vom 11. September 2001 vorher (Farach, Mennin, Smith & Mandelbaum, 2008).

Klinische Studien zeigen ferner, dass Personen, die die Kriterien einer **Panikstörung** erfüllen, vermehrt von Schwierigkeiten bei der Identifizierung, Akzeptanz und Toleranz von unerwünschten Emotionen berichten (Baker, Holloway, Thomas, Thomas & Owens, 2004; Marchesi et al. 2005; Naragon-Gainey, 2010; Parker, Taylor, Bagby & Acklin, 1993; Shear, Cooper, Lerman, Busch & Shapiro, 1993). Weitere Ergebnisse belegen, dass diese Personen dysfunktionale Vermeidungsstrategien einsetzen, wenn sie mit angstauslösenden oder anderen belastenden Situationen konfrontiert werden (Tull & Roemer, 2007). Der Einsatz dieser Vermeidungsstrategien führt paradoxerweise oft zu einem Anstieg der Angst (Eifert & Heffner, 2003; Feldner, Zvolensky, Eifert & Spira, 2003; Feldner, Zvolensky, Stickle, Bonn-Miller & Leen-Feldner, 2006; Karekla, Forsyth & Kelly, 2004; Spira, Zvolensky, Eifert & Feldner, 2004) und kann somit zur Entwicklung und Aufrechterhaltung von Angststörungen beitragen (Craske, Miller, Rotunda & Barlow, 1990; Hino, Takeuchi & Yamanouchi, 2002; Levitt, Brown, Orsillo & Barlow, 2004).

Bei Personen mit einer **sozialen Phobie** deuten wissenschaftliche Studien darauf hin, dass die Betroffenen im Vergleich mit einer gesunden Kontrollgruppe mehr Schwierigkeiten bei der Beschreibung und Identifizierung von Emotionen (Turk, Heimberg, Luterek, Mennin & Fresco, 2005) erleben, ein höheres Maß an Scham empfinden (Fergus, Valentiner, McGrath & Jencius, 2010) und größere Schwierigkeiten haben, die emotionalen Folgen belastender Erfahrungen zu akzeptieren (Kashdan & Steger, 2006). Personen, die unter spezifischen Phobien leiden, berichten von häufigen Selbstvorwürfen, Grübeln, Katastrophisieren und wenig Vertrauen in positive Neubewertungen, wenn sie versuchen schwierige Erfahrungen zu bewältigen (Davey, Burgess & Rashes, 1995; Kraaij, Garnefski & Van Gerwen, 2003). Bei Personen mit **Posttraumatischer Belastungsstörung** (PTBS) wurde ein Zusammenhang zwischen dem Schweregrad der Störung, dem Mangel an emotionaler Klarheit, Emotionsakzeptanz und der aktiven Modifikation von Emotionen nachgewiesen (Cloitre, Miranda, Stovall-McClough & Han, 2005; Cloitre, Stoval, McClough & Levett, 2004; Ehring & Quack, 2010; Roemer, Litz, Orsillo & Wagner, 2001; Tull, Barrett, McMillan & Roemer, 2007; Weiss et al., 2012). Schwierigkeiten bei der Emotionsregulation scheinen zudem den Zusammenhang zwischen dem Schweregrad der PTBS-Symptomatik und Substanzmissbrauch bei Patienten mit Missbrauchserfahrungen während der Kindheit zu mediieren (Staiger, Melville, Hides, Kambouropoulos & Lubman, 2009).

Weitere Untersuchungen zeigten, dass Patienten mit **Essstörungen** dazu neigen, Emotionen intensiver wahrzunehmen als Kontrollpersonen (Overton, Selway, Strongman & Houston, 2005; Svaldi, Griepenstroh, Tuschen-Caffier & Ehring, 2012). Insbesondere erleben diese Patienten häufiger und intensiver Ängstlichkeit, Furcht, Anspannung und Nervosität (McClenny, 1998). Sie berichten darüber hinaus häufig von Schwierigkeiten bei der Akzeptanz und Bewältigung ihrer Gefühle und neigen (in der Folge) eher dazu, intensive emotionale Erfahrungen zu vermeiden (Aldao, Nolen-Hoeksema & Schweizer, 2010; Bydlowski et al., 2005; Carano et al., 2006; Corstorphine, Mountford, Tomlinson, Waller & Meyer, 2007; Svaldi, Caffier & Tuschen-Caffier, 2010; Whiteside et al., 2007). Insbesondere weisen Patienten mit **Bulimia nervosa** im Vergleich zu nicht-klinischen Kontrollgruppen eine eingeschränkte Fähigkeit zu Wahrnehmung und Identifizierung ihrer emotionalen Befindlichkeit auf (Sim, 2002; Sim & Zeman, 2004). Zudem ergaben weitere Untersuchungen, unter Verwendung der Difficulties in Emotion Regulation Scale (DERS; Gratz & Roemer, 2004), dass Frauen mit **Anorexia nervosa** signifikant mehr Schwierigkeiten in Emotionsregulationsaspekten erleben, die von diesem Fragebogen erfasst werden (Emotionswahrnehmung, Emotionsakzeptanz; Einsatz effektiver Modifikationsstrategien etc.; Harrison, Sullivan, Tchanturia & Treasure,

2009). In Langzeitstudien sagte negative Stimmung darüber hinaus Essanfälle bei Personen mit **Binge-Eating-Störung** (Chua, Touyz & Hill, 2004; Hilbert & Tuschen-Caffier, 2007; Stein et al., 2007; Wild et al., 2007) sowie Essanfälle und Purging-Verhalten bei Bulimie vorher (Crosby et al., 2009; Smyth et al., 2007, 2009). Weitere Belege für den kausalen Effekt von Emotionsregulationsdefiziten auf Essstörungen liefern experimentelle Studien, die zeigen, dass negative Stimmung oder Stress die spätere Nahrungsaufnahme und/oder die Wahrscheinlichkeit von Essanfällen bei Personen mit Binge-Eating-Störung erhöht (Agras & Telch, 1998; Chua, Touyz & Hill, 2004; Laessle & Schulz, 2009; zu widersprüchlichen Ergebnissen s. Dingemans, Martijn, Jansen & Furth, 2009).

Der Konsum von Drogen und Alkohol im Rahmen **substanzbezogener Störungen** wird weithin als Versuch angesehen, negative Emotionen herabzuregulieren oder zu vermeiden (Baker, Piper, McCarthy, Majeskie & Fiore, 2004; Cooper, Frone, Russell & Mudar, 1995; Weiss, Griffin & Mirin, 1992; Wupperman et al., 2012). Da negative Emotionen einen wichtigen Auslöser von Rückfällen bei Abhängigkeitserkrankungen darstellen (Cooney, Litt, Morse, Bauer & Gaup, 1997; ElSheikh & Bashir, 2004; Isenhart, 1991), sollte die Fähigkeit zur effektiven Emotionsregulation Betroffenen helfen, auch in Gegenwart solcher Emotionen abstinent zu bleiben (Berking et al., 2011). Erste Belege für diese Hypothese stammen aus Studien, die zeigen, dass Patienten, die an sogenannten »emotionalen Störungen« (affektive und Angststörungen; Ellard, Fairholme, Boisseau, Farchione & Barlow, 2010) sowie der Borderline Persönlichkeitsstörung leiden, häufig auch die Kriterien für Abhängigkeitserkrankungen erfüllen (Hasin, Stinson, Ogburn & Grant, 2007; Bradizza, Stasiewicz & Paas, 2006). Zudem konnte ein geringes Niveau »emotionaler Intelligenz« (definiert von Salovey und Mayer, 1990, S. 189, als die »Fähigkeit eigene Gefühle und die Gefühle anderer wahrzunehmen, zu unterscheiden und diese Information zu nutzen, um die eigenen Gedanken und Handlungen zu steuern«) wiederholt mit einem ausgeprägten Drogen- und Alkoholkonsum in Verbindung gebracht werden (Kun & Demetrovics, 2010). Personen mit substanzbezogenen Störungen berichten häufig von mehr Schwierigkeiten bei der Emotionsregulation als gesunde Kontrollpersonen, besonders während Phasen der Abstinenz (Berking et al., 2011; Fox, Axelrod, Paliwal, Sleeper & Sinha, 2007). Darüber hinaus sagten in zahlreichen Längsschnittstudien negativer Affekt und defizitäre Emotionsregulation zukünftige Konsummengen und das Verlangen zu Trinken vorher (Berking et al., 2011; Falk, Yi & Hilton, 2008; Gamble et al., 2010; Hodgins, El-Guebaly & Armstrong, 1995; Swendsen et al., 2000; Willinger et al., 2002). In experimentellen Studien konnte ebenfalls gezeigt werden, dass das Auslösen negativen Affekts zu einem erhöhten Trinkverlangen führt (Birch et al., 2004; Cooney, Litt, Morse, Bauer & Gaupp, 1997; Sinha et al., 2009). Letztlich ist von Relevanz, dass Interventionen, die depressive und Angstsymptome bei Patienten mit Substanzmissbrauch reduzieren, auch das Ausmaß der Abhängigkeitserkrankung und die Rückfallwahrscheinlichkeit reduzieren (Brown, Evans, Miller, Burgess & Mueler, 1997; Watt, Stewart, Birch & Bernier, 2006).

Umfangreiche Forschungsergebnisse deuten darauf hin, dass Defizite in der Emotionsregulation als ein Kernelement der **Borderline Persönlichkeitsstörung** angesehen werden können (Linehan, 1993). Diese Störung ist u. a. definiert und charakterisiert (APA, 2014) durch intensive und instabile Stimmungslagen (Austin, Riniolo & Porges, 2007; Kuo & Linehan, 2009; Weinberg, Klonsky & Hajcak, 2009). Patienten mit dieser Persönlichkeitsstörung erleben weniger emotionale Klarheit (Leible & Snell, 2004; Wolff, Stiglmayr, Bretz, Lammers & Auckenthaler, 2007; Svaldi, Griepenstroh, Tuschen-Caffier & Ehring, 2012) und sind weniger dazu in der Lage aversive Emotionen zu ertragen (Gratz, Rosenthal, Tull, Lejuez & Gunderson, 2006). Diese Patienten tendieren außerdem dazu, vermeidende und schädliche Emotionsregulationsstrategien (z. B. selbstverletzendes Verhalten) einzusetzen, wenn sie unter Stress stehen (Berking, Neacsiu, Comtois & Linehan, 2009; Wupperman, Neumann, Whitman & Axelrod, 2009). Außerdem haben sie mehr Schwierigkeiten ihre Emotionen mithilfe adaptiver Techniken effektiv zu modifizieren (Gruber, Harvey & Gross, 2012; Schulze et al., 2011). Interessanterweise konnte anhand solcher Defizite in der Emotionsdysregulation der Verlauf der Störung besser vorhergesagt werden als anhand der Impulsivität, welche diese Patienten auch häufig aus-

2.2 · Inwieweit lässt sich der Therapieerfolg durch gezielte Maßnahmen zur Verbesserung ...

11   2

zeichnet (Tragesser, Solhan, Schwartz-Mette & Trull, 2007).

Im Bereich **somatoformer Störungen** wird u. a. in der Tradition des Alexithymie-Konzepts davon ausgegangen, dass somatische Komponenten von Emotionen als ernsthafte gesundheitliche Probleme fehlinterpretiert werden, was wiederum über Aufmerksamkeitsfokussierung und Vermeidungsverhalten zu einer verstärkten Symptomwahrnehmung führt (Bleichardt, 2012; Nemiah & Sifneos, 1970; Sifneos, 1973). In Übereinstimmung mit dieser Theorie konnten einige Studien zeigen, dass die Fähigkeit zur bewussten Wahrnehmung und Toleranz von Emotionen, der korrekten Identifizierung von Emotionen und der akkuraten Zuordnung von Emotionen und Körperempfindungen mit stärker ausgeprägten somatoformen Symptomen einhergehen (De Gucht & Heiser, 2003; Lumley, Stettner & Wehmer, 1996; Schweinhardt et al., 2008; Subic-Wrana, Beutel, Knebel & Lane, 2010; Subic-Wrana et al., 2002; Subic-Wrana, Bruder, Thomas, Lane & Köhle, 2005; Waller & Scheidt, 2004, 2006).

Abschließend sei auf die Befunde verwiesen, die zeigen, dass auch im Bereich von **Störungen, die typischerweise in der Kindheit oder Adoleszenz** auftreten, ein signifikanter Zusammenhang zwischen Emotionsregulationsdefiziten und psychopathologischen Symptomen besteht. Diesbezügliche Befunde liegen u. a. für das Aufmerksamkeits-(Hyperaktivitäts)-Defizit-Syndrom (ADHS) und für eine Reihe von internalisierenden (z. B. sozialer Rückzug, Depression und Ängstlichkeit) und externalisierenden (z. B. Aggression, Wut und Verhaltensprobleme) Verhaltensauffälligkeiten vor (Calkins & Howse, 2004; Kim & Cicchetti, 2010; McLaughlin, Hatzenbuehler, Mennin & Nolen-Hoeksema, 2011; Walcott & Landau, 2004).

2.2 Inwieweit lässt sich der Therapieerfolg durch gezielte Maßnahmen zur Verbesserung emotionaler Kompetenzen fördern?

In dem Maße, in dem die empirische Forschung Belege für die Annahme liefert, dass Emotionsregulationsdefizite eine wichtige Rolle bei der Entstehung und Aufrechterhaltung psychischer Störungen spielen, stellt sich die Frage, ob sich psychische Störungen durch die systematische therapeutische Arbeit an diesen Defiziten erfolgreich behandeln lassen. Da affektive Faktoren in den Störungskonzepten fast aller psychotherapeutischen Ansätze eine Rolle spielen, widmen sich auch nahezu sämtliche Therapieansätze mehr oder weniger intensiv dem Umgang mit belastenden Affekten. Die Arbeit an emotionalen Kompetenzen kann dabei auch dann das praktische Vorgehen prägen, wenn diese Kompetenzen kein explizites Element der Störungs- oder Veränderungstheorien des jeweiligen Verfahrens sind. Beispielsweise stellt die bedingungslose Wertschätzung des Patienten eine klassische Technik der personenzentrierten Therapie dar. Mit dieser Technik (bzw. »Grundhaltung«) wird dem Patienten u. a. signalisiert, dass er auch beim Äußern negativer Gefühle nicht abgelehnt wird. Diese Erfahrung kann maßgeblich dazu beitragen, dass der Patient unerwünschte Emotionen zukünftig besser akzeptieren kann.

In der **kognitiven Verhaltenstherapie** (KVT) arbeiten Therapeuten häufig explizit und systematisch an der Verbesserung der Emotionsregulation. Der Fokus liegt dabei jedoch oft auf denjenigen Emotionen, die sich im Rahmen der behandelten Störung manifestieren und in der Regel vor allem unter Einsatz prototypischer KVT-Methoden. Hier stellt sich die Frage, ob bei bestimmten Problemstellungen bzw. Patienten ein Fokus auf emotionsübergreifende Regulationskompetenzen von Vorteil wäre und inwieweit dazu auch Techniken aus anderen Verfahren (wie beispielsweise die 2-Stuhl-Technik oder mitgefühlsbasierte Ansätze) genutzt werden könnten. Historisch betrachtet spielten Emotionen jenseits von Angst in der verhaltenstherapeutischen Theoriebildung (aufgrund der vermeintlichen Schwierigkeiten mit einer objektiven Messung) nur eine untergeordnete Rolle. Im Zuge der fortschreitenden klinischen Nutzung dieser Konzepte wurde die maßgebliche klinische Relevanz von Emotionen zunehmend anerkannt (Caspar, 2002). Emotionen wurden dabei allerdings vor allem als zu verändernde Zielgrößen angesehen. Der Fokus in der Therapie lag eher auf den Kognitionen und den Verhaltensweisen, die problematische Emotionen mit aufrechterhielten.

In der sogenannten »**dritten Welle der Verhaltenstherapie**« (Hayes, 2004) wurden zunehmend auch emotionsübergreifende Regulationskompetenzen thematisiert. Bahnbrechend wirkte dabei sicherlich die **Dialektisch Behaviorale Therapie** (DBT, Linehan, 1993), die für die Behandlung der Borderline Persönlichkeitsstörung entwickelt wurde und explizit auf die Vermittlung adaptiver Emotionsregulationsstrategien abzielt. Eine weitere »Dritte Welle«-Therapie stellt die **Akzeptanz- und Commitment-Therapie** (ACT; Hayes, Strohsal & Wilson, 1999) dar. Dieses Verfahren zielt auf eine Reduzierung von Vermeidungsverhalten als Reaktionen auf aversive Erlebnisse (sowie auf der Unterstützung beim Verfolgen und Erreichen wichtiger persönlicher Ziele) ab. Der stärkere Bezug zu Emotionen ist dadurch bedingt, dass »aversive« innere Erfahrungen durch das Vorliegen unerwünschter Emotionen definiert sind. Weitere wichtige Vertreter der dritten Welle sind außerdem das **Mindfulness-based Stress Reduction Programm** (MBSR) von Kabat-Zinn (2015), die achtsamkeitsbasierte kognitive Therapie für Depression (engl. mindfulness based cognitive therapy, MBCT; Segal, Teasdale & Williams, 2004; Segal, Williams & Teasdale, 2013) und das Programm zur **achtsamkeitsbasierten Rückfallprävention** (engl. mindfulness-based relapse prevention; MBRP; Bowen, Chawla & Marlat, 2010). In diesen Ansätzen sollen Patienten lernen, belastende Gedanken, Gefühle und Wahrnehmungen als »[…] mentale Ereignisse anstatt als Aspekte ihres Selbst oder als unbedingt zutreffende Reflektionen der Realität« zu sehen (Teasdale et al., 2000, S. 616). Im Gegensatz zu DBT fokussieren ACT, MBSR, MBCT und MBRP jedoch nicht unbedingt stärker auf Emotionen als auf Wahrnehmungen oder Kognitionen (allenfalls zeichnen sie sich durch einen besonderen Fokus auf die Wahrnehmung und den nicht-bewertenden Umgang mit körperlichen Empfindungen aus). Als Vertreter aktueller Entwicklungen in der KVT sei auf **mitgefühlsbasierte Ansätze** hingewiesen (Gilbert & Proctor, 2006; Neff & Germer, 2013), welche die buddhistischen Konzepte und Übungen zu »Compassion and Loving Kindness« (Weißmann & Weißmann, 1996) in den Psychotherapiediskurs des Westens integrierten. Der Emotionsbezug dieser Ansätze ergibt sich dadurch, dass Mitgefühl mit einer leidenden Person (bzw. einem leidendem Teil des Selbst) praktiziert wird, wobei »Leiden« durch die Präsenz unerwünschter Emotionen definiert ist.

Auch jenseits der sogenannten dritten Welle wird in der KVT der gezielten Förderung der Emotionsregulation zunehmend mehr Bedeutung beigemessen. So entwickelten beispielsweise Keuthen und Sprich (2012) ein verhaltenstherapeutisches Programm zu Trichotillomanie-Behandlung, welches u. a. auf eine Stärkung der Fähigkeiten zur Verbesserung von Emotionswahrnehmung, Emotionsregulation und Stresstoleranz abzielt. Erwartungsgemäß konnten die Autoren im Laufe der Behandlung eine signifikante Verbesserung der Emotionsregulation feststellen, welche mit der Reduzierung des Schweregrads der Störung korrelierte (Keuthen et al., 2010; Keuthen et al., 2011). In einer anderen Studie zu einem KVT-basierten Programm, das sich durch einen ausdrücklichen Fokus auf die Verbesserung der Affektregulation auszeichnet (Slee, Spinhoven, Garnefski & Arensman, 2008), wurden 90 Personen, die selbstverletzendes Verhalten zeigten, zwei Behandlungsgruppen zugeteilt. In der einen Gruppe konnten die Teilnehmer ihre Behandlungsform frei wählen, z. B. KVT, interpersonelle Psychotherapie oder soziales Kompetenztraining. Die Behandlung der anderen Gruppe bestand in einer KVT, die auf die »Entwicklung von Emotionsregulationsstrategien zur Bewältigung von Situationen, die effektive Emotionsregulation behindern« ausgerichtet war. Die Ergebnisse zeigten, dass diejenigen Patienten, die eine KVT mit Unterstützung der Emotionsregulation erhielten, nach der Therapie von signifikant niedrigeren Werten bezüglich Selbstverletzung, Emotionsregulationsschwierigkeiten, Depressionen, Ängsten und Suizidgedanken berichteten. Mediationsanalysen ergaben darüber hinaus, dass Veränderungen im selbstverletzenden Verhalten durch Veränderungen der Emotionsregulationskompetenz mediiert wurden.

Ein weiteres Beispiel für eine verhaltenstherapeutische Behandlung mit einem expliziten Fokus auf Emotionsregulation ist die **Emotionsregulationstherapie** (ERT; Mennin & Fresco, 2014). Die ERT wurde ursprünglich zur Behandlung von generalisierter Angststörung (GAS) entwickelt und sieht Emotionsregulationsdefizite als wesentliches Merkmal dieser (und anderer) Störung(en). Diese Behandlung zielt daher auf die Entwicklung von Emotionsregulationsstrategien ab, zu denen beispielsweise das Identifizieren und das Akzeptieren von Emotionen zählen (Mennin, 2006; Mennin & Fresco, 2014).

Im Bereich von Störungen mit Beginn im Kindesalter haben Kendall & Suveg (2005) die »**emotionsfokussierte KVT**« (engl. emotion-focused cognitive behavioral therapy; ECBT) entwickelt, um die Emotionsregulationsfähigkeiten bei Kindern mit Angststörungen zu stärken. Das Programm beinhaltet klassische Inhalte der KVT und ergänzt diese um emotionsspezifische Komponenten, wie die Konfrontation mit emotionsauslösenden Situationen sowie Instruktionen bezüglich des Erkennens und der Bewältigung von Gefühlen. Während traditionelle KVT-Verfahren bei Angststörungen vor allem (bzw. fast ausschließlich) auf die Bearbeitung angstbezogener Emotionen abzielen, werden bei der EBCT auch andere Emotionen bearbeitet, die für das Kind schwierig sein können (z. B. Schuldgefühle oder Wut). In einer Studie zur Evaluation der ECBT zeigte ein Großteil der teilnehmenden Kinder Verbesserungen bezüglich ihrer Angstsymptomatik als auch ihrer Fähigkeit, Emotionen verstehen und erfolgreich regulieren zu können (Suveg, Kendall, Comer & Robin, 2008).

Die Verschiebung des Fokus hin zur Emotionsregulation zeigt sich jedoch nicht nur in der KVT. Auch psychodynamische Verfahren, bei denen die Themen Affekte und Umgang mit Affekten eine lange Tradition haben (Blagys & Hilsenroth, 2000), wurden in letzter Zeit neuere Ansätze mit der expliziten Zielsetzung der Stärkung der Emotionsregulation entwickelt. Eine solche Behandlungsform stellt beispielsweise die von Fosha (2000) entwickelte »**Accelerated Experiential-Dynamic Psychotherapy**« (AEDP) dar, die den Patienten helfen soll, ihre Emotionen bewusst zu erleben und »[…] emotional bedeutsame Beziehungen zu nutzen, um affektive Erfahrungen zu regulieren, die zu intensiv oder schmerzhaft sind, um sie alleine zu bewältigen« (Fosha, 2001, S. 227–228).

Im Bereich der humanistischen bzw. gesprächstherapeutischen Ansätze spiegelt sich der Trend zu einer stärkeren Beachtung emotionaler Kompetenzen vor allem in der Entwicklung der **Emotionsfokussierten Therapie** (EFT; Greenberg, 2004) wider. Die EFT basiert auf einer elaborierten Therapie, in der Emotionen eine zentrale Rolle bei der Entwicklung und Behandlung psychischer Störungen zuge-

schrieben wird. In der Therapie übernimmt der Therapeut die wichtige Rolle des »Emotions-Coaches« und versucht, dem Patienten die Fertigkeiten zu vermitteln, derer es für einen konstruktiven Umgang mit Emotionen bedarf. Typisch für dieses Verfahren ist der Einsatz der 2- (oder auch Mehrstuhl-) Technik(en), die großes Potenzial haben, emotionale Erfahrungen auszulösen und direkt an diesen zu arbeiten.

Auch Kliniker, die keiner bestimmten therapeutischen Schule angehören, entwickelten in den letzten Jahren eine Reihe von explizit emotionsfokussierten Interventionsansätzen. So entwickelten beispielsweise Izard und Kollegen (2008) das **emotionsbasierte Programm** (EBP). Das Ziel von EBP ist »[…] die Förderung der Fähigkeit junger Kinder Emotionen zu regulieren und zu verstehen, modulierte Emotionen zu nutzen und maladaptives Verhalten zu reduzieren.« (S. 373). In einer Wirksamkeitsstudie verglichen die Autoren die Effektivität dieses Programms mit der des »Standard Head Program« (ein Programm in den USA, in dem Kinder aus benachteiligten Familien auf den Schuleintritt vorbereitet werden). Die Ergebnisse zeigten, dass Kinder, die an EBP teilnahmen, einen größeren Zuwachs an Wissen über Emotionen und Emotionsregulation aufwiesen als Kinder aus dem Standard Head Program. Darüber hinaus zeigten die Kinder aus der EBP-Gruppe einen stärkeren Rückgang von negativen emotionalen Äußerungen, Aggressionen, ängstlichem und depressivem Verhalten sowie von negativen Interaktionen mit Gleichaltrigen und Erwachsenen.

Abschließend sei auf die von Gratz und Gunderson (2006) entwickelte **akzeptanzbasierte Emotionsregulationstherapie für Borderline Persönlichkeitsstörungen** (BPS) hingewiesen. Diese Therapie zielt speziell auf die Steigerung der Fertigkeit ab, aversive Emotionen bei Bedarf auch akzeptieren und aushalten zu können. In einer Pilotstudie wurden Frauen mit BPS, die auch selbstverletzendes Verhalten zeigten, entweder in ihrer momentanen ambulanten Gruppentherapie oder in derselben Gruppentherapie und zusätzlich mit dem akzeptanzbasierten Emotionsregulationsprogramm behandelt. Diejenigen Frauen, die die zusätzliche Behandlung bekamen, zeigten eine signifikante Verbesserung in ihrer Emotionsregulation und eine signifikante Verringerung bezüglich emotionaler Vermeidung, Häufigkeit der Selbstverletzung, BPS-Symptomatik, Depression, Ängstlichkeit und Stress (Gratz & Gunderson, 2006). Eine Mediationsanalyse der Daten ergab ferner, dass Veränderungen im selbstverletzenden Verhalten durch Veränderungen in der Emotionsdysregulation und im Grad emotionaler Vermeidung mediiert wurden (Gratz & Tull, 2010).

Insgesamt lässt sich die referierte wissenschaftliche Befundlage wie folgt zusammenfassen:

❱❱ 1. Bei Patienten, die unter psychischen Störungen leiden, sind häufig störungsübergreifende Emotionsregulationsschwierigkeiten zu verzeichnen.
2. Diese Schwierigkeiten spielen eine wichtige Rolle bei Entstehung und Aufrechterhaltung einer Vielzahl psychischer Störungen.
3. Interventionen, die auf die Verbesserung der allgemeinen Emotionsregulationskompetenz fokussieren, sind bei einer Vielzahl von psychischen Störungen effektiv.

2.3   Welche Kompetenzen sind besonders relevant?

Um diese Frage zu beantworten, stellten wir zunächst vor dem Hintergrund unserer klinischen Erfahrungen und der Analyse der einschlägigen Literatur (z. B. Eisenberg & Spinrad 2004; Gottman & Katz, 1989, Gross, 1998; Larsen, 2000; Lazarus, 1991; Leahy, 2002; Saarni, 1999; Salovey & Mayer, 1990) eine Liste von **sieben Kompetenzen** zusammen, die wir für die Regulation der eigenen Emotionen für besonders wichtig hielten. Diese integrierten wir in das »TEK-Modell des konstruktiven Umgangs mit negativen Emotionen«. Das Modell ist in ◘ Abb. 2.1 wiedergegeben. Die Relevanz der einzelnen Kompetenzen wird im Folgenden näher erläutert.

1. Die eigenen Gefühle bewusst wahrnehmen können Ein konstruktiver Umgang mit problematischen Gefühlen ist ein höchst komplexer Akt der Selbstregulation, der in hohem Maße von der Nut-

zung kognitiver Verarbeitungsressourcen abhängt. Grundvoraussetzung für den Einsatz dieser Ressourcen ist, dass das zu verarbeitende Subjekt (in diesem Fall die eigenen Emotionen) in den Fokus der bewussten Aufmerksamkeit rückt.

2. Die eigenen Gefühle erkennen und benennen können Wenn man der bewussten Wahrnehmung eines Gefühls ein möglichst konkretes semantisches Konzept zuordnen kann (z. B. das Konzept von »Ärger«), kann man all das Wissen nutzen, das man zu diesem Konzept hat, um mit diesem Gefühl einen konstruktiven Umgang zu finden (z. B. »fünf Minuten Ärger ist o.k., danach tue was dagegen«).

3. Die Ursachen des aktuellen Befindens erkennen können Wenn man erkennt, warum ein bestimmtes Gefühl aktiviert wurde, kann man zum einen Ansatzpunkte für die Veränderung ableiten. Zum anderen kann eine solche Analyse helfen zu erkennen, dass man dieses Gefühl gerade nicht verändern kann. Diese »konstruktive Hoffnungslosigkeit« halten wir für eine wichtige Voraussetzung, um vergebliche Regulationsversuche einstellen und sich das Ziel setzen zu können, die Emotion zumindest für eine bestimmte Zeit zu akzeptieren und auszuhalten (Margraf & Berking, 2005).

4. Sich in belastenden Situationen innerlich emotional unterstützen können Die Kompetenz der »Selbstunterstützung in emotional belastenden Situationen« ist wichtig für die Abrufbarkeit einer ganzen Reihe von Kompetenzen. Deren Einsatz zur Bewältigung negativer Emotionen löst oft weitere negative Gefühle aus, z. B. wenn das Verstehen der Emotionen mit schmerzhaften Erkenntnissen verbunden ist oder wenn das Regulieren anstrengend ist und nicht sofort zum Erfolg führt etc. Wenn während der aktiven Emotionsregulation die Stimmung zu tief abfällt, ist die Gefahr groß, dass der Prozess der bewussten Emotionsregulation von spontanen Verhaltensweisen abgelöst wird, deren primäres Ziel die Verbesserung der aktuellen Stimmungslage ist, auch wenn dies mit langfristig problematischen Folgen einhergeht. Vor diesem Hintergrund kann Selbstunterstützung in emotionalen Belastungssituationen als eine Art »mood repair« gesehen werden. Der Einsatz dieser Kompetenz ist

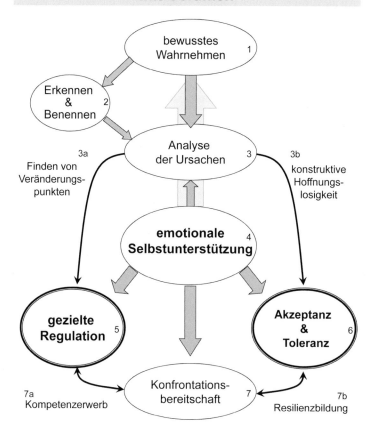

Abb. 2.1 TEK-Modell des konstruktiven Umgangs mit negativen Emotionen

wichtig, um die kognitive Leistungsfähigkeit zu sichern und so den Einsatz bewusst initiierter Bewältigungsfertigkeiten zu ermöglichen.

5. Die eigenen Gefühle aktiv positiv beeinflussen können Die gezielte Regulation ist aus unserer Sicht nach wie vor der »Königsweg zu einem guten Umgang mit den eigenen Emotionen«. Je mehr man in der Lage ist, mit wenig Aufwand und ohne langfristig negative Folgen ein belastendes Gefühl positiv zu beeinflussen, desto weniger gefährdet ist man für die Chronifizierung negativer Emotionen und für die Entwicklung psychischer Störungen.

6. Negative Gefühle bei Bedarf akzeptieren und aushalten können Das Akzeptieren- und Aushalten-

können von Emotionen stellt die Alternative zum »Regulieren« für den Fall dar, dass eine Veränderung des Gefühls nicht möglich oder mit zu hohen »Kosten« verbunden ist. Die Kompetenz des Akzeptierens und Aushaltens ist deswegen so bedeutsam, da Emotionen oft nicht durch bloße Willenskraft verändert werden können. Außerdem verschafft diese Kompetenz Freiheit gegenüber den eigenen Gefühlen: Je besser die Akzeptanz- und Toleranzkompetenzen sind, desto weniger ist man darauf angewiesen, mit langfristig schädlichen Mitteln negative Gefühle zu vermeiden.

7. Sich mit emotional belastenden Situationen konfrontieren können Sich auch emotional belastenden Situationen zu stellen, um wichtige Ziele zu erreichen, ist eine wichtige Voraussetzung für die langfristige Befriedigung der eigenen Bedürfnisse. Außerdem lassen sich die zuvor genannten Kompetenzen nur dann trainieren und weiter ausbauen, wenn man sich zumindest gelegentlich mit negativen Emotionen konfrontiert (z. B. Erwerb von Veränderungskompetenzen oder »Resilienzbildung«). Allerdings sollte beachtet werden, dass eine solche Konfrontation lediglich eine notwendige Bedingung für das Hinzulernen ist, aber keine hinreichende. Wichtig ist zusätzlich noch ein zumindest partieller, subjektiv wahrgenommener Erfolg beim Umgang mit den negativen Gefühlen.

Um ein Training Emotionaler Kompetenzen möglichst ökonomisch gestalten zu können, untersuchten wir mit Hilfe des EMO-Checks (▶ Kap. 19 Praxismaterialien, Abb. 19.1, Skalenzuordnung, **http://www.tekonline.info**), **welche emotionalen Kompetenzen für die psychische Gesundheit besonders relevant sind**. Dabei zeigte sich, dass sämtliche Kompetenzen aus dem Modell querschnittlich mit Maßen der psychischen Gesundheit assoziiert sind und den zukünftigen Gesundheitszustand vorhersagten. Darüber hinaus ließ sich nachweisen, dass eine Zunahme emotionaler Kompetenzen während psychotherapeutischer Behandlungen mit einer Abnahme der psychopathologischen Symptomatik assoziiert ist. Sog. »multivariate Analysen« dieser Daten lassen erkennen, dass lediglich die Kompetenzen Emotionen erfolgreich zu verändern und die Fähigkeit diese bei Bedarf auch Akzeptieren/Aushalten zu können einen eigenständigen Beitrag zur Vorhersage des Therapieerfolgs leisteten (Berking, Wuppermann, et al. 2008).

Diese Befunde sprechen dafür, dass es letztlich für die psychische Gesundheit **von zentraler Bedeutung ist, dass man die eigenen Emotionen entweder gezielt zum Besseren wenden oder sie akzeptieren und aushalten** kann. Die anderen im Modell explizierten Kompetenzen sind jedoch ebenfalls von großer Wichtigkeit, da sie Verändern, Akzeptieren und Aushalten wesentlich erleichtern können.

Für die Therapie heißt das, dass es die *eine* Bewältigungskompetenz, die immer allen anderen überlegen ist, nicht gibt. Vielmehr spricht vieles dafür, dass es **hilfreich ist, ein breites Repertoire an Regulationsstrategien** zu vermitteln, die sich gegenseitig stützen oder ergänzen. Je nach den Erfordernissen der konkreten Situation können die Patienten dann die eine oder andere Strategie einsetzen (Pauls, 2004). Außerdem hat die Vermittlung vieler Strategien den Vorteil, dass die Patienten sich so im Besitz einer ganzen Reihe von Kompetenzen wissen. Und dies ist der beste Schutz gegen den bedrohlichen Zustand des Kontrollverlusts (▶ Abschn. 3.3).

Diese **systemische Sichtweise** impliziert aber auch, dass die Patienten zusätzlich zu dem Gefühl, immer einen gut gefüllten Koffer mit hilfreichen Strategien bei sich zu haben, in der Therapie **auch Meta-Strategien** erlernen müssen, die ihnen dabei helfen, in einer spezifischen Situation die optimale Strategie oder Sequenz von Strategien auszuwählen. Am besten werden solche Meta-Strategien als Regeln mit eindeutigen Wenn-dann-Regeln vermittelt (»Wenn die Situation x vorliegt, dann wende die Strategie y an«). Eine weitere Implikation besteht darin, dass Kompetenzen wie »Die eigenen Gefühle möglichst gut **erkennen und benennen** zu können« kein Selbstzweck sind. Der Wert dieser Kompetenzen hängt aus unserer Sicht fast vollständig davon ab, inwieweit sie das Regulieren oder Akzeptieren erleichtern können.

Die Ursachen für einen dysfunktionalen Umgang mit Gefühlen

M. Berking

© Springer-Verlag GmbH Deutschland 2017
M. Berking, *Training emotionaler Kompetenzen*
DOI 10.1007/978-3-662-54273-6_3

Nachdem wir gesehen haben, dass der Zusammenhang von psychischen Störungen und Defiziten im Bereich der Emotionsregulation empirisch gut belegt ist und wir ein erstes Modell kennen gelernt haben, das zeigt, wie ein konstruktiver Umgang mit Emotionen aussehen könnte, geht es jetzt darum zu verstehen, warum Patienten in diesem Bereich Probleme haben. Hierfür haben wir ein weiteres Modell entwickelt, das zu großen Teilen auf Überlegungen von Klaus Grawe (2004, S. 351ff) zur Entstehung psychischer Störungen basiert.

Um dem Umstand Rechnung zu tragen, dass weder die Regulationsdefizite noch die psychischen Störungen quasi »vom Himmel fallen«, sondern dass sich beide über die Zeit und unter bestimmten Umständen entwickeln, haben wir für dieses Modell eine **biographische Perspektive** gewählt. Das heißt, wir versuchen, die prototypische Entwicklung einer psychischen Störung im Laufe des Lebens einer fiktiven Person zu skizzieren. Die Zeitachse verläuft dabei von links nach rechts, d. h. am linken Rand der Grafik liegt die Geburt der fiktiven Person, die wir hier beschreiben, und am rechten Rand der Moment, an dem es zur Ausbildung einer manifesten psychischen Störung kommt. Das Modell expliziert Risikofaktoren für die Entwicklung psychischer Störungen. Je mehr von diesen Faktoren vorliegen, desto wahrscheinlicher ist die Entwicklung einer psychischen Störung (multifaktoriell-probabilistisches Modell). Die einzelnen Komponenten und Zusammenhänge des Modells werden in den sich anschließenden Abschnitten näher erläutert (◘ Abb. 3.1).

3.1 Startbedingungen: Genetische Einflüsse und frühe Inkonsistenzerfahrungen

Die Wurzeln für die Entwicklung psychischer Störungen reichen in der Regel weit in die Vergangenheit zurück. Schon im Moment der Geburt stehen wichtige Faktoren fest, die die Vulnerabilität eines Menschen für die Entwicklung psychischer Störungen wesentlich beeinflussen. Dabei handelt es sich einerseits um das **genetische Programm**, mit dem das Neugeborene ausgestattet ist (◘ Abb. 3.1; Punkt 1). Dieses kodiert die Vulnerabilität für psychopathologische Reaktionen auf belastende Umweltereignisse (z. B. Belsky & Pluess, 2009; Ellis, Boyce, Belsky, Bakermans-Kranenburg & Van Izendoorn, 2011; Suomi, 1991) und die erblichen Anteile des Temperaments (Tellegen et al., 1988). Manche Kinder sind eher ruhig, ausgeglichen und gut gelaunt veranlagt. Andere neigen eher zu leicht auslösbaren, intensiven, lang anhaltenden und schwer zu beeinflussenden Stressreaktionen. Diese Kinder sind vermehrt darauf angewiesen, im Laufe ihrer Lerngeschichte Kompetenzen zu erwerben, die ihnen helfen, mit diesen Reaktionen konstruktiv umgehen zu können.

Der zweite früh wirkende Einflussfaktor ist der **Verlauf von Schwangerschaft und Geburt**. Es gibt mittlerweile eine Reihe von neurowissenschaftlichen Befunden, die darauf hindeuten, dass sich z. B. unkontrollierbarer Stress für die Mutter während der Schwangerschaft und Komplikationen bei der Geburt negativ auf die Systeme im Gehirn des Kindes auswirken, die für die Emotionsregulation ver-

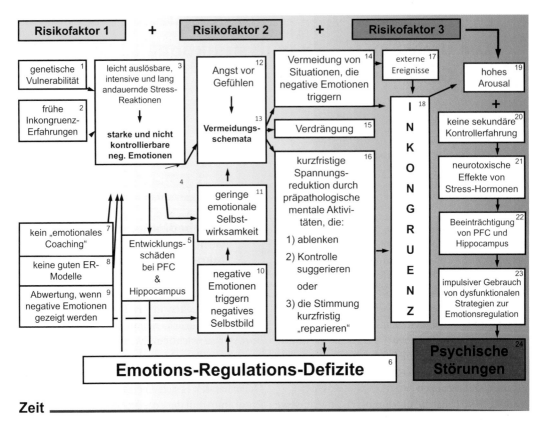

◘ Abb. 3.1 Das TEK-Modell der Entstehung psychischer Störungen

antwortlich sind (z. B. Viltart et al., 2006; Wurmser et al., 2006).

Der dritte wichtige Einflussfaktor, der zum Zeitpunkt der Geburt schon feststeht, sind die **Eltern** des Kindes. Deren Verfügbarkeit und Verhalten (bzw. das von eventuell stellvertretend eintretenden Bezugspersonen) haben einen zentralen Einfluss auf die Entwicklung einer guten Emotionsregulation. Wenn sich die primären Bezugspersonen nicht gut um die Bedürfnisse des Kindes kümmern (können), wird dieses oft »Inkongruenz-Erfahrungen« machen (◘ Abb. 3.1; Punkt 2). Das heißt, es wird Wahrnehmungen machen, die nicht im Einklang stehen mit seinen Zielen und Bedürfnissen stehen (Grawe, 1998, 2004).

Die **Diskrepanz von Zielen/Bedürfnissen** auf der einen und den aktuellen **Wahrnehmungen** auf der anderen Seite wird beim Kind zu einer Stressreaktion führen. Dabei wird die Amygdala – das Angst- und Stresszentrum im zentralen Nervensys-

tem – eine erhöhte mentale und körperliche Aktivierung einleiten (◘ Abb. 3.1; Punkt 3; LeDoux, 2002). Diese Aktivierung soll Handlungen erleichtern, mit denen Ziele erreicht und Bedürfnisse befriedigt werden können. Mit der erhöhten mentalen Aktivierung geht (zunächst) auch eine Erhöhung der Lernbereitschaft einher. Diese sorgt dafür, dass erfolgreiche Handlungen auch in Zukunft in ähnlichen Situationen leichter abgerufen werden können. Wenn die Bezugspersonen auf die Inkongruenz-Signale des Kindes angemessen reagieren, wird die Stressreaktion durch diesen »Eingriff von außen« beendet. Kinder sind zu Beginn ihres Lebens in hohem Maße auf eine solche »externe Regulation ihrer Emotionen« angewiesen und können erst nach und nach lernen, ihre Emotionen selbst aktiv zu regulieren. Befunde aus der Entwicklungspsychologie und aus den Neurowissenschaften stützen die Hypothese, dass die »externe Emotionsregulation« in einer guten Bindung wichtig für die Ausbildung der neuronalen Strukturen ist, die es dem Kind ermöglichen, Stressreaktionen und negativen Gefühle zunehmend eigenständig zu regulieren (z. B. Hofer, 1984, 1987; Ogawa et al., 1994; zusammenfassend Grawe, 2004).

Erfährt das Kind trotz intensiven Bemühens keine externe Unterstützung bei der Regulation der Stressreaktion, macht es die Erfahrung, dass es seine Umwelt in wichtigen Belangen nicht kontrollieren kann. Dieses **Erleben von unkontrollierbarem Stress** ([▪] Abb. 3.1; Punkt 4) geht auf der physiologischen Ebene mit gänzlich anderen Prozessen einher als das Erleben von kontrollierbarem Stress (Hüther, 1998). Bei einer unkontrollierbaren Bedrohung der Grundbedürfnisse kommt es zur verstärkten Ausschüttung von Stresshormonen. Eine anhaltend erhöhte Konzentration dieser Stresshormone beeinträchtigt die Funktionsfähigkeit von kortikalen und subkortikalen Arealen, die Stressreaktionen und negative Emotionen herunterregulieren können. Dabei handelt es sich zum einen um den präfrontalen Kortex (PFC) und zum anderen um den Hippocampus ([▪] Abb. 3.1; Punkt 5; vgl. Lupien, McEwen, Gunnar, & Heim, 2009; Wolf, 2008). Diese Bereiche können durch einen anhaltend erhöhten Spiegel dieser Stresshormone in ihrer Entwicklung beeinträchtigt werden. Dann resultiert aus häufigen, intensiven und unkontrollierbaren Verletzungen der Grundbedürfnisse eine defizitäre Ausbildung der »Hardware«, die für die effektive Regulation von Stressreaktionen und negativen Gefühlen ([▪] Abb. 3.1; Punkt 6) notwendig ist (z. B. Graham et al., 1999; oder Nemeroff, 2004).

3.2 Defizitäre Lernmöglichkeiten in der späteren Kindheit

Aber der Einfluss der primären Bezugsperson geht noch weiter. Mit dem Heranwachsen des Kindes steigen prinzipiell auch seine Möglichkeiten, selbst aktiv auf seine Stressreaktionen und negativen Gefühle Einfluss zu nehmen. Bei dem Erwerb diesbezüglicher Strategien und Fertigkeiten ist das **Kind** dabei allerdings **auf Unterstützung angewiesen**. Kümmert sich eine Bezugsperson liebevoll und gekonnt um ein Kind, wenn es diesem nicht gut geht, wird sie dazu eine Reihe von Strategien einsetzen.

Sie wird sich dem Kind zuerst freundlich zuwenden. Sie wird das Kind fragen, was los sei, und ihm dabei Angebote machen, wie man den aktuellen Gefühlszustand bezeichnen könne (»Bist du wütend?«). Dann wird sie fragen, warum sich das Kind so fühle (»Was ist denn passiert?«) und dabei signalisieren, dass sie das Erleben des Kindes verstehen kann (»Ach, aber das ist ja auch wirklich blöd!«). Dann wird sie mit dem Kind zusammen nach Veränderungsmöglichkeiten suchen (»Was können wir denn da tun?«) und letztlich wird sie ihm Unterstützung anbieten und ihm Mut machen, dass es diese Ideen auch umsetzen könne (»Komm, ich helfe dir dabei, zusammen schaffen wir das«).

Durch diese Art von »**emotionalem Coaching**« in einer guten Bindung ([▪] Abb. 3.1; Punkt 7) kann das Kind lernen, Emotionen wahrzunehmen, zu benennen, zu verstehen, zu akzeptieren und sich selbst in emotional schwierigen Situationen zu unterstützen. Dadurch wird es dem Kind möglich, angstfrei und offen mit problematischen Gefühlen zu experimentieren, so dass es im Laufe der Zeit immer mehr Strategien sammeln kann, mit denen man Stresszustände und negative Gefühle positiv beeinflussen kann. Bleibt diese Unterstützung aus, fehlen diese Kompetenzen.

In einem solchen Fall kann das Kind jedoch versuchen, über die Beobachtung nahe stehender Personen diese Strategien zu erwerben. Die Möglichkeiten des **Modelllernens** ([▪] Abb. 3.1; Punkt 8) bestehen allerdings nur in dem Umfang, in dem die Bezugspersonen über effektive Emotionsregulationskompetenzen verfügen. In einer Familie, in der die Eltern selbst keine guten Emotionsregulationskompetenzen besitzen, in der die Mutter bei jeder Enttäuschung depressiv wird und der Vater bei jedem Ärger zur Flasche greift, wird es für das Kind schwer sein, diese Strategien von seinen Eltern zu lernen.

Wenn das Kind dann weiter mit dem ihm angeborenen Reaktionsrepertoire auf negative Gefühle reagiert (z. B. mit Weinen, Schreien, Wutausbrüchen), kann es zu einer beachtlichen Stressquelle für die Bezugspersonen werden. Vor allem dann, wenn diese selbst ihre Emotionen nicht gut regulieren können, besteht die Gefahr, dass sie in diesen Situationen dem Kind mit Abwertung und Aggression ([▪] Abb. 3.1; Punkt 9) begegnen (»Du Schreihals«, »Du Heulsuse«, »Du kleiner Teufel«). Durch die häufige Kombination von negativen Emotionen einerseits und dem Erleben von verbaler und/oder non-verbaler Abwertung bzw. körperlichen und/oder verbalen Angriffen andererseits wird beim Kind ein mit negativen Emotionen assoziiertes negatives Selbstbild aufgebaut. Wenn das Kind dann zukünftig negative Emotionen erlebt, werden diese das **negative Selbstbild** »triggern« (◘ Abb. 3.1; Punkt 10). Dadurch kommt es zu einer zusätzlichen Bedrohung des Bedürfnisses nach Selbstwerterhöhung, wodurch die Inkongruenz weiter erhöht wird. Damit einher geht die Aktivierung zusätzlicher belastender Gefühle, wie z. B. Angst vor den Reaktionen anderer, Schuld oder Scham. Diese »sekundären« Gefühle erschweren dann zusätzlich den konstruktiven Umgang mit den »primären« problematischen Stressreaktionen oder Gefühlen und untergraben emotionsbezogene Selbstwirksamkeitserwartungen (◘ Abb. 3.1; Punkt 11).

Damit haben wir im Bereich Bezugspersonen drei Faktoren, die den Erwerb einer guten Emotionsregulation behindern können: 1. das Fehlen des Coachings in emotional belastenden Situationen, 2. das Fehlen von Modellen und 3. die Abwertung in emotional belastenden Situationen.

Je zahlreicher, anhaltender und ausgeprägter diese **Faktoren** sind, umso schwieriger wird es für das Kind sein, eine gute Emotionsregulation aufzubauen. Da sich diese Faktoren untereinander bedingen bzw. gemeinsame Ursachen haben, kann man davon ausgehen, dass sie **gehäuft gemeinsam** auftreten. Wenn diese Beeinträchtigungen des Erwerbs einer effektiven Emotionsregulation zusammen mit häufigen Inkongruenzerfahrungen und/oder bei einem Kind mit einem »schwierigen Temperament« auftreten, kommt es dazu, dass diese Kinder häufig anhaltende, ausgeprägte und unkontrollierbare Stressreaktionen und negative Emotionen erleben. Dies kann gravierende Konsequenzen haben.

Unkontrollierbare innerpsychische Stresszustände bedrohen in hohem Maße die Funktionsfähigkeit des psychischen Systems. Deswegen werden in diesen Situationen **Ängste** (◘ Abb. 3.1; Punkt 12) ausgelöst und **Vermeidungsschemata** (◘ Abb. 3.1; Punkt 13) aktiviert. Diese initiieren Verhaltensweisen, die den aversiven Zustand möglichst schnell beenden sollen. Da ein solches Vermeidungsverhalten eine wichtige Rolle bei der Aufrechterhaltung

der Emotionsregulationsdefizite und der Entwicklung psychischer Störungen spielt (Kring & Werner, 2004), sollen die drei Arten von Emotionsvermeidung, die uns am wichtigsten erscheinen, kurz vorgestellt werden.

1. Situationsvermeidung (◘ Abb. 3.1; Punkt 14) Eine Möglichkeit, unkontrollierbare, unangenehme Emotionen zu vermeiden, besteht darin, Situationen aus dem Weg zu gehen, die diese Emotionen auslösen. Durch ein solches Vermeidungsverhalten wird aber auch das Erreichen wichtiger Annäherungsziele behindert, da viele Ziele nur erreichbar sind, indem man sich Situationen stellt, die zunächst auch negative Gefühle auslösen.

2. Verdrängung (◘ Abb. 3.1; Punkt 15) Eine zweite Möglichkeit besteht darin, negative Gefühle nicht bewusst wahrzunehmen, sondern zu verdrängen. Mit dieser Möglichkeit geht der Nachteil einher, dass die Ressource, belastende Erlebnisse kognitiv und emotional verarbeiten zu können, nicht genutzt werden kann. Dies kann dazu führen, dass die Zustände körperlicher Erregung, die durch die Belastung ausgelöst wurden, länger als nötig anhalten und dann zu körperlichen Beschwerden führen. Einige der zuvor zitierten Befunde weisen darauf hin, dass das Verdrängen und Unterdrücken von Gefühlen diese zuweilen eher stärker machen. Außerdem kann sich das Fehlen sichtbarer emotionaler Reaktionen beeinträchtigend auf soziale Beziehungen auswirken, da diese ihre Lebendigkeit zu großen Teilen aus dem Austausch emotionaler Signale beziehen.

3. Aktivierung mentaler Prozesse, die ablenken und/oder Kontrolle suggerieren und/oder die Stimmung kurzfristig »reparieren« (◘ Abb. 3.1; Punkt 16) Diese dritte Möglichkeit der Emotionsvermeidung ist für das Verständnis psychischer Störungen wohl am relevantesten. Sie besteht darin, Prozesse zu aktivieren, die von der schmerzhaften Emotion ablenken und/oder Kontrollierbarkeit suggerieren und/oder die Stimmung kurzfristig »reparieren«. Die Ablenkung kann z. B. darüber erfolgen, dass man die Aufmerksamkeit auf Körperempfindungen fokussiert, die eine potenzielle Gefahr für die Gesundheit signalisieren. Da die »Sicherung der körperlichen Unversehrtheit« in der Zielhierarchie von Lebewesen in der Regel einen zentralen Platz einnimmt, beinhalten solche Somatisierungsprozesse ein hohes Ablenkungspotenzial. Um Kontrolle zu erleben, kann man sich z. B. Sorgen machen. Dabei suggeriert das ständige Analysieren, dass man Ursachen finden und daraus Handlungspläne entwickeln kann. Damit wird die Situation wieder eher als kontrollierbar erlebt. Um kurzfristig die Stimmung zu verbessern, kann man z. B. psychoaktive Substanzen konsumieren. Damit stimuliert man Zentren im Gehirn, die für positive Stimmungen zuständig sind, und reduziert so den vorherigen aversiv-unkontrollierbaren Zustand.

Neben den hier aufgeführten Prozessen des Somatisierens, des Sich-Sorgens und des Drogenkonsums kann **eine Vielzahl weiterer Prozesse** eine wichtige Funktion bei der kurzfristigen Emotionsregulation spielen, wie z. B. Selbstabwertung, Selbstbeschuldigung, Abwertung anderer, Anklammern an andere, Rumination, überzogene Zielsetzungen (sog. »Musturbationen« nach Ellis, 1977), Essen und Essanfälle, Fasten, Checking-Behavior, Substanzmissbrauch, Zwänge etc. Alle diese Prozesse können **in den Dienst einer kurzfristigen Reduktion aversiv-unkontrollierbarer Zustände** gestellt werden. Wenn sie diese Funktion erfüllen, werden sie selektiv verstärkt. Wenn die Verstärkung stark genug ist oder sich über die Zeit aufsummiert, ohne dass alternative Mechanismen die emotionsregulierende Funktion übernehmen können, dann können diese Prozesse letztlich zum Ausgangspunkt der Entwicklung einer psychischen Störung werden oder zur Aufrechterhaltung einer bestehenden Störung beitragen (▶ Abschn. 3.2).

Die drei oben aufgeführten Arten von Vermeidungsverhalten gegenüber unangenehmen Gefühlen haben alle denselben Nachteil: Sie erschweren den Erwerb von Regulationsstrategien, die auch langfristig effektiv sind und weniger »Nebenwirkungen« haben. Damit entsteht letztlich ein **Teufelskreis**: Mangelnde Emotionsregulationsfertigkeiten führen dazu, dass belastende Gefühle als unkontrollierbar erlebt werden. Das Gefühl von Kontrollverlust löst Angst aus und aktiviert bzw. generiert Vermeidungsschemata. Diese reduzieren die Möglichkeiten, die eigenen Emotionsregulationskompetenzen aufzubauen und zu trainieren. Damit

bleiben Erfolgserlebnisse aus, die eine emotionsbezogene Selbstwirksamkeitserwartung stärken könnten. Außerdem verfestigen die Misserfolge das negative Selbstbild, welches dann in emotionalen Belastungssituationen aktiviert wird, die Selbsteffizienzerwartung weiter reduziert und zusätzliche negative Gefühle auslöst. Diese Teufelskreise können im Verlauf der weiteren Entwicklung dazu beitragen, dass die Emotionsregulationsdefizite auch dann noch bestehen bleiben, wenn das Kind bzw. der Jugendliche oder junge Erwachsene sich im Zuge seiner weiteren Entwicklung mehr und mehr von seinen primären Bezugspersonen löst.

3.3   Akute Inkongruenzerfahrungen als Auslöser

Die in ▶ Abschn. 3.2 geschilderten vermeidungsorientierten Umgangsweisen mit Emotionen und die dadurch verfestigten Emotionsregulationsdefizite müssen nicht zwingend zur Ausbildung psychischer Störungen führen. Viele Menschen leben lange sehr gut und sehr erfolgreich, ohne dass sie sich mit ihren Gefühlen jemals direkt beschäftigen. Problematisch kann diese Art mit Emotionen umzugehen allerdings werden, wenn die Person mit Ereignissen (◼ Abb. 3.1; Punkt 17) konfrontiert wird, die mit massiven **Bedrohungen und/oder Verletzungen ihrer Ziele und Bedürfnisse** einhergehen (◼ Abb. 3.1; Punkt 18). In dieser Situation sind die eingespielten Coping-Mechanismen, die die Gefühle bislang weit im Vorfeld des bewussten Erlebens herunterreguliert haben, dann oft überfordert.

In einer solchen Situation steigt die Wahrscheinlichkeit, dass die Gefühle und/oder ihre somatischen Manifestationen trotz vorliegender Vermeidungstendenzen ins Bewusstsein dringen, da dies der Ort ist, an dem Probleme gelöst werden, für die keine erfolgreichen Handlungsroutinen zur Verfügung stehen. Wenn in dieser schon stressinduzierenden Situation (◼ Abb. 3.1; Punkt 19) keine explizit kodierten Konzepte abgerufen werden können, wie man diese Erfahrungen einordnen und wie man mit ihnen konstruktiv umgehen kann, kommt es zum Erleben von Orientierungslosigkeit und **Kontrollverlust** (◼ Abb. 3.1; Punkt 20) und zur Ausschüttung von Stresshormonen (◼ Abb. 3.1; Punkt 21).

Je länger der erhöhte Spiegel von Stresshormonen wie Cortisol und Noradrenalin anhält, desto mehr wird die Hemmung von negativen Emotionen oder problematischen Verhaltensweisen gestört, die vom PFC und vom Hippocampus ausgehen (◻ Abb. 3.1; Punkt 22). Dadurch können »**prä-pathologische Reaktionsmuster**« ungehemmt auftreten (◻ Abb. 3.1; Punkt 23). Wenn diese kurzfristig den bedrohlichen Zustand unkontrollierbaren Stresses reduzieren, etwa dadurch, dass sie die Aufmerksamkeit verschieben, Kontrolle suggerieren oder positive Emotionen auslösen, werden sie **selektiv verstärkt**. Zukünftig werden diese Reaktionsmuster in ähnlichen Situationen mit einer erhöhten Wahrscheinlichkeit automatisch aktiviert (und ggf. wieder selektiv verstärkt). Über diese **Verfestigung** des Reaktionsmusters und die anschließende Einbindung anderer Reaktionsweisen, die dieses Muster mit aufrechterhalten (z. B. Vermeidung bei Angst), können beim Scheitern adäquater Selbsttherapiebemühungen (z. B. Aktivierung konstruktiver Emotionsregulationsstrategien) aus den »prä-pathologischen Mechanismen dysfunktionaler Emotionsregulation« **manifeste psychische Störungen** (◻ Abb. 3.1; Punkt 24) werden.

3.4   Emotionsregulationsdefizite als aufrechterhaltender Faktor

Wir haben soeben gesehen, welche Rolle emotionsübergreifende Regulationsdefizite bei der Entstehung psychischer Störungen spielen können. Für unser letztendliches Ziel, die Therapie psychischer Störungen zu verbessern, ist es aber wichtig, noch einen Schritt weiter zu gehen und zu klären, inwieweit diese Defizite auch zur Aufrechterhaltung der Störung beitragen. Nur wenn dies der Fall ist, kann man sich von einer gezielten Verbesserung emotionsübergreifender Regulationskompetenzen neben dem präventiven auch einen therapeutischen Effekt versprechen.

Aus unserer Sicht gibt es mindestens vier Wege, auf denen Emotionsregulationsdefizite zur Aufrechterhaltung psychischer Störungen beitragen können. Diese sollen im Folgenden dargestellt werden (◻ Abb. 3.2).

■ **1. Defizite in der Regulation der störungskonstituierenden Emotion(en)**

85% aller im DSM-IV (Saß, Wittchen & Zaudig, 2000) aufgeführten Störungen werden über zumindest ein emotionsbezogenes Kriterium (mit-)definiert (Thoits, 1985). In der Regel bedeutet dies, dass eine oder mehrere negative emotionale Reaktionen stärker ausgeprägt sind, als es für die jeweilige Situation angemessen wäre und dass diese von den Patienten nicht erfolgreich reguliert werden können.

Bei einer **Vielzahl von Störungen** können **emotionsspezifische Regulationsdefizite** als zentrales Element der Störung gesehen werden. So sind z. B. bei Angststörungen 1. eine zu starke Fokussierung auf und Missinterpretation von angstbedingten Körperwahrnehmungen, 2. ein übertriebener Kampf gegen die Angst und 3. eine zu stark ausgeprägte Tendenz, auf Ängste mit Vermeidung zu reagieren oft Kernpunkte der Störung (Schulte, 2000). Bei Depressionen spielen in ähnlicher Weise ein ruminativer oder vermeidungsorientierter Umgang mit dysphorischen oder depressiven Stimmungen eine wichtige Rolle (▶ Abschn. 2.1).

Mit Blick auf das zuvor dargestellte Modell der Störungsgenese gehen wir davon aus, dass Regulationsdefizite bei einer bestimmten Emotion ein wichtiger Hinweis darauf sind, dass auch die **emotionsübergreifenden Regulationskompetenzen** defizitär sind. Eine ganze Reihe von zentralen Emotionsregulationskompetenzen ist nämlich nicht nur in Bezug auf eine Emotion effektiv: Die in einer guten Bindung vermittelten Kompetenzen, eine Emotion wahrzunehmen, zu benennen, zu akzeptieren, zu tolerieren und positiv zu beeinflussen, braucht man für den konstruktiven Umgang mit fast allen negativen Gefühlen. Aufgrund der Fähigkeit des menschlichen Gehirns zu Transferleistungen erscheint es eher unwahrscheinlich, dass diese Kompetenzen nur gezielt in Bezug auf eine Emotion realisiert werden können, aber nicht auf andere.

Diese Argumentation wird von dem Befund gestützt, dass **Patienten in der Mehrzahl der Fälle unter mehr als einer psychischen Störung leiden** (Wittchen & Jacobi, 2005). Die in der Regel hohe Komorbiditätsrate kann als Hinweis darauf gesehen werden, dass Patienten oft Defizite in Kompetenzen haben, die für einen konstruktiven Umgang mit verschiedenen Gefühlen nötig sind. Für die Therapie

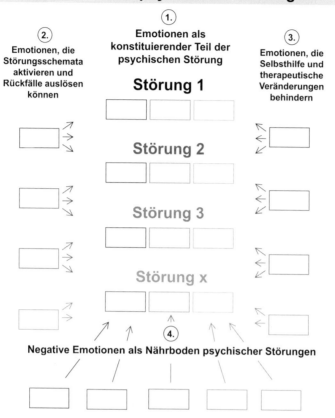

Abb. 3.2 Vier Wege wie Emotionen, die nicht erfolgreich reguliert werden, zur Stabilisierung der Symptomatik beitragen können. Die Kästchen stehen für verschiedene emotionale Reaktionen. Hellere Kästchen signalisieren abnehmende Wichtigkeit der jeweiligen Emotion. Das Schema kann auch als Hilfestellung bei einer individuellen Problemanalyse aus einer emotionsorientierten Perspektive genutzt werden.

heißt das, dass speziell bei Vorliegen mehrerer Störungen überlegt werden sollte, inwieweit sich die Verbesserung der allgemeinen Emotionsregulation als ein zentrales Ziel in der Behandlung empfiehlt. Unter Umständen ist solch ein Vorgehen wesentlich ökonomischer als ein Störungsmanual nach dem anderen abzuarbeiten, ohne gezielt auf die Faktoren einzugehen, die den verschiedenen Störungen zu Grunde liegen.

- **2. Regulationsdefizite bei Emotionen, die das Problemverhalten auslösen**

In Abwesenheit funktionaler Regulationsstrategien greifen Personen ggf. zur Vermeidung akuter unerwünschter Emotionen zu dysfunktionalen kognitiven oder behavioralen Strategien, welche als Symptome psychischer Störungen gelten. In diesem Sinne beenden alkoholabhängige Patienten beispielsweise negative Gefühle durch Alkoholkonsum (Berking et al., 2011; Breslin, Zack & McMain, 2002; Cooney et al., 1997; Franke, 2001; Marlatt & Gordon, 1985). Essgestörte Patienten vermeiden negative Emotionen durch die Beschäftigung mit dem Schlankheitsideal, restriktivem Essverhalten oder Essattacken (Crosby et al., 2009; Jacobi, Paul & Thiel, 2004; Smyth et al., 2007, 2009). Patienten mit Borderline Persönlichkeitsstörung setzen selbstverletzendes Verhalten als Mittel zur Spannungsreduktion ein (Chapman,

3

Gratz & Brown, 2006). Diese Beispiele illustrieren, dass Emotionsregulationsdefizite auch nicht-affektive Symptome psychischer Störungen bedingen können, wenn diese als dysfunktionale behaviorale oder kognitive Strategien dazu genutzt werden, um unerwünschte Emotionen zu reduzieren.

■ **3. Regulationsdefizite bei Emotionen, die Selbsthilfeversuche behindern**

In aller Regel wird die Emotion, die eine bestimmte Störung konstituiert, auch noch von anderen negativen Emotionen begleitet. So definieren sich affektive Störungen in den aktuellen Diagnosesystemen wie DSM-IV und ICD-10 zwar über die depressive Stimmung und das Gefühl der Traurigkeit, aber Gefühle wie Angst und Scham spielen bei den meisten depressiven Patienten eine wichtige Rolle. Patienten mit Angststörungen werden aber fast immer auch mit Gefühlen von Enttäuschung, Frustration, Verzweiflung sowie mit depressiven Stimmungen konfrontiert.

Wenn mit diesen flankierenden negativen Gefühlen nicht konstruktiv umgegangen wird, werden sie die Bewältigung der im Vordergrund stehenden Emotion behindern. Wenn man z. B. Angst vor Überforderung und Verletzung nicht überwinden kann, wird es schwerer sein, depressive Stimmungen über positive soziale Aktivitäten zu regulieren. Wenn man mit Gefühlen von Hilf- und Hoffnungslosigkeit nicht konstruktiv umgehen kann, wird man kaum in der Lage sein, sich mit angstbesetzten Reizen zu konfrontieren und dadurch Angststörungen erfolgreich zu bewältigen etc.

Emotionsübergreifende Regulationsdefizite behindern also die Selbsthilfebemühungen der Patienten und halten so die Störung aufrecht. Im Extremfall verfestigen sich die flankierenden negativen Emotionen und werden zum Kern einer weiteren komorbiden Störung. Diese komorbide Störung erschwert dann die erfolgreiche Bewältigung der primären Störung (z. B. Brown, Antony & Barlow, 1995).

■ **4. Negative Emotionen als Nährboden psychischer Störungen**

Das anhaltende Vorhandensein negativer Gefühle ist ein Hinweis darauf, dass die jeweilige Person ihre Ziele nicht gut in Einklang mit ihren Erfahrungen

bringen und ihre Grundbedürfnisse nicht gut befriedigen kann. Ein solcher innerer Zustand kann als Risikofaktor für das Entwickeln diverser psychischer Störungen gesehen werden. Er stellt quasi den Sumpf dar, in dem Störungen wachsen und gedeihen. Ein reduziertes Wohlbefinden birgt stets die Verlockung, mit langfristig schädlichen Verhaltensweisen das aktuelle Befinden zumindest für den Moment zu verbessern (vgl. Grawe, 1998).

Zusammenfassend lässt sich sagen, dass es eine Reihe wichtiger Argumente gibt, die dafür sprechen, dass Emotionsregulationsdefizite nicht nur bei der Entstehung, sondern auch bei der Aufrechterhaltung psychischer Störungen eine wichtige Rolle spielen. Damit sind sie auch als therapeutische Ansatzpunkte interessant. Welche konkreten praktischen Implikationen sich aus diesen Überlegungen für das therapeutische Vorgehen ergeben, soll im folgenden Kapitel dargestellt werden.

Implikationen für die Praxis: Das Training Emotionaler Kompetenzen (TEK)

M. Berking

© Springer-Verlag GmbH Deutschland 2017
M. Berking, *Training emotionaler Kompetenzen*
DOI 10.1007/978-3-662-54273-6_4

4.1 Die Lernziele des Trainings

Die zentrale Implikation der zuvor dargestellten Befunde und Theorien besteht darin, dass wir in der Therapie die allgemeinen emotionalen Kompetenzen der Patienten stärken müssen. Genau das wollen wir mit dem **Training Emotionaler Kompetenzen** (TEK) erreichen.

Die wichtigsten konkreten therapeutischen Ansatzpunkte zur Verbesserung der Emotionsregulation lassen sich dabei aus dem Modell der Entstehung psychischer Störungen aus ▶ Kap. 3 ableiten (◘ Abb. 4.1). Sie sollen im Folgenden weiter erläutert werden.

1. Es ist wichtig, Patienten konstruktive Strategien zur Bewältigung eines dysfunktional erhöhten Erregungsniveaus zu vermitteln.
2. Patienten sollten in die Lage versetzt werden, negative Emotionen nicht als etwas ausschließlich Aversives und Bedrohliches zu bewerten, das es zu vermeiden gilt. Stattdessen sollen sie lernen, diese Reaktionen als Herausforderungen zu sehen, die sich bewältigen lassen (»Mut zu Gefühlen«, Aktivierung des »Annäherungsmodus«).
3. Patienten sollten davon überzeugt werden, dass sie mit problematischen Emotionen konstruktiv umgehen können (emotionsbezogene Selbstwirksamkeitsüberzeugung).
4. Patienten sollten lernen, sich in emotional belastenden Situationen selbst innerlich anteilnehmend und unterstützend zur Seite zu stehen.
5. Patienten sollten befähigt werden, sich emotionsrelevanten Situationen auszusetzen. Damit geben sie sich die Chancen, die eigenen emotionalen Kompetenzen zu trainieren und Erfolgserlebnisse verbuchen zu können.
6. Patienten sollten lernen, die eigenen emotionalen Reaktionen bewusst wahrnehmen zu können und diese nicht innerlich vermeiden zu müssen.
7. Und letztlich sollten Patienten in die Lage versetzt werden, das eigene Erleben mit nebenwirkungsfreien Mitteln positiv beeinflussen zu können, bzw. nicht-veränderbare Emotionen akzeptieren und aushalten zu können.

Grundlage für das Erreichen dieser Lernziele ist, dass Patienten im Training eine **konstruktive Einstellung gegenüber negativen Gefühlen** erwerben. Patienten müssen lernen, dass negative Emotionen wichtige Funktionen erfüllen, in der Regel zeitlich befristet sind, kurzfristig für Körper und Seele unschädlich sind, aber zu psychischen und körperlichen Problemen führen können, wenn sie zu lange bzw. zu intensiv anhalten. Patienten sollten wissen, dass Emotionen nicht direkt mit dem Willen gesteuert werden können, aber dadurch beeinflussbar sind, dass man die auslösenden und aufrechterhaltenden Faktoren (Wahrnehmungen, Gedanken, Ziele etc.) identifiziert und diese gezielt verändert.

Neben diesen relativ konkreten emotionsbezogenen Einstellungen gilt es, **hilfreiche selbstbezogene Einstellungen** aufzubauen oder zu stärken. Patienten müssen lernen, dass sie mitsamt ihren Gefühlen wertvolle Menschen sind und dass sie in der Lage sind, emotional schwierige Situationen zu meistern. Unserer Erfahrung nach hängt der Erfolg

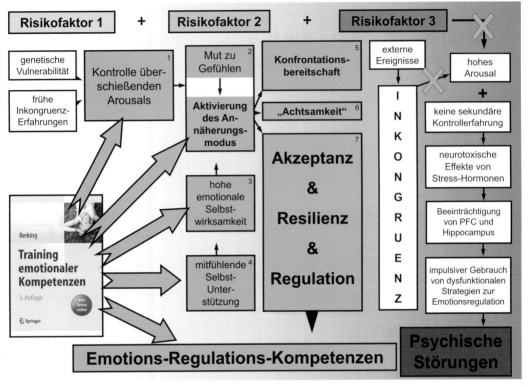

Abb. 4.1 Die Ziele des TEK

des **Trainings Emotionaler Kompetenzen** oft in hohem Maße davon ab, ob es gelingt, diese zentralen, übergreifenden Einstellungen zu vermitteln.

Parallel zur Vermittlung dieser Einstellungen müssen Patienten in der Therapie **konkrete Techniken und metakognitive Kontrollstrategien** erwerben, die ihnen helfen, konstruktiv mit Emotionen umgehen zu können. Im besten Falle stützen sich dann die neuen Einstellungen und die erweiterten Handlungskompetenzen gegenseitig: Konstruktive Einstellungen ermöglichen den Abbau von Vermeidung und das aktive Üben der Kompetenzen. Das Üben und Anwenden der Kompetenzen in kleinen, zu bewältigbaren Schritten sorgt für Erfolgserlebnisse, die die konstruktiven Einstellungen und die emotionsbezogene Selbsteffizienz stärken können usw.

Als zentrale metakognitive Kontrollstrategien sollen die Patienten im TEK zunächst einmal nur lernen:

» Wenn du unter belastenden Gefühlen leidest, setze die TEK-Kompetenzen ein.

Als weitere wichtige metakognitive Kontrollstrategie wird ihnen später vermittelt, Veränderung ihrer Emotionen dort anzustreben, wo diese (ohne langfristige Nachteile) möglich ist, und sich Akzeptieren und Aushalten dort zum Ziel zu setzen, wo Veränderung nicht (oder nur zu einem zu hohen Preis) möglich ist. Welche konkreten emotionalen Bewältigungsstrategien die Patienten im TEK erwerben können, wird im folgenden Abschnitt dargestellt.

4.2 Der Kern des Trainings: Die Vermittlung effektiver Kompetenzen

Im TEK werden den Patienten sieben »emotionale Kompetenzen« beigebracht und intensiv trainiert. Gelegentlich nennen wir diese Kompetenzen auch

»Basiskompetenzen« (BK), um auszudrücken, dass sie bei den meisten negativen Gefühlen hilfreich sind. Damit grenzen wir sie von den sogenannten »spezifischen Kompetenzen« (SK) ab, die vor allem bei speziellen Gefühlen hilfreich sind. Bei allen Basiskompetenzen handelt es sich um Umgangsweisen mit belastenden Gefühlen, die in ihrer Effektivität empirisch gut belegt sind und die sich didaktisch gut vermitteln und miteinander kombinieren lassen. ◘ Abb. 4.2 gibt einen Überblick über die Basiskompetenzen.

Inhaltlich lassen sich die im TEK trainierten Kompetenzen drei größeren Gruppen klinischer Interventionen zuordnen:

Die ersten beiden Basiskompetenzen dienen im Sinne einer »applied relaxation« (z. B. Öst, 1987) der möglichst schnellen **Reduktion überschießenden Arousals**. Es ist wichtig, in emotional belastenden Situationen zunächst einmal »innerlich ein wenig zur Ruhe zu kommen«, da bei einer zu hohen psychophysiologischen Erregung die kognitiv gesteuerte Selbstregulation erschwert ist. Die ersten beiden Kompetenzen dienen also vor allem dazu, das psychische System überhaupt erst einmal in die Lage zu versetzen, die folgenden Techniken ausüben zu können.

Die Basiskompetenzen 3 bis 5 basieren in Anlehnung an die achtsamkeits- und akzeptanzbasierten Interventionsformen und der Emotion-Focused Therapy auf der Annahme, dass man »**bei einer Emotion erst einmal ankommen** muss, um sie dann verändern zu können« (Greenberg, 2002). Die damit einhergehende Fokussierung auf *Validierung* (Linehan, 1993) negativer Gefühle halten wir für wichtig, da wir den Eindruck haben, dass der zu schnelle Einsatz von veränderungsorientierten Techniken das grundlegende Vermeidungsverhalten von Patienten gegenüber negativen Emotionen (»experiential avoidance«) verstärkt. Diese Verstärkung ist problematisch, da negative Gefühle Teil des Lebens sind und als solche betrachtet und akzeptiert werden müssen und weil der Kampf gegen diese Gefühle oft ein zentraler aufrechterhaltender Mechanismus im Störungsgeschehen ist (Hayes, Strohsahl & Wilson, 1999).

Allerdings sollte dabei nicht vergessen werden, dass die Fertigkeiten **zur aktiven Analyse und Regulation der eigenen Emotionen** (Basiskompeten-

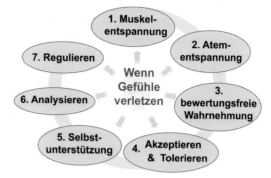

◘ **Abb. 4.2** Die sieben im TEK vermittelten Basiskompetenzen

zen 6 und 7) für die emotionale Selbsteffizienz der Patienten eine zentrale Rolle spielen. Diese ist wiederum zentral dafür, dass Patienten belastende Situationen nicht als unkontrollierbar erleben (vgl. Bandura, 1997; Schmitz & Salisch, 2001; Schwarzer, 1992).

Deswegen versuchen wir im TEK, die Stärken akzeptanzorientierter und veränderungsorientierter Ansätze zu kombinieren und die Patienten gezielt in beiden Bereichen zu trainieren. Im Folgenden werden die dazu vermittelten einzelnen Kompetenzen näher erläutert.

4.2.1 Basiskompetenzen 1 & 2: Muskel- und Atementspannung zur Reduktion des psychophysiologischen Arousals

Diese Kompetenzen sind – wie zuvor erläutert – wichtig, da ein zu hohes Erregungsniveau zielgerichtete Regulationsbemühungen behindert. Ein stark erhöhtes Erregungsniveau geht mit physiologischen Prozessen einher, die diejenigen Bereiche des Zentralen Nervensystems (ZNS) in ihrer Funktion beeinträchtigen, die für eine sorgfältige Analyse der Situation und für Problemlöseprozesse zuständig sind. Dabei handelt es sich vor allem um den Einfluss eines massiv erhöhten Stresshormon-Spiegels auf den präfrontalen Kortex. In der Folge sind die Handlungen eher impulsiv und primär auf die kurzfristige Vermeidung negativer Emotionen ausgerichtet.

Die »**Down-Regulation**« des psychophysiologischen Arousals stellt einen ersten Schritt dar, der oft notwendig ist, um überhaupt einen »Fuß in die Tür der automatisch ablaufenden Prozese zu kriegen«. Die Reduktion des Arousals erleichtert es, aus dem Modus des automatischen Reagierens in den Modus einer bewussten Handlungsplanung zu wechseln. Dieser Wechsel kann als eine wichtige **Vorbedingung für den erfolgreichen Einsatz der danach eingesetzten Kompetenzen** gesehen werden, da diese in der Regel (und vor allem zu Beginn des Trainings) auf eine bewusste Initiierung und Steuerung angewiesen sind.

Physiologisch gesehen kann man sich die **Wirkungsweise** dieser Kompetenzen wie folgt vorstellen: In Situationen, die eine Bedrohung für unsere Grundbedürfnisse oder Ziele darstellen, wird die Amygdala – die Angst- und Stresszentrale des ZNS – aktiviert. Über eine Vielzahl an Verbindungen zu anderen Hirnzentren löst die Amygdala jetzt körperliche und mentale Reaktionen aus, die die Abwehr dieser Gefahr erleichtern sollen. So initiiert die Amygdala u. a. über ihre Verbindungen zum sympathischen Nervensystem eine Voranspannung der Muskulatur und eine Erhöhung der Atemfrequenz. Über somatosensorische Afferenzen werden diese körperlichen Reaktionen wieder an die Amygdala rückgemeldet. Da diese körperlichen Reaktionen in der Vergangenheit oft in potenziell bedrohlichen Situationen auftraten, sind sie mittlerweile selbst zu einem Gefahrensignal geworden (»klassische Konditionierung«). Damit besteht die Möglichkeit, dass sich ein Teufelskreis bildet: Aktivität der Amygdala leitet körperliche Veränderungen ein und diese aktivieren wieder die Amygdala usw. Der gezielte Einsatz von Muskel- und Atementspannung durchbricht diesen Kreislauf und sorgt dafür, dass jetzt in der Amygdala Signale empfangen werden, die in der Vergangenheit mit Sicherheit assoziiert waren. Dadurch wird die Aktivität in der Amygdala gehemmt und die psychophysiologische Erregung reduziert. Im Prinzip lässt sich dieser Mechanismus auch über andere körperliche Prozesse auslösen, wie z. B. dem Herzschlag. Aber im Vergleich zu diesen kann sowohl die Anspannung der Muskeln als auch die Art der Atmung relativ leicht und ohne große Übung willentlich gesteuert werden. Die Effektivität von Muskel- und Atementspannung als Mittel zur Bewältigung diverser psychischer und somatischer Probleme ist mittlerweile sehr gut belegt (z. B. Gröninger & Stade-Gröninger, 1996; Hamm, 1993; Jacobson, 2006; Öst, 1987).

4.2.2 Basiskompetenz 3: Bewertungsfreie Wahrnehmung

Nachdem das allgemeine Erregungsniveau über Muskel- und Atementspannung zumindest ein wenig reduziert wurde, kommt in der TEK-Sequenz die Basiskompetenz 3 zum Einsatz. Hier geht es darum, aus dem »Modus des Denkens, Bewertens und Reagierens« in den »**Modus des bewertungsfreien Wahrnehmens**« zu wechseln. Diese Kompetenz ist wichtig, da negative Emotionen in der Regel die mentale Aktivität zunächst erhöhen und auf das Erkennen und/oder Analysieren von möglichen Gefahren ausrichten. Die dadurch aktivierten Interpretations- und Bewertungsvorgänge werden dann mit höherer Wahrscheinlichkeit auch zu Schlussfolgerungen kommen, die die negativen Gefühle weiter aufrechterhalten.

Um diesen Teufelskreis zu durchbrechen, ist es wichtig, in emotional belastenden Situationen neben einer Downregulation der eher körperlichen psychophysiologischen Erregung auch für eine »Downregulation« der übersensibilisierten Interpretations- und Bewertungsvorgänge zu sorgen. Im »Modus des bewertungsfreien Wahrnehmens« geht es darum, »erst einmal einen Schritt zurückzutreten und möglichst unvoreingenommen zu **schauen, was gerade passiert**«. Dabei bezieht sich die nichtbewertende Wahrnehmung zunächst auf alles, was in diesem Augenblick gerade wahrnehmbar ist. So werden die emotionsauslösenden Wahrnehmungen mit erfasst, im Idealfall ohne dass diese jetzt Interpretationen und Bewertungen zur Folge haben, die wichtig bei der Auslösung des problematischen Gefühls waren.

Außerdem soll sich die »bewertungsfreie Wahrnehmung« auch auf die emotionalen Reaktionen selbst beziehen. Dies ist wichtig, da diese oft als etwas Schädliches, Peinliches oder Deprimierendes bewertet werden. Dadurch entstehen sog. sekundäre negative Gefühle, die oft entscheidend zur Auf-

4

rechterhaltung der primären negativen Gefühle beitragen. Bei der Fokussierung der Wahrnehmung auf die problematischen Gefühle lassen sich zwei Elemente unterscheiden: »**Spüren**« **und** »**Benennen**«. Beim Spüren wird die aktuelle emotionale Reaktion ruhig und bewusst wahrgenommen. Ziel ist es, der Emotion Raum zu geben. Es geht darum, erst einmal »gefühlsmäßig« bei einer Emotion anzukommen, bevor man sich überlegt, ob und wie man sie wieder verlassen bzw. verändern kann. Dieses Zulassen einer Emotion im eigenen Erlebnisraum kann implizite Emotionsregulationsprozesse fördern. Beim Benennen geht es dann darum, mentale Repräsentationen der ansonsten implizit ablaufenden Reaktionen zu bilden bzw. zu aktivieren. Dadurch wird es möglich, kognitive Ressourcen, wie z. B. die Fertigkeiten zum bewussten Analysieren und Planen, für einen konstruktiven Umgang mit Gefühlen nutzen zu können. Nur wenn man weiß, dass dieses »komische diffuse Gefühl im Bauch« »Angst« ist, kann man das eigene Wissen über Angst nutzen, um diese Reaktion zu verstehen und zu verändern.

Die eindeutigsten Hinweise auf die Effektivität der Kompetenz »bewertungsfreie Wahrnehmung« stammen aus der Forschung zu Wahrnehmungstrainings (Wells, White & Carter, 1997) und zu achtsamkeitsbasierten Ansätzen, in denen diese Kompetenz intensiv trainiert wird (Baer, 2003; Berking & von Känel, 2007; Großman, Niemann, Schmidt & Walach, 2004; Heidenreich & Michalak, 2004; Hofmann, Sawyer, Witt & Oh, 2010; Kabat-Zinn, 2003).

4.2.3 Basiskompetenz 4: Akzeptieren und Tolerieren

Die eben angesprochenen negativen Interpretationen und Bewertungen aktivieren in der Regel Vermeidungsziele, die **intensive Bemühungen** auslösen, **diese Gefühle möglichst schnell** »**los zu werden**«. Da Gefühle aber zum einen mit nur langsam veränderbaren physiologischen Veränderungen einhergehen (wie der Ausschüttung bestimmter Hormone) und zum anderen primär von Zentren gesteuert werden, die nicht der direkten willentlichen Kontrolle unterliegen, sind diese Bemühungen **oft nicht erfolgreich**.

Die resultierenden Misserfolge signalisieren einen **Kontrollverlust** in einem für das Wohlbefinden zentralen Bereich. Dadurch erhöht sich in der Regel die innere Anspannung. Gefühle von Angst oder Ärger kommen auf. Die Bemühungen, die negativen Emotionen zu verändern, werden intensiviert. Durch das erhöhte Anspannungsniveau und das eventuelle Vorliegen von Angst und Ärgerreaktionen werden aber die Chancen, das negative Gefühl positiv beeinflussen zu können, immer geringer. Letztlich kann so ein **Teufelskreis** entstehen, bei dem Patienten immer mehr gegen ihre Gefühle ankämpfen oder vor diesen weglaufen und diese dadurch immer mehr verstärken.

Aber wie lässt sich ein solcher Teufelskreis durchbrechen? Am ehesten dadurch, dass Patienten lernen, ihre emotionalen Reaktionen zuzulassen, sie zu akzeptieren und sie zumindest für eine bestimmte Zeit erst einmal auszuhalten. Der nicht zu gewinnende Kampf gegen die eigenen Gefühle oder die nie beendbare Flucht vor ihnen muss durch Akzeptanz und Toleranzbereitschaft ersetzt werden. Patienten müssen sich innerlich die Erlaubnis geben, sich so zu fühlen, wie sie es gerade tun, und sie müssen überzeugt davon sein, dass sie diese Gefühle auch aushalten können. Nur mit diesen Kompetenzen lässt sich die Ruhe ins emotionale System bringen, aus der heraus später eine effektive Regulation der Emotionen möglich ist.

Hinweise auf das therapeutische Potenzial dieser Kompetenzen stammen aus der zuvor angeführten Forschung zu achtsamkeitsbasierten Ansätzen, da bei diesen die Einnahme einer akzeptierenden Haltung gegenüber aversivem Erleben und das Aushalten aversiven Erlebens eine wichtige Rolle spielen (Berking & Znoj, 2006). Weitere direkte Hinweise auf das therapeutische Potenzial dieser Kompetenz stammen aus der Forschung zur Effektivität der **Acceptance and Commitment Therapy** (Hayes, Strohsahl & Wilson, 1999), in der die Förderung der Akzeptanz aversiven Erlebens ein zentrales Therapieziel ist (Berking & von Känel, 2007).

4.2.4 Basiskompetenz 5: Effektive Selbstunterstützung

Viele Patienten neigen dazu, sich selbst Vorwürfe zu machen, wenn sie gestresst sind oder wenn sie merken, dass sie Angst haben, oder ärgerlich sind etc. Sie fangen dann an, sich selbst für ihre emotionalen Reaktionen zu kritisieren und abzuwerten. Oft wird in diesen Situationen ein **negatives Selbstbild** aktiviert, welches dazu führt, dass die Abwertungen persönlicher und umfassender werden. Letztlich führen sie in ohnehin schon belastenden Situationen innere Dialoge, die von Sätzen wie: »Du kannst doch gar nichts«, »Du wirst das nie schaffen« geprägt sind.

Ein solcher Umgang mit sich selbst hilft natürlich nicht dabei, mit den belastenden Gefühlen konstruktiv umgehen zu können. Im Gegenteil: **Zusätzliche negative Gefühle** – wie Schuld oder Scham – werden ausgelöst, und letztlich ist die Emotionsregulation in hohem Maß mit diesen Gefühlen beschäftigt, dass keine Energie mehr für die Regulation der ursprünglichen emotionalen Reaktionen zur Verfügung steht. Hilfreich wäre stattdessen eine effektive Selbstunterstützung. Aber wie sieht eine effektive Selbstunterstützung aus?

Wir schlagen ein zweistufiges Vorgehen vor. Zunächst einmal muss eine **warme, anteilnehmende, mitfühlende Haltung der eigenen Person gegenüber** eingenommen werden. Das eigene Leid in der belastenden Situation muss »mit liebevollen Augen« und »mit einem liebevollen Herzen« gesehen werden. Diese mitfühlende Haltung darf nicht mit »Selbstmitleid« verwechselt werden. Es handelt sich hier um ein starkes, kraftvolles Gefühl der Anteilnahme, das von dem Wunsch begleitet ist, das eigene Leiden zu lindern. Auf der Grundlage dieser inneren Haltung können dann innere **Selbstunterstützungshandlungen** durchgeführt werden. Dabei geht es darum, sich innerlich zu ermutigen und aufzumuntern. Durch das Aktivieren von Sympathie für sich selbst, durch das »Reparieren« der eigenen Stimmung und durch die Aktivierung von Hoffnung und Optimismus wird die Handlungsfähigkeit weiter stabilisiert und die Grundlage für das weitere Vorgehen geschaffen.

Erste Hinweise auf die Effektivität von Interventionen, die einen liebevollen und selbstunterstüt-zenden Umgang mit sich selbst fördern sollen, finden sich u. a. bei Gilbert und Irons (2004), bei Gilbert, Baldwin, Irons, Baccus und Palmer (2006) sowie bei Hofmann, Grossman und Hinton (2011).

4.2.5 Basiskompetenz 6: Analysieren

Viele Patienten haben Schwierigkeiten, ihre emotionalen Reaktionen zu verstehen. Ohne ein Arbeitsmodell zu den Auslösern und aufrechterhaltenden Faktoren der eigenen emotionalen Reaktionen fehlt aber ein wichtiger **Ansatzpunkt, um potenzielle Veränderungsmöglichkeiten abzuleiten**. In der Folge fühlen sich die Patienten orientierungslos und ausgeliefert. Einige Patienten greifen aufgrund der mangelnden Einsicht in die situativen Auslöser ihrer Gefühle dann zu charakterbezogenen Erklärungsmodellen (»Ich bin so«). Damit beenden sie zwar den Zustand von **Orientierungslosigkeit**, gleichzeitig aktivieren sie damit aber ein negatives Selbstbild. Dadurch können Schuld- und Isolationsgefühle aktiviert werden (»Ich bin krank, ich bin anders als die anderen, ich bin nicht liebenswert«).

Außerdem reduziert die Attribution der emotionalen Reaktion auf stabile Charakterzüge die emotionsbezogene Selbstwirksamkeit (»Ich war schon immer so, das wird sich auch nicht ändern«). So erhöht letztlich das Fehlen eines konstruktiven Veränderungsmodells den subjektiven **Kontrollverlust**. Dadurch kommt es zunächst zu Stress, Angst und Ärger und zunehmend zu depressiven Stimmungen. Auf der physiologischen Ebene geht mit der so anhaltenden Stressreaktion die Ausschüttung von Stresshormonen einher, die den präfrontalen Kortex in seiner Funktionsfähigkeit beeinträchtigen.

Dabei kann ein weiterer Teufelskreis entstehen: Die Stressreaktion reduziert die analytischen Fähigkeiten, wodurch die Kontrollierbarkeit erschwert wird, was dann wiederum die Stressreaktionen auslöst. Um diesen Prozess zu unterbrechen, ist es wichtig, Patienten im Umgang mit situationsbezogenen prozessorientierten Erklärungsmodellen zu schulen, die a) Orientierung geben, b) entpathologisieren und die c) konkrete Veränderungsmöglichkeiten aufzeigen. Als Hinweis auf die Effektivität therapeutischer Interventionen, die diese Kompetenz schulen, kann die Effektivität von primär klärungsorientierten Therapieformen, wie z. B. der Gesprächspsychotherapie, aber auch verschiedener psychodynamischer Ansätze gesehen werden (für einen aktuellen Überblick s. Gutachten des Wissenschaftlichen Beirates Psychotherapie; einsehbar unter http://www.wbpsychotherapie.de/page.asp?his =0.113).

4.2.6 Basiskompetenz 7: Regulieren

Alle bisherigen Kompetenzen der TEK-Sequenz nehmen systematisch Einfluss auf die weitere Entwicklung einer Emotion und sind in diesem Sinne auch »Regulations-Kompetenzen«. Von diesen lässt sich aber das Regulieren einer Emotion noch einmal im engeren Sinne abgrenzen. Die Basiskompetenz 7 zielt ab auf das **aktive Verändern einer emotionalen Reaktion in eine gewünschte Richtung**.

Innerhalb dieser Kompetenz lassen sich in Anlehnung an die allgemeinen Problemlösemodelle verschiedene Schritte unterscheiden. Auf der Grundlage der situations- und prozessbezogenen Analyse des Gefühls geht es jetzt zunächst einmal darum, sich für ein möglichst hilfreiches **Zielgefühl** zu entscheiden. Dann sollte auf der Grundlage der Analyse des Gefühls ein »Brainstorming« erfolgen, bei dem möglichst viele Ideen gesammelt werden, wie sich das aktuelle Gefühl in Richtung auf das Zielgefühl verändern lässt. Danach erfolgt die **Auswahl und Umsetzung** einer dieser Ideen.

Am Ende steht die **Erfolgskontrolle**: Wenn das Zielgefühl erreicht wurde, sollte man sich selbst loben (**Selbstverstärkung**). Wenn das Zielgefühl nicht erreicht wurde, sollte zunächst der aktuelle Versuch intensiviert werden. Falls sich dadurch kein Erfolg einstellt, sollten andere Ideen oder auch Kombinationen von Ideen ausprobiert werden. Stellt sich auch dadurch kein Erfolg ein, muss das Zielgefühl überdacht werden. Gegebenenfalls muss das Ziel in dem Sinne verändert werden, dass es schon als Erfolg gesehen wird, wenn es gelingt, das problematische Gefühl ein wenig in seiner Intensität zu reduzieren. Eventuell muss das ursprüngliche Ziel der Veränderung des Gefühls aber auch erst einmal durch das Ziel ersetzt werden, das Gefühl zu akzeptieren und auszuhalten.

Unserer klinischen Erfahrung nach orientieren sich Patienten oft weder implizit noch explizit an diesem idealtypischen Vorgehen. Wenn sie Teile davon zu realisieren versuchen, sind oft erhebliche Kompetenzdefizite sichtbar. So fällt es ihnen häufig schwer, ein realistisches, konkretes und ausreichend positiv besetztes Zielgefühl zu finden. Außerdem beschränken sie den Suchraum für Lösungen oft durch vorzeitige Kritik und haben auch häufig nur wenige oder falsche Ideen dazu, wie sich Gefühle positiv beeinflussen lassen. Und letztlich belohnen sie sich ungenügend für Erfolge und lassen sich von Misserfolgen schnell entmutigen, da sie nicht flexibel genug die jeweiligen Ziele an die aktuellen Möglichkeiten anpassen.

Die so bedingten Misserfolge münden in einer reduzierten emotionsbezogenen Selbsteffizienz, welche wiederum die Motivation reduziert, sich konstruktiv mit den eigenen Gefühlen auseinanderzusetzen. Auf der physiologischen Ebene kann sich ein ähnlicher Teufelskreis einstellen, wie wir ihn bei einer mangelhaften Analyse vorfinden: Mangelnde Regulationserfolge erhöhen den subjektiven Kontrollverlust, wodurch vermehrt Stresshormone ausgeschüttet werden, die die Problemlöse- und Regulationsfähigkeiten weiter reduzieren. Um diesen Teufelskreis zu durchbrechen, ist es wichtig, erfolgreiche Strategien zur positiven Beeinflussung von emotionalen Reaktionen zu trainieren.

Hinweise auf die Effektivität dieser handlungs- und veränderungsorientierten Strategie kommen vor allem aus der Forschung zu behavioralen Aktivierungstherapien, problemlöseorientierten Therapien und Problemlösetrainings (z. B. Bell & D'Zurilla, 2009; Dimidjian et al., 2006 oder Nezu, D'Zurilla, Zwick & Nezu, 2004).

4.2.7 »Chaining« der Basiskompetenzen zur »TEK-Sequenz«

Die sieben TEK-Kompetenzen werden zunächst ausführlich vermittelt und intensiv in »Langversionen« geübt. Danach wird der Anwendungszeitraum zunehmend verkürzt, so dass die Patienten immer mehr in der Lage sind, die Kompetenz schnell und effizient einzusetzen. Die Kompetenzen können aneinander gereiht und in belastenden Situationen nacheinander eingesetzt werden. Wir sprechen in diesem Zusammenhang von der »TEK-Sequenz«.

Zusammen mit der Einleitung: »Wenn Gefühle verletzen ...« bildet die TEK-Sequenz die zentrale metakognitive Strategie, die den Einsatz der Kompetenzen in Belastungssituationen sichern soll (◘ Abb. 4.2 und ► Kap. 19 Praxismaterialien, Abb. 19.2).

»Wenn Gefühle verletzen, ...

— lass' kurz alle Muskeln locker (BK1);
— atme ein paar Mal ruhig und bewusst ein und langsam wieder aus (BK2);
— betrachte dann, was in dir geschieht, ohne es zu bewerten; benenne dabei deine Gefühle so genau wie möglich (BK3);
— akzeptiere, dass du gerade so reagierst, wie du reagierst, und mache dir bewusst, dass du auch unangenehme Gefühle eine ganze Weile aushalten kannst (BK4);
— stehe dir dabei innerlich liebevoll und unterstützend zur Seite (BK5);
— dann analysiere konstruktiv, warum du dich so fühlst, wie du dich fühlst (BK6) und
— gehe dann in einen konstruktiven Problemlösemodus, in dem du dich bei Bedarf darum bemühst, die Gefühle so gut es geht positiv zu beeinflussen (BK7).

Die Sequenz kann unter Umständen verkürzt werden. Speziell für die Lernphase erleben wir es jedoch als hilfreich, wenn Patienten sich nicht zu schnell auf eine Teilmenge der Kompetenzen konzentrieren und nur noch diese üben.

Vor allem in der Anfangsphase ist es wichtig, möglichst oft zu betonen, dass von den Teilnehmern nicht erwartet wird, dass sie diese Kompetenzen alle sofort beherrschen und hintereinander praktizieren können. Vielmehr wird das Erlernen und Trainieren dieser Kompetenzen als Lernaufgabe gesehen, die **für das ganze weitere Leben relevant** sein wird. Die Teilnahme am TEK-Training und das eigenständige Absolvieren der TEK-Übungen stellt eine Phase innerhalb dieses langfristigen Lernprozesses dar, in der die Teilnehmer die Chan-

ce haben, die emotionalen Kompetenzen besonders systematisch und intensiv zu trainieren. Aber auch nach dem Training wird es wichtig sein, an diesen Kompetenzen weiter zu arbeiten, ggf. auch mit anderen als den im TEK erlernten Strategien und Techniken.

Vor dem Hintergrund der im TEK konsequent eingenommenen Ressourcenperspektive ist es darüber hinaus wichtig, dass die Trainer kommunizieren, dass die **Teilnehmer** mit Beginn des TEK-Trainings nicht bei Null anfangen, sondern dass sie **viele der Kompetenzen schon mehr oder weniger beherrschen.** Ziel des TEK ist es, dass sich die Teilnehmer ihrer schon vorhandenen Stärken bewusst werden und in der Folge ruhig und zuversichtlich daran arbeiten, dass ihre emotionalen Kompetenzen **noch besser werden.** Wie das konkret aussieht, wird im folgenden Abschnitt erläutert.

4.3 Allgemeine Strategien bei der Vermittlung der Kompetenzen

Die in den ► Kap. 2 und 3 dargestellten Befunde und Überlegungen haben nicht nur wichtige Implikationen in Bezug auf die Frage, was es in der Therapie zu verändern gilt, sondern auch in Bezug auf die Frage, wie diese Veränderungen konkret ablaufen sollen.

4.3.1 Therapeutische Grundhaltung im TEK

Wie wir herausgearbeitet haben, erleben viele Patienten ihre eigenen Gefühle als aversiv, bedrohlich und schwer zu kontrollieren und versuchen in der Folge, diese Gefühle zu vermeiden. Da in einer psychotherapeutischen Behandlung die Bearbeitung problematischer Gefühle in der Regel eine zentrale Rolle spielt, werden diese **Vermeidungstendenzen im Therapieprozess** in der Regel besonders oft und intensiv aktiviert. Vom ersten Moment der Therapie an wird der Patient sehr sorgfältig (im impliziten Verarbeitungsmodus) prüfen, ob er in diesem Setting und bei diesem Therapeuten mit aversiven und unkontrollierbaren Erfahrungen rechnen muss. Wenn er solche Erfahrungen macht oder sie antizipiert, werden Vermeidungsschemata aktiviert, die selbst-verstärkende Prozesse einleiten können, welche den Therapieprozess in hohem Maße gefährden.

So wird ein Patient mit einem **übermäßig aktivierten Vermeidungssystem** der Person des Therapeuten und den von diesem vorgeschlagenen Strategien eher misstrauisch gegenüberstehen. Er wird weniger bereit sein, sich auf die Beziehung oder auf Übungen einzulassen. Dadurch reduzieren sich die Möglichkeiten, korrektive Erfahrungen zu machen und von diesen zu profitieren. Unter dem Einfluss des Vermeidungssystems wird der Patient die in der Therapie gemachten Erfahrungen kritischer wahrnehmen, interpretieren und bewerten. Dadurch wird er weniger subjektive Erfolgserlebnisse haben. Im Sinne eines Teufelskreises wird dies die Einschätzung der Situation als aversiv und unkontrollierbar erhöhen und das Vermeidungssystem weiter aktivieren. Ein Patient, der der Ansicht ist, dass er sich bei seinen Veränderungsbemühungen nicht ausreichend vor aversiven und unkontrollierbaren Erfahrungen schützen kann, wird früher oder später vom Therapieplan abweichen.

Um diesen problematischen Prozessen entgegen zu wirken, ist es wichtig, dass der Therapeut möglichst viel für die **Hemmung des Vermeidungssystems** bzw. für die **Aktivierung des Annäherungssystems** unternimmt (Grawe, 2004, S. 409). Vor allem zu Beginn der Therapie muss er dafür sorgen, dass der Patient auf möglichst vielen Ebenen **angenehme Erfahrungen** macht und **Kontrollerlebnisse** hat. Diese Erfahrungen münden in einer verbesserten Stimmungslage und in dem Gefühl von Sicherheit, welche wiederum die Grundlage dafür bilden, dass sich der Patient in einzelnen klar umschriebenen Bereichen auch wieder aversiven und unkontrollierbaren Erfahrungen stellen und korrektive Erfahrungen machen kann.

Vor diesem Hintergrund war es uns ein zentrales Anliegen, Inhalte und Abläufe im TEK so zu gestalten, dass die Patienten im Training möglichst viele angenehme Erfahrungen machen, möglichst viele Erfolgserlebnisse haben und vor allem in emotional belastenden Situationen möglichst viel Kontrolle darüber haben, ob sie sich dieser Situation aussetzen wollen und wie diese Konfrontation im Einzelnen aussehen soll.

Diese Ziele sollten auch die therapeutische Grundhaltung bei der Durchführung des TEK prägen. Die idealtypische »**TEK-Trainer-Haltung**« zeichnet sich durch die folgenden Merkmale aus:

- Einerseits sollte die Haltung der Trainer von **Anteilnahme, Wertschätzung und Verständnis für die Schwierigkeiten der Patienten** geprägt sein.
- Andererseits sollte sie **aktiv und veränderungsorientiert** sein und **Optimismus und Zuversicht in Bezug auf die Veränderungskompetenz des Patienten** ausdrücken (z. B. Linehan, 1993).
- Sie sollte in dem Sinne **ressourcenorientiert** sein, dass sie die Stärken, Fertigkeiten, Erfolge, positiven Ziele etc. des Patienten wahrnimmt, wertschätzt und nicht damit zurückhält, diese an geeigneter Stelle rückzumelden.
- Der Einsatz von **aufmerksamkeitssteigernden und aktivierenden Maßnahmen** (z. B. schauspielerische Einlagen der Trainer) und von Humor an der passenden Stelle ist dabei ebenfalls erwünscht.
- Die durchführenden Therapeuten sollten **sensibel für die aktuellen Bedürfnisse der Patienten** sein und diesen soweit wie möglich Rechnung tragen. Dies gilt vor allem für das Kontrollbedürfnis.
- Insgesamt gilt es stets, eine gute **Balance** zu finden zwischen dem Erkennen und **Respektieren der Grenzen** der Teilnehmer und der Einladung und **Gelegenheit, diese Grenzen zu erweitern**.

Unserer Erfahrung nach sind Patienten oft bereit, aversive Erfahrungen auszuhalten, wenn sie sich selbst dafür entscheiden und wenn sie ein **positives Ziel** vor Augen haben, für das es sich lohnt, diese Unannehmlichkeiten in Kauf zu nehmen. Aus Studien der Neurowissenschaften wissen wir auch, dass eine solche positive Zielorientierung förderlich für den Aufbau neuronaler Verbindungen ist (Grawe, 2004, S. 55). Deswegen ist es an Stellen, die von einer ambivalenten Motivationslage geprägt sind, oft hilfreich, sich von den Patienten noch einmal begründen zu lassen, warum sie bereit sind, diese Mühen in Kauf zu nehmen (Margraf & Berking, 2005).

Am Ende einer so vorbereiteten Übung sollte stets eine verstärkende Rückmeldung erfolgen. Die bei der Übung aufgetauchten Schwierigkeiten und Probleme gilt es zu validieren und anzuerkennen. Der Schwerpunkt der Rückmeldung soll dann aber, soweit möglich, auf den jeweiligen Teilerfolgen liegen.

All diese Vorschläge zur therapeutischen Grundhaltung und zur prinzipiellen Orientierung beim TEK stellen **hohe Anforderungen an die TEK-Trainer**. Aus diesem Grund halten wir es für empfehlenswert, dass sich Therapeuten in den hier angesprochenen Konzepten von Ressourcenaktivierung (Grawe & Grawe-Gerber, 1999), komplementärer Beziehungsgestaltung und motivationaler Klärung (Grawe, 1998, 2004; bzw. Caspar, 2007), Förderung der Therapiemotivation (Berking, 2005; Miller & Rollnik, 2004)) und Umgang mit schwierigen Therapiesituationen (Kanfer, Reinecker & Schmelzer, 2000) speziell fortbilden.

Darüber hinaus sollten TEK-Trainer über ein fundiertes Störungs- und Veränderungswissen verfügen (z. B. Margraf, 2003) und vertraut sein mit Methoden der kognitiven Umstrukturierung (z. B. Wilken, 2003). Vor diesem Hintergrund halten wir eine modern ausgerichtete Ausbildung in kognitiver Verhaltenstherapie zwar nicht für eine absolute Bedingung, jedoch zumindest für eine sehr empfehlenswerte Grundlage für die Leitung einer TEK-Gruppe. Eine Ausbildung in DBT halten wir ebenfalls für sehr hilfreich, weil in dieser Therapieform, wie im TEK, viel Wert auf die Balance von validierenden Interventionen einerseits und problemlöseorientierten Vorgehensweisen andererseits gelegt wird. Das TEK ist nicht zu Unrecht zuweilen als »DBT-light« bezeichnet worden: Bei großer Ähnlichkeit der zugrunde liegenden Theorie und der Betonung der Relevanz emotionaler Kompetenzen unterscheidet sich das TEK als störungsübergreifender Ansatz von DBT vor allem dadurch, dass es auf viele Elemente verzichtet, die sich bei der Behandlung von BPD-Patienten als wertvoll und notwendig erwiesen haben, die aber in der Regel einen so großen therapeutischen Aufwand mit sich bringen, der in vielen Einrichtungen nicht geleistet werden kann und der bei vielen anderen Störungsbildern auch nicht unbedingt notwendig ist. Außerdem spart das TEK andere Inhalte (z. B. interpersonale Kompeten-

zen) aus, um so eine gezielte Indikation und Kombination verschiedener Trainings zu ermöglichen.

Wir halten es außerdem für sehr förderlich, wenn die **TEK-Trainer** während der Durchführung eines **Trainings dieses ebenfalls absolvieren** und in der Gruppe in angemessener Dosierung, aber durchaus persönlicher Weise auch von ihren eigenen Erfahrungen berichten. In diesem Sinne ist der TEK-Trainer »**primus inter pares**«, der zum einen die inhaltliche Leitung innehat und über Fachwissen und Kompetenzen verfügt, die er den anderen Teilnehmern vermitteln kann. Er soll aber gleichzeitig auch zeigen, dass auch er unter negativen Gefühlen leidet; dass er auch sich anstrengen muss, um mit diesen konstruktiv umzugehen; dass auch er Fehler macht; dass auch er Schwierigkeiten hat, sich für ein regelmäßiges Training zu motivieren etc.

Wesentlich ist, dass er ein Modell für den konstruktiven Umgang mit diesen Schwierigkeiten ist (sog. »**coping model**« kein »mastery model«, s. Mahoney, 1974). Für die damit verbundene Selbstöffnung brauchen die Therapeuten eine gesunde Portion Selbstsicherheit, die es ihnen erlaubt, sich vor einer Gruppe von Patienten auch mit ihren vermeintlichen Schwächen zu zeigen. Bei Bedarf sollten sich die TEK-Trainer nicht scheuen, in entsprechenden (Selbsterfahrungs-) Kursen an dieser spezifischen Kompetenz zu arbeiten.

Ein weiterer zu beachtender Punkt ist, dass es für die Effektivität des Trainings sicherlich förderlich ist, wenn die Trainer selbst vom Training überzeugt oder sogar »begeistert« sind und wenn sie diese Überzeugung und Begeisterung auch ausstrahlen. Therapie ist immer zu großen Teilen Überzeugungsarbeit. Therapeuten und Trainer sind auf eine gewisse Art immer »Verkäufer«, die auf mehr oder weniger direkten Wegen Begeisterung für ein bestimmtes »Produkt« wecken wollen, z. B. für eine bestimmte Art zu denken, für eine bestimmte Weltsicht, für bestimmte Übungen etc. Wenn man sich dieses Aspektes bewusst ist, kann man versuchen, ihn gezielt zu nutzen, indem man z. B. verstärkt die Interventionen einsetzt, von denen man persönlich wirklich überzeugt und begeistert ist, oder indem man aktiv die eigene Begeisterung für bestimmte Interventionen stärkt.

Bei allem Bemühen um die Ausrichtung des Vorgehens an den individuellen Bedürfnissen und

Ressourcen der Teilnehmer darf jedoch nicht vergessen werden, dass es sich beim TEK um ein **Gruppen-Training** und nicht um eine Form von Gruppentherapie handelt. Während man bei letzterer den Patienten oft abwechselnd Gelegenheit gibt, ihre eigenen Probleme ausführlich darzustellen, handelt es sich beim TEK um ein relativ stark **standardisiertes Programm**, in dem über vorgegebene Übungen ein bestimmter Satz von Kompetenzen vermittelt werden soll. Alle Übungen werden gemeinsam nachbesprochen. Dabei sollten die individuellen Themen der Teilnehmer ausreichend Raum erhalten. Tauchen dabei jedoch Themen auf, deren vertiefte (!) Bearbeitung den Rahmen des Gruppen-Trainings sprengen würde, muss klargestellt werden, dass hier ein Handlungsbedarf vorliegt, der in diesem Setting nicht realisiert werden kann. Die Trainer sollten dann mit dem Patienten besprechen, wo er dieses Thema nachhaltig bearbeiten kann (im besten Fall in der parallel zum TEK durchgeführten Einzeltherapie).

Dabei müssen sich die Trainer darüber im Klaren sein, dass das **Auslagern eines emotionsgeladenen Themas ein kritischer Moment** im Training ist. Es besteht die Gefahr, dass die Teilnehmer den Eindruck erhalten, nicht genügend Raum zu bekommen, oder den Trainern nicht wichtig genug zu sein etc. Deswegen muss an dieser Stelle mit viel Einfühlungsvermögen und Geschick signalisiert werden, dass die Trainer die Bedeutung des Themas für den Patienten verstehen, dass sie der Meinung sind, dass dieses Thema besondere Aufmerksamkeit und Beachtung verdient und dass es deswegen an anderer Stelle vertieft bearbeitet werden sollte, da im Gruppensetting nicht genügend Raum dafür zu Verfügung steht. Die Trainer sollten diese verbalen Bekundungen dadurch bekräftigen, dass sie sich aktiv darum kümmern, dass der Teilnehmer an anderer Stelle eine Gelegenheit bekommt, die Thematik aufzuarbeiten.

4.3.2 Besondere Beachtung des Trainingsaspektes

Inspiriert von den neurowissenschaftlichen Befunden zur Relevanz häufigen, intensiven und intrinsisch motivierten Übens für die Förderung neuro-

naler Bahnungsprozesse (Grawe, 2004, S. 49ff) legen wir im TEK viel Wert auf ein intensives Training. Viele Elemente des TEK sind in Bezug auf Aufbau, Inhalte und Vorgehensweisen so gestaltet, dass die **Motivation zum Üben maximal gefördert** wird. Zu den motivationsfördernden Elementen zählen

1. der Versuch, die zu übenden Kompetenzen, soweit möglich, aus einem »neuropsychotherapeutischen« Störungsmodell abzuleiten, welches einprägsam, bildhaft, aktuell und für viele Patienten sehr überzeugend ist;
2. das direkte Ableiten der Trainingsnotwendigkeit auf der Grundlage des »neuropsychotherapeutischen« Veränderungsmodells;
3. das häufige gemeinsame Üben der verkürzten TEK-Kompetenzen in der Gruppe;
4. die ressourcenorientierte Grundhaltung und die kleinschrittige Vermittlung der Kompetenzen, welche für positive Emotionen bzw. für Erfolgserlebnisse während des Trainings sorgen sollen;
5. das explizite Thematisieren und Bearbeiten von Schwierigkeiten beim regelmäßigen Üben, das Herausarbeiten der persönlichen Gründe, die den Trainingseinsatz rechtfertigen, sowie das Implementieren konkreter Übungsvorsätze;
6. das Bereitstellen von umfangreichen Materialien, die das regelmäßige Üben erleichtern sollen (dazu zählen die TEK-Patienten-Broschüre, die TEK-Übungs-CD und der TEK-online-Support »eTEK«);
7. das Bereitstellen von Trainingskalendern und dem SMS-Coaching-Programm: Über die Kalender und/oder die SMS werden die Patienten täglich mehrmals zu kleinen Übungen eingeladen, mit denen sie die emotionalen Kompetenzen üben können, die zu diesem Zeitpunkt gerade im TEK behandelt werden. Beim SMS-Coaching werden etwa 150 SMS mit Übungen wie »Lasse einmal kurz die Muskeln in deinem Unterkiefer locker« oder »Lobe dich für eine Sache, die du heute schon gut gemacht hast« über sechs Wochen verteilt von einem Server automatisch an die Trainingsteilnehmer geschickt. Von der Internet-Seite **http://www.tekonline.info** lassen sich mit Hilfe Ihres TEK-

Passworts (▶ Abschn. 1.2) die Vorlagen für die Trainingskalender zum Ausdrucken und Zurechtschneiden herunterladen. Auf derselben Seite findet sich auch eine Anmeldemöglichkeit für die Teilnahme am SMS-Programm (gebührenpflichtig, nicht im Manual enthalten).

Letztlich muss man sich aber bewusst sein, dass man auch mit den größten therapeutischen Bemühungen keine Garantie dafür erhalten kann, dass die Teilnehmer selbstständig zu Hause die Trainingsinhalte üben. Diese **Eigenverantwortung** gilt es, den Teilnehmern gegenüber **transparent** zu **machen**. Ziel ist es, dass die Teilnehmer in vollem Bewusstsein über die damit verbundenen Mühen sich dafür entscheiden, auch jenseits der offiziellen Trainingstage eigenständig an ihren emotionalen Kompetenzen zu arbeiten.

Praktischer Teil

Nachdem im ersten Teil dieses Buches die empirischen Hintergründe, unsere theoretischen Annahmen zur Integration dieser Befunde und deren therapeutische Implikationen vorgestellt wurden, geht es im Folgenden um die konkreten Inhalte und Vorgehensweisen im TEK. Die **Grundstruktur** des TEK beinhaltet die folgenden **Elemente**:

1. Begrüßung, Orientierung, Vorstellung und Erwartungsabklärung
2. Einführung in den theoretischen Hintergrund des TEK und Ableitung der TEK-Kompetenzen aus einem neuropsychotherapeutischen Modell
3. Vermittlung der einzelnen Kompetenzen in einer Langform
4. Verkürzung der einzelnen Kompetenzen zu Kurzformen und »Verkettung« zur TEK-Sequenz
5. Training der TEK-Sequenz an Emotionen, die für die psychische Gesundheit besonders wichtig sind
6. Erläuterung der Relevanz regelmäßigen und intensiven Trainings
7. Von Beginn an Integration der Übungen in den Alltag der Teilnehmer

In der ursprünglichen Version erfolgt das Training in einer Trainingsgruppe an drei ganzen Tagen mit jeweils zwei Wochen Abstand zum eigenständigen Üben und einem (ggf. auch telefonischen) Abschlusstermin (◻ Abb. II.1).

Alternativ kann das Training **auch in 12-mal 1,5 Stunden** angeboten werden (◻ Abb. II.2), wobei sich die 1,5-Stunden-Segmente dann wieder je nach Setting zu passenden Modulen zusammenfassen lassen (z. B. 12-mal eine Sitzung pro Woche über zwölf Wo-

Ablauf und Inhalte:

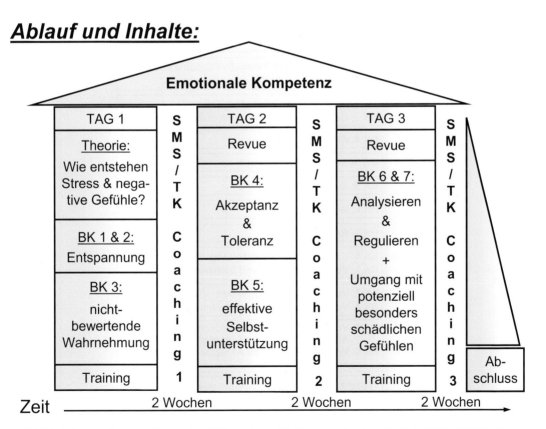

◻ **Abb. II.1** Aufbau der Drei-Tages-Version des TEK. Anmerkung: BK = Basiskompetenz(en), TK = Trainingskalender, Revue: Wiederholung bereits bearbeiteter Inhalte und Besprechung des eigenständigen Übens

chen; oder 6-mal zwei Sitzungen pro Woche über sechs Wochen; oder – als »TEK-Intensiv-Kurs« – 2-mal 2 Stunden pro Woche über drei Wochen plus einem Abschlusstermin nach einer weiteren Woche eigenständigen Trainings; im Prinzip sind je nach Setting auch weitere »Portionierungen« möglich).

Beide Formate haben jeweils Vor- und Nachteile. Die 12-Tages-Version bietet die Inhalte in kleineren und leichter konsumierbaren »Portionen« dar, die dann jeweils separat für ein paar Tage geübt werden können. Vor allem bei stärker beeinträchtigten Teilnehmern halten wir diese Version für vorteilhaft. Die Drei-Tages-Version ermöglicht dagegen ein intensiveres Training und ein intensiveres Gruppenerleben an den Übungstagen. Bei der folgenden Beschreibung der Inhalte und Vorgehensweisen orientieren wir uns primär an dem Drei-Tages-Format, nehmen aber dort auf das 12-Sitzungs-Format Bezug, wo sich inhaltliche Abweichungen ergeben. Mit diesem Fokus soll keine Wertung der verschiedenen Versionen vorgenommen werden. Im Gegenteil: eine flexible »Portionierung« der Inhalte wird unsererseits explizit empfohlen. Diese ermöglicht eine optimale Anpassung des Trainingsformats an die Besonderheiten des jeweiligen Settings bzw. der Teilnehmer und wirkt sich in der Regel auch positiv auf die Teilnahme-, Abschluss- und Erfolgsraten aus.

In Bezug auf die **Gruppengröße** empfehlen wir sechs bis acht (höchstens 12) Teilnehmer. In Abhängigkeit von Gruppengröße und Zielgruppe empfiehlt es sich, das Training, wenn möglich, mit zwei Trainern durchzuführen. Dabei kann ein Trainer die inhaltliche Anleitung übernehmen und der Co-Trainer eher auf die prozessurale Ebene achten und dafür sorgen, dass sich die Teilnehmer in der Gruppe sicher und verstanden fühlen.

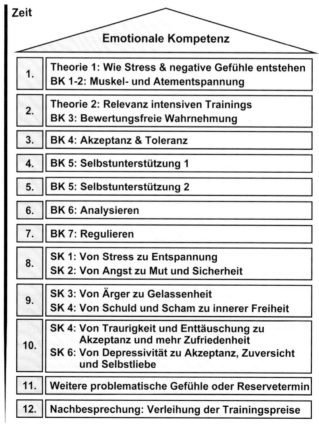

□ **Abb. II.2** Aufbau der 12-mal 1,5 Stunden Version des TEK. Anmerkung: BK = Basiskompetenz(en), SK = Spezifische Kompetenzen, Revue: Wiederholung bereits bearbeiteter Inhalte und Besprechung des eigenständigen Übens

Der Einstieg ins Training

M. Berking

© Springer-Verlag GmbH Deutschland 2017
M. Berking, *Training emotionaler Kompetenzen*
DOI 10.1007/978-3-662-54273-6_5

Zu Beginn des Trainings geht es zunächst darum, die Teilnehmer in Bezug auf Sinn und Inhalte des Trainings zu orientieren und die Erwartungen der Teilnehmer mit dem Angebot abzustimmen. Das Training beginnt damit, dass die Trainer die Teilnehmer herzlich willkommen heißen, sich selbst vorstellen und den Teilnehmern dann einen **kurzen Überblick** darüber geben, was der Sinn des Trainings ist und was sie in etwa erwartet.

Die nachfolgenden Abbildungen werden den Patienten als Folien oder – besser noch – als **Power-Point-Präsentation** gezeigt. Unter **http://www.te-konline.info** können mit Hilfe des Zugangscodes (► Abschn. 1.2) die kompletten Folien als Power-Point-Datei heruntergeladen werden. Die im Folgenden mit den Folien präsentierten Kommentare und Erläuterungen sind als Anregung zu verstehen. Wir halten es für wichtig, dass jeder TEK-Trainer

diese Vorschläge für sich so überarbeitet, dass die Inhalte gewahrt bleiben, er sich aber mit den Formulierungen, Ausdrucksweisen und gewählten Vergleichen wohl fühlt.

Die Einführung des Trainings als »Stressreduktionsprogramm« basiert auf der Annahme, dass Stress ein Konzept ist, zu dem die Teilnehmer in der Regel (zumindest zu Beginn des Trainings) leichter Zugang finden als zu dem Konzept »Gefühle« oder »Emotionen«. Im weiteren Verlauf des Trainings wird dann erst allmählich verstärkt auf problematische Gefühle fokussiert. Für die Anwendung des Trainings bei homogenen Störungsgruppen empfiehlt es sich, ein oder zwei Folien einzufügen, die erklären, inwieweit Stress und negative Gefühle für die Aufrechterhaltung der jeweiligen Problematik wichtig sind.

TEK

Training Emotionaler Kompetenzen

Ein gruppenbasiertes Intensivprogramm zur Verbesserung der Stress-, Selbstwert- und Emotionsregulation

Folie 1. Herzlich willkommen zum Training Emotionaler Kompetenzen! Im Folgenden wollen wir Sie mit den Zielen, Inhalten und Abläufen des Trainings vertraut machen. Außerdem wollen wir Ihnen die wissenschaftlichen Befunde und Theorien zeigen, die die Grundlage des Trainings bilden und aus denen die einzelnen Elemente des Trainings abgeleitet wurden.

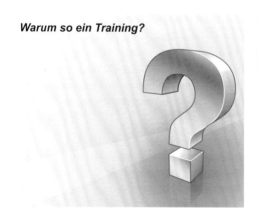

Warum so ein Training?

Folie 2. Da so ein Training mit großem Einsatz und Aufwand verbunden ist, sollte man sich gut überlegen, warum man so ein Training überhaupt macht.
© istockphoto.com/istockphoto.com

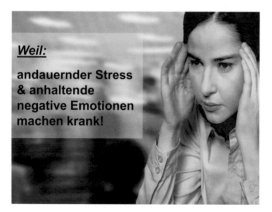

Weil:

andauernder Stress & anhaltende negative Emotionen machen krank!

Folie 3. Der wichtigste Grund, der für ein intensives Training spricht, ist, dass anhaltender Stress oder anhaltende negative Emotionen krank machen.
© Photos.com (teilweise modifiziert)

Folie 4. Anhaltender starker Stress und anhaltende negative Gefühle reduzieren die Lebenszufriedenheit und erhöhen die Wahrscheinlichkeit, dass unsere Psyche oder unser Körper Schaden nimmt. Da wir unter Stress oft leichter gereizt sind, kann es auch zu Problemen in der Partnerschaft oder in anderen sozialen Beziehungen oder auch auf der Arbeit kommen.

© Photos.com (teilweise modifiziert)

Folie 5. Und all diese Probleme bereiten dann ihrerseits wieder Stress und erzeugen negative Gefühle, so dass ein Teufelskreis entsteht, der die Probleme letztlich immer schlimmer macht und aus dem man immer schwerer wieder herauskommt. Kennen Sie das?

© Photos.com (teilweise modifiziert)

Folie 6. Diesen Teufelskreis müssen wir durchbrechen. Oder besser noch: Wir müssen etwas tun, bevor sich ein solcher Teufelskreis einstellen kann! Aber was kann man tun?

© Photos.com (teilweise modifiziert)

5

Weil:

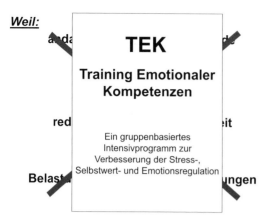

Folie 7. Man kann an seinen emotionalen Kompetenzen arbeiten und so dafür sorgen, dass man mit Stress und belastenden Situationen gut umgehen kann. Und genau das wollen wir Ihnen hier in den nächsten Wochen anbieten:
Ein intensives Training Ihrer Stress- und Emotionsregulationskompetenzen.

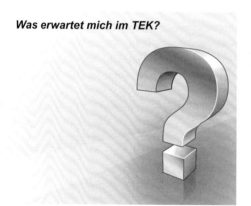

Folie 8. Wenn Sie bereit sind, etwas in Ihre psychische und körperliche Gesundheit zu investieren, können wir Ihnen dazu Folgendes anbieten:
© istockphoto.com/istockphoto.com

Basiskompetenzen und `TEK-Sequenz´

1. Muskel-entspannung
2. Atem-entspannung
3. bewertungsfreie Wahrnehmung
4. Akzeptieren & Tolerieren
5. Selbst-unterstützung
6. Analysieren
7. Regulieren

Wenn Gefühle verletzen

Folie 9. Wir erarbeiten gemeinsam in der Gruppe eine Reihe von Kompetenzen, die sich bei der Bewältigung von Stress und negativen Emotionen als äußerst hilfreich erwiesen haben. Unser Ziel ist es, dass Sie diese Kompetenzen nach dem Training »wie im Schlaf« beherrschen. Wir werden die TEK-Kompetenzen jeweils zuerst in einer längeren Version einüben, damit Sie sie richtig beherrschen. Im Laufe des Trainings werden wir zunehmend lernen, wie man die Kompetenzen schnell und effektiv einsetzen kann.

Ablauf und Inhalte:

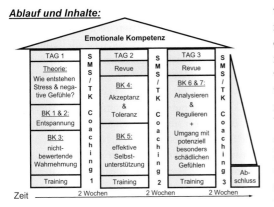

		Emotionale Kompetenz				
TAG 1	S M S / T K C o a c h i n g 1	TAG 2	S M S / T K C o a c h i n g 2	TAG 3	S M S / T K C o a c h i n g 3	Ab-schluss
Theorie:		Revue		Revue		
Wie entstehen Stress & nega-tive Gefühle?		BK 4: Akzeptanz & Toleranz		BK 6 & 7: Analysieren & Regulieren + Umgang mit potenziell besonders schädlichen Gefühlen		
BK 1 & 2: Entspannung						
BK 3: nicht-bewertende Wahrnehmung		BK 5: effektive Selbst-unterstützung				
Training		Training		Training		

Zeit ———— 2 Wochen ———— 2 Wochen ———— 2 Wochen ————

Folie 10. Hier sehen Sie den Aufbau des dreitägigen TEK-Kurses: Am ersten Tag zeigen wir Ihnen zunächst etwas dazu, wie man sich die Entstehung von Stress und negativen Gefühlen zurzeit aus naturwissenschaftlicher Sicht erklärt. Auf der Grundlage dieser Informationen werden wir erarbeiten, wie man mit Stress und negativen Gefühlen am besten umgehen kann. Dann werden wir Muskel- und Atementspannung lernen und anschließend die Kompetenz des »bewertungsfreien Wahrnehmens« üben. Zum Abschluss werden wir einen ganz persönlichen Trainingsplan erstellen, mit dem Sie dann in den zwei Wochen bis zum zweiten Tag möglichst oft und intensiv diese Kompetenzen trainieren können. Am zweiten Tag werden wir daran arbeiten,

wie wir unsere Gefühle zunächst einmal akzeptieren und aushalten können. Diese Kompetenz ist deswegen besonders wichtig, weil wir Stressreaktionen und Gefühle oft nicht so mit unserem Willen verändern können, wie wir das vielleicht gerne hätten. Deswegen haben wir häufig gar keine Alternative dazu, diese Reaktionen erst einmal für eine Weile möglichst gut auszuhalten, ohne noch dauernd gegen unsere Gefühle ankämpfen zu müssen. Da dies jedoch eine ganz große Herausforderung darstellt, werden wir erarbeiten, wie wir uns in diesen schwierigen Situationen möglichst gut selbst unterstützen können. Danach folgen wieder zwei Wochen, in denen Sie selbst in Eigenverantwortung diese Kompetenzen trainieren können. Am dritten Tag geht es weiter mit den Kompetenzen »Analysieren« und »Regulieren«. Dabei werden wir auch den Umgang mit Gefühlen üben, die für die psychische und körperliche Gesundheit besonders gefährlich sein können. Fragen bis hierhin? Jetzt würde ich vorschlagen, dass Sie sich kurz vorstellen und einmal sagen, inwieweit Sie glauben, dass Sie von diesem Training profitieren können. Vielleicht sind Sie ja schon so weit, dass Sie für sich erkennen können, weswegen Sie bereit sind, die Anstrengungen, die mit einem solchen Training verbunden sind, auf sich zu nehmen ... (Beim 12-Stunden-Format erfolgt das entsprechend modifizierte Vorstellen anhand von ◻ Abb. II.2)

Mein „Satz vom Guten Grund":

Ich werde - soweit mir das möglich ist - intensiv an meinen emotionalen Kompetenzen arbeiten, weil:

——————————————

——————————————

——————————————

Folie 11. Wenn das der Fall ist, können Sie uns ja auch gleich in der Vorstellungsrunde mitteilen, was Ihr persönlicher Grund ist, warum Sie jetzt in Ihre Gesundheit und Ihr Wohlbefinden investieren wollen ...

© DenisNata/istockphoto.com (teilweise modifiziert); inktycoon/istockphoto.com (teilweise modifiziert)

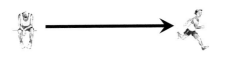

Nachdem die Teilnehmer die Gelegenheit hatten, sich einen Überblick über Sinn und Inhalte des Trainings zu verschaffen, werden sie eingeladen, sich vorzustellen und ihre **Erwartungen an das Training** zu schildern. Der Trainer versucht dabei, soweit es geht zu klären, was sich die Teilnehmer persönlich von diesem Training versprechen. Er stellt dabei wiederholt klar, dass so ein Training mit Anstrengung verbunden ist, und versucht, mindestens ein **positives Ziel** herauszuarbeiten, für das es sich lohnt, diese Anstrengungen in Kauf zu nehmen. Wichtig ist auch, danach zu fragen, was die Patienten in so einem Training nicht erleben wollen.

Am Ende dieser Runde nimmt der **Trainer Stellung zu den Erwartungen**. Er gibt eine kurze Abschätzung ab, welche Erwartungen seiner Einschätzung nach gut mit dem Programm übereinstimmen, und bei welchen die Übereinstimmung eher weniger gegeben ist. Er signalisiert dabei, dass er alles versuchen wird, das Training so zu gestalten, dass die individuellen Erwartungen der Teilnehmer erfüllt werden. Schwer zu erfüllende Erwartungen spricht er offen als Problem an und versucht, mit dem Patienten gemeinsam eine Lösung zu finden.

Um die Stimmung ein wenig aufzulockern und einen **spielerischen Einstieg** ins Thema zu finden, schlägt der Trainer danach vor, dass alle Teilnehmer aufstehen und sich gleich einen (weichen) Ball zuwerfen sollen. Vor dem Wurf sollen sie ihren (Vor-)Namen sagen und den Satz vervollständigen: »Ich bin ... und ich habe Stress, wenn ich ...«. Alle anderen Teilnehmer sind dabei aufgefordert, sich Namen und Stressauslöser zu merken. Nach ein paar Minuten werden die Spielregeln so verändert, dass die Teilnehmer jetzt ansagen, wem sie den Ball zuwerfen und was bei diesem Teilnehmer Stress auslöst. Wenn dieses Spiel eine Weile in der zweiten Runde ist, wird der zweite Teil des Satzes geändert zu: »Ich bin .... und ich erkenne bei mir Stress daran, dass ich ...«. Nachdem auch dieser Satz einige Male für einen anderen Teilnehmer erinnert wurde, wird noch ein weiteres Mal gewechselt zu dem Satz: »Ich bin ... und ich kann mich besonders gut entspannen, indem ich ...«.

Nach dieser spielerischen Vorstellungsübung wird zum mit Abstand größten und wichtigsten Teil der Einführung übergegangen, dem theoretischen Hintergrund der TEK-Sequenz.

Psychoedukation Teil 1: Ableitung der TEK-Kompetenzen

M. Berking

© Springer-Verlag GmbH Deutschland 2017
M. Berking, *Training emotionaler Kompetenzen*
DOI 10.1007/978-3-662-54273-6_6

Dieser Teil wird eingeleitet mit der Erklärung, dass der erste Schritt zu einem konstruktiven Umgang mit Stress und negativen Gefühlen »darin besteht, erst einmal genau zu verstehen, was Stressreaktionen und negative Gefühle überhaupt sind, welche Funktion sie haben und wie sie ablaufen. Aus diesem Wissen können wir dann ableiten, wann wir unsere emotionalen Reaktionen beeinflussen sollten und wie wir das am besten machen können«.

Auf den nachfolgenden Abbildungen sind die präsentierten Folien inklusive der Erläuterungen wiedergegeben. Bei der Präsentation des Theorieteils sollten die Trainer darauf achten, dass sie den relativ frontalen psychoedukativen Ansatz soweit es geht lebhaft, unterhaltsam, humorvoll und interaktiv gestalten. Beispielsweise sollten sie bei passender Gelegenheit fragen, ob die Teilnehmer das Geschilderte aus eigener Erfahrung kennen, ob die Teilnehmer das Modell verstehen, ob sie es gut finden oder ob sie gerade gerne eine Pause hätten, um das Ge-

hörte und Gesehene ein wenig »sacken zu lassen« etc. Eine weitere Möglichkeit besteht im Einsatz des sog. »Rosinenblattes« (▶ Kap. 19 Praxismaterialien, Abb. 19.3). Dabei werden die Teilnehmer jeweils nach einem thematischen Abschnitt aufgefordert, ihre »ganz persönlichen Rosinen herauszupicken«, d. h. sich zu überlegen, welche besonders wichtigen Erkenntnisse sich aus dem eben Gehörten für sie ergeben und welche Handlungskonsequenzen sich daraus ableiten lassen.

In der 12-Sitzungs-Version sollte der Theorieteil über mehrere Sitzungen verteilt werden. Dabei können immer nur die Teufelskreise (Folien 35ff) erläutert werden, die für die in der jeweiligen Stunde behandelte Kompetenz wichtig sind. Ein solches Vorgehen lässt sich auch in der Drei-Tages-Version realisieren und sollte dann vorgezogen werden, wenn sich die Präsentation aller Teufelskreise nicht ansprechend genug gestalten lässt.

Theorie:

Wie entstehen Stressreaktionen und konkrete Gefühle?

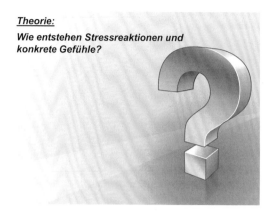

Folie 12. Vielen Dank für's Vorstellen. Gibt es noch Fragen oder Sachen, die Ihnen unklar sind? Dann können wir ja jetzt richtig loslegen. Im ersten Schritt geht es darum, zu verstehen, wie Stress und negative Gefühle funktionieren. Aus diesem Wissen können wir ableiten, wie wir mit Stress und negativen Gefühlen konstruktiv umgehen können.
© istockphoto.com/istockphoto.com

Moderne Untersuchungsmethoden 1

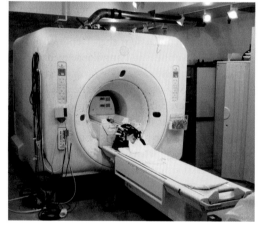

Folie 13. In den letzten Jahren ist unser Wissen darüber, wie Stress und Gefühle funktionieren, rapide angewachsen. Das liegt zum großen Teil an den enormen technischen Fortschritten in diesem Bereich. Mittlerweile gibt es Untersuchungsmethoden, wie hier dieses Kernspingerät, mit denen wir quasi ins Gehirn hineinschauen und dem Gehirn bei der Arbeit zusehen können.

Moderne Untersuchungsmethoden 2

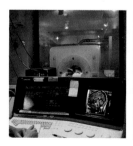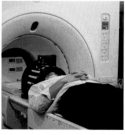

Folie 14. Im Kernspingerät kommen Menschen in eine Magnetröhre und bekommen bestimmte Bilder gezeigt oder Aufgaben gestellt, die Stressreaktionen oder bestimmte Gefühle auslösen.

Die Amygdala: Das Angst- und Stresszentrum

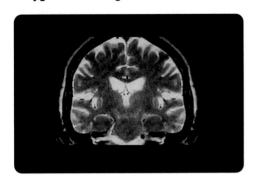

Folie 15. Damit kann man sehen, dass ein bestimmtes Areal, nämlich die sogenannte »Amygdala«, immer dann feuert, wenn wir Stress haben. (Anmerkung: Genau genommen ist die Amygdala beteiligt an der Weiterverarbeitung sämtlicher für den Organismus bedeutsamer Informationen und spielt auch eine Rolle bei der Generierung von positiven Emotionen. Da Informationen, die die Bedrohung bzw. das Nicht-Erreichen wichtiger Ziele signalisieren, für den Organismus besonders wichtig sind, ist auch die Verarbeitung dieser Informationen für die Aktivität der Amygdala in besonderem Maße relevant.)

© CGinspiration/istockphoto.com

Die Entstehung von Stress und Emotionen

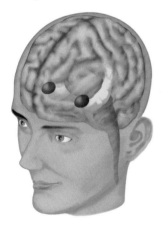

Folie 16. Die Amygdala »scanned« die ganze Zeit lang den »Input«, den sie von unseren Wahrnehmungen und den Interpretationen dieser Wahrnehmungen erhält, daraufhin ab, ob unsere Ziele möglicherweise bedroht sind. Wenn die Amygdala meint, dass so eine Bedrohung unserer Bedürfnisse und Ziele vorliegt, ...

Die Entstehung von Stress und Emotionen

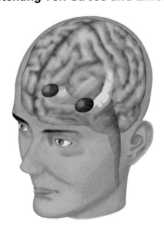

Folie 17. ... wird sie aktiv. Dann feuern alle Nervenzellen in der Amygdala und senden dabei elektrische Signale zu anderen Teilen des Gehirns. Zum Beispiel an den Hypothalamus. Dieser sitzt ungefähr hier (zeigen auf der nächsten Folie).

Aktivierung der Amygdala → massive Veränderungen im Körper und im Gehirn

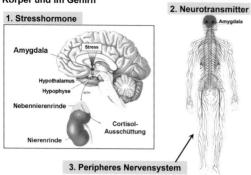

Folie 18. Der Hypothalamus sorgt dafür, dass in der Nebenniere Stresshormone, wie z. B. Cortisol (Nebennierenrinde), Adrenalin oder Noradrenalin (Nebennierenmark), ausgeschüttet werden. Diese Stresshormone bewirken dann massive Veränderungen in unserem Körper. So stellen sie z. B. in den Muskeln vermehrt Energie zur Verfügung, damit die Muskeln in dieser vielleicht gefährlichen Situation möglichst leistungsfähig sind. Über andere Verbindungen sorgt die Amygdala dafür, dass das Gehirn aktiviert wird, dass wir wach und aufmerksam sind. Und letztlich wird über das periphere (sympathische) Nervensystem der gesamte Körper aktiviert und mobilisiert.

Wofür sind Stressreaktionen und Emotionen gut?

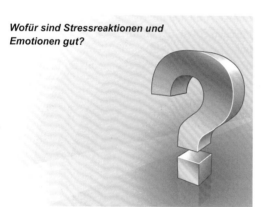

Folie 19. Und all diese massiven körperlichen und geistigen Veränderungen haben einen bestimmten Zweck.

© istockphoto.com/istockphoto.com

Stressreaktionen als Handlungsvorbereitung

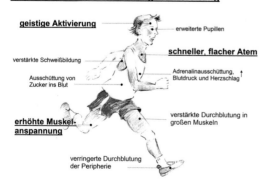

Folie 20. Sie dienen dazu, Verhaltensweisen zu erleichtern, mit denen die potenzielle Bedrohung abgewehrt werden kann. So sorgt die erhöhte mentale Aktivierung dafür, dass wir geistig hellwach sind. Durch diese erhöhte »Vigilanz« können wir die Bedrohung schneller einschätzen und schneller einen Plan machen, wie wir ihr begegnen können. Die erhöhte Anspannung der Muskeln sorgt dafür, dass wir besser weglaufen oder zuschlagen können. Die erhöhte Herz- und Atemfrequenz sorgt dafür, dass wir mehr Blut und Sauerstoff in den Muskeln haben, so dass die Muskeln leistungsfähiger werden und so weiter.

Stress ist eine schnell auslösbare, unspezifische Aktivierung, die den Körper auf Handlungen vorbereitet, mit denen wir uns vor möglichen Bedrohungen schützen können.

Z.B. Kämpfen, Flüchten oder „Erstarren".

Folie 21. Die Stressreaktion ist also eine schnell auslösbare, unspezifische Aktivierung, die den Körper auf Handlungen vorbereitet, mit denen wir uns vor möglichen Bedrohungen schützen können. Zum Beispiel: Durch Kämpfen, Flüchten oder »Erstarren«.

2-Schritte der Emotionsentstehung

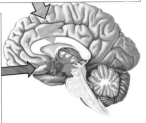

2. Nachträgliche, langsame und genauere **Analyse** in höheren kortikalen Regionen

=> **Stress wird zu Gefühlen**

1. **Schnelle Aktivierung der Amygdala** bei potentieller Bedrohung

=> **Stressreaktion**

d.h. **unspezifische Aktivierung**, die für verschiedenste Handlungen hilfreich ist.

Folie 22. Um die Schutzmaßnahmen jetzt möglichst gut auf das abzustimmen, was in der Situation erforderlich ist, wird die Situation parallel zu dieser Reaktion der Amygdala noch genauer analysiert. Diese genauere Analyse erfolgt vor allem im präfrontalen Cortex. Das ist dieses Gebiet hier (zeigen). Je nachdem, was bei dieser Analyse herauskommt, werden jetzt spezifische Emotionen wie Angst, Ärger, Scham, Schuld, Traurigkeit etc. ausgelöst. Diese Emotionen sollen helfen, den Körper gerade auf diejenigen Handlungen vorzubereiten, die der genauen Analyse zufolge in dieser Situation hilfreich sind.

Gefühle: Primär-Reaktion plus kognitive Bewertung

Wenn Situationsbewertung ergibt: „Ich bin schwächer", wird Stress zu Angst

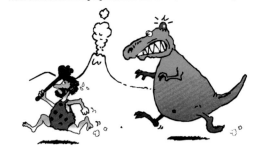

<u>Angst</u> hilft beim Erkennen von Gefahren und beim Fliehen und Vermeiden

Folie 23. Wenn die Analyse z. B. ergibt: 1. »Ja, es gibt eine wirkliche Bedrohung« und 2. »Ich bin ihr nicht gewachsen«, dann wird das Gefühl »Angst« aktiviert.

Dieses Gefühl der Angst kann mir dabei helfen, die Gefahr zu vermeiden und zu fliehen.

Aus: Wittchen (2002, teilweise modifiziert). Mit freundlicher Genehmigung von H.-U. Wittchen

Gefühle: Primär-Reaktion plus kognitive Bewertung

Wenn Situationsbewertung ergibt: „Ich bin stärker", wird Stress zu Ärger

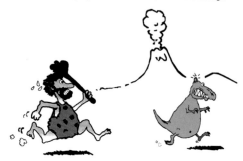

<u>Ärger</u> kann helfen, eigene Bedürfnisse durchzusetzen

Folie 24. Wenn die Analyse dagegen ergibt: 1. »Ja, es liegt eine Bedrohung für meine Bedürfnisse und Ziele vor«, 2. »Diese Bedrohung wird von dem und dem willentlich verursacht« und 3. »Ich bin stärker als der, der für die Bedrohung meiner Ziele verantwortlich ist«, dann wird das Gefühl »Ärger« ausgelöst. Dieses Gefühl von Ärger bereitet den Körper auf Kampf vor.

Aus: Wittchen (2002, teilweise modifiziert). Mit freundlicher Genehmigung von H.-U. Wittchen

Merke:

Emotionale Reaktionen sind im Laufe der Evolution entstanden, um uns zu helfen, unsere Bedürfnisse zu schützen und unsere Ziele möglichst gut zu erreichen!

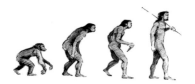

Folie 25. Die Fähigkeit, relevante Situationen immer besser analysieren zu können und je nach Ergebnis dieser Analyse mit spezifischen Emotionen zu reagieren, hat sich im Laufe der menschlichen Entwicklung immer weiter verbessert. Wie eben mit dem Saurier auf der Folie schon spaßhaft angedeutet: Emotionale Reaktionen sind im Laufe der Evolution entstanden, um uns zu helfen, unsere Bedürfnisse zu schützen und unsere Ziele möglichst gut zu erreichen. Emotionalere (Ur-)Menschen waren besser und schneller in der Lage, auf die Anforderungen der Umwelt zu reagieren. Deswegen konnten sie mehr Nachkommen großziehen. Diese Nachkommen haben von ihren Eltern die genetische Ausstattung zu intensiveren Emotionen geerbt. Weil dieser Vorteil ziemlich bedeutsam war, haben heute alle Menschen Emotionen.

Aber Achtung !!!

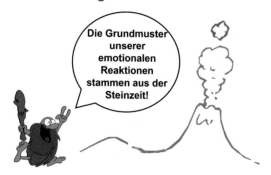

Folie 26. Für den konstruktiven Umgang mit Stress und negativen Gefühlen ist es wichtig zu wissen, dass die Grundmuster unserer emotionalen Reaktionen aus der Steinzeit stammen. In jener Zeit war es in der Regel hilfreich, auf Bedrohung mit starker Muskelanspannung und maximaler Aktivierung zu reagieren.

Probleme mit dem stammesgeschichtlichen Erbe

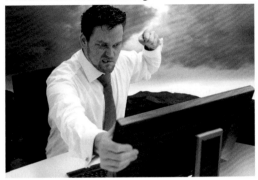

Folie 27. Und dieses Erbe schleppen wir auch heute noch mit uns herum und reagieren auch heute noch mit Muskelanspannung, aufgestellten Nackenhaaren und Zähnefletschen auf die Bedrohung unserer Ziele. Das Problem dabei ist, dass die Situation heute oft ganz anders aussieht: Was wir heute in potenziell bedrohlichen Situationen meistens brauchen, ist vielmehr Gelassenheit und Ruhe; damit wir konzentriert nachdenken können, was wir jetzt am besten tun können. Emotionale Reaktionen sind der Versuch unseres Gehirns, uns zu helfen, aber wir müssen lernen, auch kritisch zu überdenken, ob die Botschaft der Gefühle in der aktuellen Situation wirklich stimmt und wirklich hilfreich ist.

auch heute noch *können Emotionen uns:*

1. **wichtige Informationen**
   darüber liefern, ob und welche Bedürfnisse gerade zu kurz kommen und welche Ziele nicht erreicht bzw. bedroht sind.

2. **beim Durchführen von Handlungen helfen,**
   mit denen wir unsere Bedürfnisse befriedigen und unsere Ziele erreichen können.

Folie 28. Wenn wir lernen, gut mit Stressreaktionen und negativen Gefühlen umzugehen, können diese auch heute noch äußerst hilfreiche Verbündete sein. Schließlich können uns diese Reaktionen auch heute noch wichtige Informationen darüber liefern, ob und welche Ziele gerade bedroht sind. Außerdem können sie uns beim Durchführen von Handlungen helfen, mit denen wir unsere Bedürfnisse schützen und unsere Ziele erreichen können.

Aus: Wittchen (2002, teilweise modifiziert). Mit freundlicher Genehmigung von H.-U. Wittchen
© Photos.com.

Beleg:

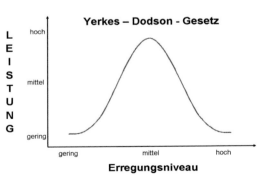

Folie 29. Die positiven Funktionen von Stressreaktionen und negativen Gefühlen wurden mittlerweile in vielen Untersuchungen wissenschaftlich nachgewiesen. So zeigt sich z. B., dass unsere Leistungsfähigkeit dann am höchsten ist, wenn wir mittelmäßig angespannt bzw. aktiviert sind (zeigen). Das bedeutet, dass ein wohl dosiertes Ausmaß an Stress unsere Leistungsfähigkeit erhöht und uns hilft, Schwierigkeiten gut zu bewältigen.

6

Kurzfristiger Stress und kurzfristige Emotionen sind bei Menschen ohne organische Schäden gesundheitlich unbedenklich

1. Unser Körper ist auf diese Belastungen eingestellt.

   Angst => erhöhter Herzschlag, wie beim Treppe steigen, aber Treppesteigen ist eine Belastung, die das Herz gut aushalten kann. Das Herz hält das aus! Es ist dafür gebaut das auszuhalten!

2. „Tödliche Stressreaktionen und Emotionen" hätten sich in der Evolution nicht durchgesetzt

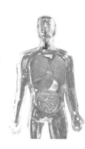

Folie 30. Wir müssen uns auch bewusst machen, dass kurzfristige Stressreaktionen oder negative Gefühle bei Menschen ohne organische Schäden gesundheitlich völlig unbedenklich sind. Solche Reaktionsweisen sind für den ansonsten gesunden Körper keine Gefahr, da dieser ja dafür gebaut ist, diese Reaktionen zu zeigen. Wenn z. B. bei Angst das Herz schneller schlägt, dann ist das so, als ob wir schnell eine Treppe hochgehen würden. Das stellt für das Herz eine zusätzliche Belastung dar, aber das Herz ist so gebaut, dass es diese Belastung aushalten kann. Das Herz hält das aus! Wenn Emotionen tödliche Auswirkungen hätten, hätten sie sich in der Evolution nicht durchgesetzt. Ist das verständlich?
© Photos.com

Langfristige Folgen von Stress

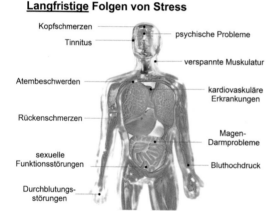

Kopfschmerzen
Tinnitus
psychische Probleme
verspannte Muskulatur
Atembeschwerden
kardiovaskuläre Erkrankungen
Rückenschmerzen
Magen-Darmprobleme
sexuelle Funktionsstörungen
Bluthochdruck
Durchblutungs-störungen

Folie 31. Wenn wir jedoch dauernd unter Stress stehen, oder dauernd negative Gefühle haben, sieht die Situation anders aus. Langfristiger Stress kann eine ganze Reihe von körperlichen und psychischen Beschwerden auslösen (ggf. mit den Teilnehmern zusammen sammeln). Im körperlichen Bereich sind das z. B. Muskelverspannungen, chronische Schmerzen, Spannungskopfschmerzen, Migräne, Schlafstörungen, Herzprobleme, Hautprobleme, Atemprobleme etc. Im psychischen Bereich sind das z. B. Angststörungen, Ärgerattacken, Soziale Ängste, Burn-out, Depressionen. Dazu können noch die sozialen Folgen kommen, die wir zu Beginn schon gesehen haben, also z. B. Probleme in der Partnerschaft, weil wir dauernd gereizt sind usw. ...
© Photos.com

Downregulation von Stressreaktionen:

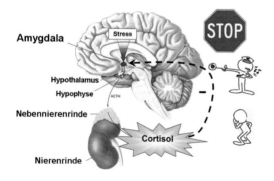

Amygdala
Stress
STOP
Hypothalamus
Hypophyse
ACTH
Nebennierenrinde
Cortisol
Nierenrinde

Folie 32. Eigentlich sind Stressreaktionen und negative Gefühle *nicht* darauf ausgerichtet, ewig anzudauern. Unser Körper verfügt über Mechanismen, die normalerweise dafür sorgen, dass diese Reaktionen nicht ständig anhalten. So gibt es z. B. im Gehirn Zellverbände, die darauf spezialisiert sind, einen anhaltend erhöhten Cortisolspiegel zu registrieren und dafür zu sorgen, dass die weitere Ausschüttung von Cortisol gestoppt wird. Das ist wichtig, da viele Bereiche im Gehirn bei einem lange erhöhten Cortisol-Spiegel leiden würden (Stichwort: neurotoxische Wirkung von Cortisol). Deswegen lassen sich diese Prozesse als eine Art »Selbstschutz des Gehirns« verstehen.
Männchen: © hazimsn/istockphoto.com; © Photos.com

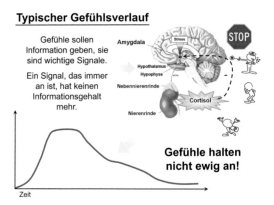

Typischer Gefühlsverlauf

Gefühle sollen
Information geben, sie
sind wichtige Signale.

Ein Signal, das immer
an ist, hat keinen
Informationsgehalt
mehr.

Zeit

**Gefühle halten
nicht ewig an!**

Folie 33. Zum anderen stellen emotionale Reaktionen Signale dar, die Informationen vermitteln sollen. Und ein Signal, das dauernd »an« ist, vermittelt keine Information mehr. Deswegen ist es sinnvoll, dass emotionale Reaktionen nach einer Weile wieder heruntergefahren werden. Und deswegen sieht der typische Verlauf unserer Emotionen so aus (zeigen). Das heißt: Emotionen sind passagere Phänomene. Wenn wir sie nicht zwanghaft vermeiden oder verdrängen oder anders aufrechterhalten, reguliert unser Körper sie nach einer Weile wieder herunter.

Männchen: © hazimsn/istockphoto.com; © Photos.com

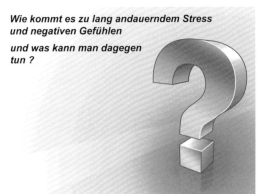

Wie kommt es zu lang andauerndem Stress und negativen Gefühlen

und was kann man dagegen tun ?

Folie 34. Daher stellt sich die spannende Frage, wie es dazu kommen kann, dass Stressreaktionen und negative Gefühle chronifizieren, obwohl sie doch im Prinzip »vergängliche« Phänomene sind, die sich nach einer Weile selbst wieder herunterregulieren sollten. Haben Sie eine Idee, wie es dazu kommen kann?

© istockphoto.com/istockphoto.com

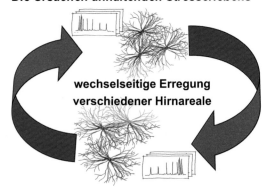

Die Ursachen anhaltenden Stresserlebens

**wechselseitige Erregung
verschiedener Hirnareale**

Folie 35. Richtig, wir haben das schon auf den ersten Folien gesehen: Es gibt eine Reihe von Teufelskreisen, die diese Reaktionen aufrechterhalten und die eigenen Regulationsmechanismen »aushebeln« können. Auf neurologischer Ebene heißt das, dass sich verschiedene Hirnareale wechselseitig erregen.

Ursachen anhaltenden Stresserlebens

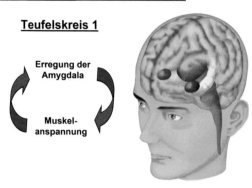

Folie 36. Wenn z. B. die Amygdala aktiviert wird, weil sie die ihr zugeführten Signale als Hinweise für eine potenzielle Bedrohung bewertet, führt dies zu einer erhöhten Muskelanspannung, die bei einer vielleicht anstehenden Flucht- oder Kampfreaktion hilfreich ist. Diese Muskelanspannung ist in der Vergangenheit immer dann in Situationen erhöht gewesen, in denen eine potenzielle Bedrohung vorlag. Damit ist die Muskelanspannung für die Amygdala zu einem Gefahrensignal geworden. Im Laufe der Zeit wird eine erhöhte Muskelanspannung immer mehr zur Aktivierung der Amygdala beitragen.

Ursachen anhaltenden Stresserlebens

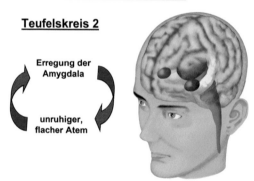

Folie 37. Genau so funktioniert das beim Atem: Das Feuern der Amygdala macht den Atem schneller und unruhiger. Diese Art zu atmen war in der Vergangenheit schon oft mit potenziellen Bedrohungen assoziiert, so dass sie im Laufe der Zeit selbst zu einem Gefahrensignal geworden ist. Letztlich führt allein der schnelle und unruhige Atem wiederum zur Aktivierung der Amygdala und so weiter. Ist das verständlich?

Die Therapie: *Durchbrechen der Teufelskreise durch den* **Einsatz emotionaler Kompetenzen**

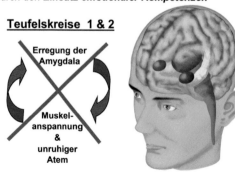

Folie 38. Wenn man verhindern will, dass Stress und negative Gefühle chronifizieren, muss man diese Teufelskreise durchbrechen. Haben Sie eine Idee, wie das gehen könnte?

Die Therapie: Basiskompetenz 1

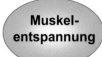

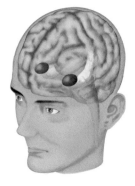

Folie 39. Richtig: Wenn wir merken, dass wir anhaltend unter Stress oder negativen Emotionen stehen, können wir diesen Teufelskreis durchbrechen, indem wir gezielt unsere Muskeln entspannen. Dies signalisiert der Amygdala: »Keine Gefahr mehr vorhanden, du kannst ein bisschen weniger feuern.«

Die Therapie: Basiskompetenz 2

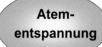

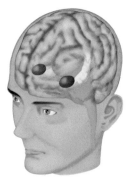

Folie 40. Und wenn wir dann noch gezielt, ruhig und gleichmäßig atmen, kommt ein zweites Körpersignal bei der Amygdala an, welches signalisiert, dass die Gefahr vorbei ist und die Amygdala jetzt weniger feuern kann. Ist das verständlich? Neben diesen körperlichen gibt es noch eine Reihe weiterer Teufelskreise, die für die Chronifizierung von Stress und negativen Emotionen sehr wichtig sind ... (Je nach Setting kann es von Vorteil sein, an dieser Stelle direkt mit dem Üben der ersten beiden Kompetenzen anzufangen (▶ unten) und die weiteren Teufelskreise jeweils dann vorzustellen, wenn die daraus abgeleitete Kompetenz eingeführt wird.)

Ursachen anhaltenden Stresserlebens

Teufelskreis 3

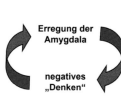

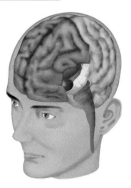

Folie 41. Ein weiterer Teufelskreis kann dadurch entstehen, dass die Amygdala, wie wir gesehen haben, auch den Teil des Gehirns, in dem unsere Gedanken generiert werden, aktivieren kann. Das ist gut so, weil wir dann hellwach sind und gut schauen können, ob wirklich eine Bedrohung vorliegt, worin sie besteht, wie sie entstanden ist, und was wir tun können, um sie zu beseitigen. Trotzdem ist diese Art des Denkens nicht ganz unproblematisch. Hat jemand eine Idee warum? Richtig, wenn wir uns gedanklich die ganze Zeit mit möglichen Gefahren beschäftigen, wird wieder die Amygdala aktiviert, diese aktiviert wieder das sorgenvolle und grübblerische Denken und so weiter. Letztlich kann sich dieser Teufelskreis so sehr »einbrennen«, dass wir gar nicht mehr heraus kommen und dass wir nur noch besorgt sind und ständig grübeln. Was kann man denn hier tun, um diesen Prozess zu unterbrechen?

Ursachen anhaltenden Stresserlebens

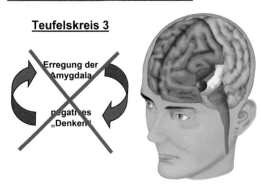

Folie 42. Richtig, man kann versuchen, positiver zu denken (ist eine typische Antwort an dieser Stelle). Positive Gedanken sind ein ganz wichtiges Sicherheitssignal für die Amygdala. Das Problem ist nun aber: Wenn ich in einer sorgenvollen Stimmung bin, ist es ja oft ganz schwer, sich positive Gedanken zu machen. Außerdem ist es oft schwierig, diesen positiven Gedanken auch wirklich Glauben zu schenken, wenn die eigenen Emotionen etwas ganz anderes signalisieren. Kennen Sie das? ... Eine Möglichkeit, mit diesem Problem umzugehen, ist, dass man erst einmal mit der Aufmerksamkeit aus den Gedanken völlig herausgeht, bevor man versucht, mit neuen Gedanken die Gefühle zu verändern. Das bedeutet: Wir durchbrechen den Teufelskreis, indem wir zunächst einmal herausgehen aus dem »Modus des Denkens, Planens und Handelns« und uns stattdessen mit unserer Aufmerksamkeit ...

Die Therapie: Basiskompetenz 3

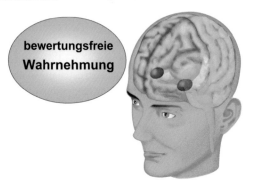

Folie 43. ... auf unsere Wahrnehmungen konzentrieren. Diese »bewertungsfreie Wahrnehmung« findet in anderen Teilen des Gehirns statt. Wir können – metaphorisch gesprochen – in belastenden Situationen erst einmal »Zuflucht im hinteren Teil des Cortex nehmen«. Erst einmal heraus aus dem Denken und Grübeln und hinein ins einfach nur Spüren, Betrachten und Wahrnehmen. Einen Schritt zurücktreten und erst einmal schauen, was hier gerade passiert, ohne dieses Geschehen gleich zu bewerten und gleich darauf zu reagieren. Ist das im Prinzip verständlich?

Die Therapie: Basiskompetenz 3

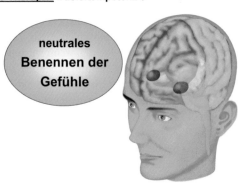

Folie 44. Die Kompetenz des nicht-bewertenden Wahrnehmens von Gefühlen besteht aus zwei Schritten: 1. Gefühl spüren, 2. Gefühl neutral benennen oder beschreiben. Wenn wir spüren, dass wir ärgerlich sind, sagen wir innerlich zu uns: »Da ist Ärger«. Wenn wir Angst verspüren, sagen wir: »Da ist Angst«. Wir sagen nicht: »Oh, wie furchtbar, schon wieder diese Angst, hört das denn nie auf, das hält mein Körper bestimmt nicht mehr aus«. Stattdessen versuchen wir – ohne Bewertung – einfach neutral zu beschreiben: »Da ist Angst« und schauen dann weiter, wie sich diese Angst gerade anfühlt ...

Das Beschreiben und Benennen von diffusen Empfindungen / Gefühlen und Impulsen hilft den Verstand mit einzuschalten ...

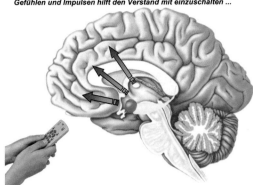

Folie 45. Der Versuch, die eigenen Gefühle – so gut es geht – zu benennen, ist außerordentlich wichtig und zwar aus dem folgenden Grund: Wenn wir Gefühle benennen, aktivieren wir dabei Verbindungen von den Bereichen, in denen die Gefühle entstehen, zu den Bereichen, die für unsere Gedanken und unser Bewusstsein verantwortlich sind.

© Photos.com

Das Beschreiben und Benennen von diffusen Empfindungen / Gefühlen und Impulsen hilft den Verstand mit einzuschalten ...

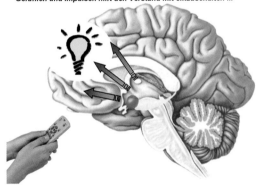

Folie 46. Mit dem Benennen schaffen oder aktivieren wir eine »kognitive Repräsentation« der ansonsten sehr diffusen und oft unbewusst ablaufenden Vorgänge.
Und diese »kognitiven Repräsentationen« können uns helfen, ...

© Photos.com

Das Beschreiben und Benennen von diffusen Empfindungen / Gefühlen und Impulsen hilft den Verstand mit einzuschalten ...

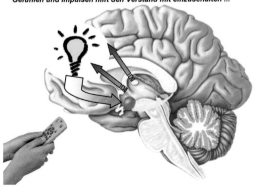

Folie 47. ... mit unseren Gedanken und unserem Bewusstsein auf unser Gefühl Einfluss zu nehmen. Zum Beispiel: Wenn ich erkenne, dass dieses diffuse komische Gefühl im Bauch Ärger ist, und mir das bewusst mache, dann – und nur dann – kann ich mir überlegen, ob dieses Gefühl angemessen ist, und wie ich es im besten Fall verändern kann. Mit dem Benennen von Gefühlen machen wir somit einen ersten Schritt zur Veränderung und versetzen uns in die Lage, unsere Gefühle mit unseren Gedanken positiv zu beeinflussen. Fragen dazu?

© Photos.com

Die Therapie: Basiskompetenz 3

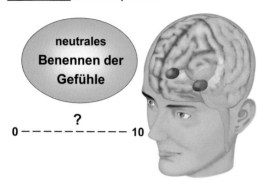

Folie 48. Um auch bei starken Gefühlen in den »Modus des nicht-bewertenden Wahrnehmens« zu kommen, ist es oft hilfreich, die Intensität des Gefühls auf einer Skala von 0 bis 10 einzuschätzen. Zahlen haben den Vorteil, dass sie in der Regel relativ neutrale Konzepte sind.

Ursachen anhaltenden Stresserlebens

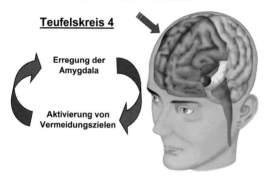

Folie 49. Dann geht es weiter mit dem nächsten Teufelskreis: Wenn die Amygdala »feuert«, aktiviert sie auch diejenigen Bereiche des Gehirns, die für Vermeidung und negative Gefühle zuständig sind. Die Bereiche, die für Vermeidungsimpulse zuständig sind, liegen tendenziell hier im sogenannten rechten dorsolateralen präfrontalen Cortex (am eigenen Kopf zeigen). Vermeidungsreaktionen gegenüber den eigenen Gefühlen können einen sehr ungünstigen Teufelskreis ins Leben rufen. Gefühle sind oft nicht mit unserem Willen direkt beeinflussbar. Wenn wir sie einfach weg haben wollen, werden wir erleben, dass das nicht so einfach klappt.

Kaum absteigende Bahnen von „Willensarealen" zur Amygdala

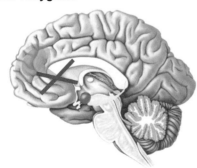

Folie 50. Das liegt zum einen daran, dass der stammesgeschichtlich ältere Teil des Gehirns, der für die Emotionsverarbeitung verantwortlich ist, relativ autonom von den Arealen arbeitet, die für unseren Willen und unsere bewusste Handlungsplanung zuständig sind. Es gibt nur wenige direkte absteigende Verbindungen von den Systemen, in denen unser Wille entsteht, zu den Systemen, in denen unsere Gefühle entstehen. Deswegen können wir unsere Emotionen in der Regel kaum einfach so mit dem Willen steuern, wie wir das gerne wollen. Es reicht nicht aus, dass wir einfach das Gefühl z. B. von Sicherheit haben wollen; wir können dieses Gefühl nicht einfach einschalten. Gefühle entziehen sich dieser direkten willentlichen Kontrolle. Wir können zwar willentlich bestimmte Gedanken denken oder bestimmte Verhaltensweisen ausführen und dadurch unsere Emotionen verändern, aber wir müssen uns darauf einstellen, dass es eine Weile dauert, bis diese Bemühungen Erfolge zeigen.

Aktivierung der Amygdala → massive Veränderungen im Körper und im Gehirn

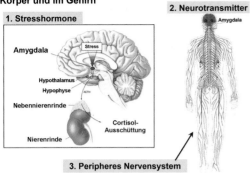

Folie 51. Der zweite Grund dafür, dass das zwanghafte Vermeiden-Wollen von Gefühlen problematisch ist, besteht darin, dass die emotionalen Reaktionen massive körperliche Veränderungen eingeleitet haben, die eine gewisse Eigendynamik, bzw. eine gewisse Trägheit haben. So braucht es z. B. eine Weile, bis die ausgeschütteten Stresshormone wieder abgebaut sind. Wenn wir in dieser Situation versuchen, unsere Gefühle mit allen Mitteln zu vermeiden und »auszuschalten«, werden wir nur Misserfolge erleben.

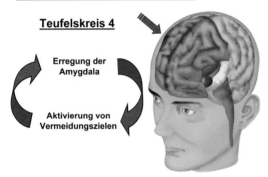

Folie 52. Die mit diesen Misserfolgen verbundene Erfahrung von Kontrollverlust ist für Menschen etwas sehr Bedrohliches. Die Amygdala wird deswegen verstärkt zu feuern beginnen. Dadurch werden die Stressreaktionen und die Vermeidungsimpulse noch stärker. Dann kämpft man noch mehr gegen seine Gefühle an, erlebt diese wieder als unkontrollierbar usw. (zeigen). Durch diesen Teufelskreis kann der Kampf gegen negative Gefühle dazu führen, dass diese letztlich noch stärker werden!

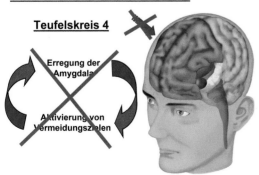

Folie 53. Deswegen ist es wichtig, diesen Teufelskreis zu durchbrechen. Haben Sie eine Idee, wie man das tun kann?

6

<u>Die Therapie:</u> Basiskompetenz 4

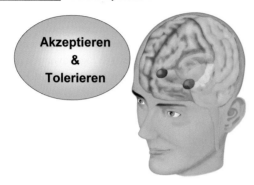

Folie 54. Richtig, man kann versuchen, so gut es geht, die eigenen Emotionen erst einmal zu akzeptieren und nicht weiter gegen sie anzukämpfen.

Das heißt nicht, dass wir die negativen Gefühle toll finden müssen und dass sie immer so bleiben sollen. Es heißt, dass wir unseren Gefühlen erlauben, da zu sein, und dass wir uns klar machen, dass wir sie auch für eine bestimmte Zeit aushalten können. So können wir die »Ruhe ins System bringen«, die wir brauchen, um unsere Gefühle im zweiten Schritt erfolgreich analysieren und verändern zu können.

Typischer Gefühlsverlauf

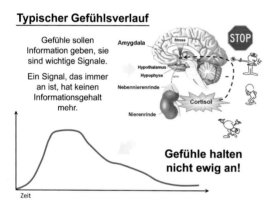

Folie 55. Um eine akzeptierende Haltung aktivieren zu können, ist es oft hilfreich, unsere Gefühle als Verbündete zu sehen, die uns wichtige Signale geben und uns bei der Bewältigung schwieriger Situationen helfen wollen; und die zeitlich begrenzt sind.

© hazimsn/istockphoto.com; und © Photos.com

<u>Die Therapie:</u> Basiskompetenz 4

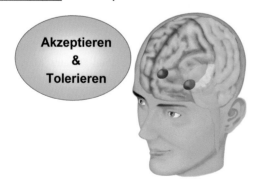

Folie 56. Durch diese Bewertung aktivieren wir eine Annäherungsmotivation unseren eigenen Gefühlen gegenüber. Die Gehirnzentren, die für die Annäherungsmotivation verantwortlich sind, liegen ungefähr hier (linker dorsolateraler PFC, zeigen). Mittlerweile liegt eine Vielzahl wissenschaftlicher Befunde vor, die zeigen, dass das zwanghafte Ankämpfen gegen negative Gefühle diese eher stärker macht, wohingegen das akzeptierende Wahrnehmen sie eher abschwächt. Haben Sie so etwas auch schon einmal erlebt? (Eventuell am Beispiel des rosa Elefanten illustrieren: »Schließen Sie mal die Augen ... und denken Sie mal eine Minute *nicht* an einen rosa Elefanten ... (eine Minute Pause) ... und wer hat das geschafft ... und was zeigt uns das?)

Die Therapie: Basiskompetenz 4

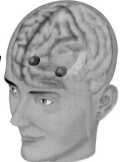

Man muss zuerst bei seinen Gefühlen ankommen, bevor man sie verändern kann.

Folie 57. Fazit: Oft müssen wir bei unseren Gefühlen erst einmal ankommen, bevor wir sie verändern können.

Ergibt das prinzipiell Sinn für Sie? Wie das konkret geht, werden wir uns noch erarbeiten, aber können Sie dies für den Moment erst einmal als Idee nachvollziehen?

Ursachen anhaltenden Stresserlebens

Teufelskreis 5

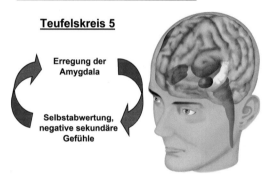

Erregung der Amygdala

Selbstabwertung, negative sekundäre Gefühle

Folie 58. Ein anderer Prozess, der Stress und negative Gefühle oft verstärkt und zur Chronifizierung führt, besteht darin, dass wir uns unsere emotionalen Reaktionen vorwerfen oder uns für unsere Gefühle kritisieren.

Aber wohin führt es, wenn wir uns vorwerfen, dass wir bestimmte Gefühle haben?

Richtig: Man macht sich mit diesen Selbstvorwürfen noch mehr Stress und beschert sich noch zusätzliche negative Gefühle, wie z. B. Scham oder Schuld. Damit werden die Zentren im Gehirn, welche für negative Gefühle zuständig sind, weiter aktiviert (rechter ventromedialer PFC, zeigen) und diese Zentren aktivieren wiederum die Amygdala. Selbstkritik stellt schließlich eine Bedrohung unseres Bedürfnisses nach Selbstwertsteigerung dar. Eine solche Bedrohung wird dazu führen, dass man es noch schwerer hat, aus dem Stress oder den negativen Gefühlen herauszukommen.

Kennen Sie das? Was wäre besser?

Ursachen anhaltenden Stresserlebens

Teufelskreis 5

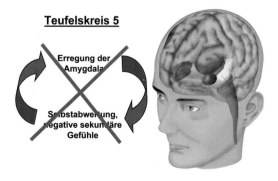

Erregung der Amygdala

Selbstabwertung, negative sekundäre Gefühle

Folie 59. Richtig: Den Teufelskreis durchbrechen …

Die Therapie: Basiskompetenz 5

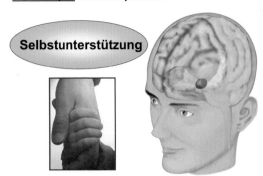

Folie 60. ... und sich selbst in diesen ohnehin schon schwierigen Situationen innerlich liebevoll unterstützen. Damit aktivieren wir positive Gefühle, die dann die negativen Gefühle hemmen. Bei der Aktivierung der positiven Gefühle spielt diese Region hier (der linke ventromediale PFC, zeigen) eine wichtige Rolle.

linker ventromedialer PFC: positive Gefühle

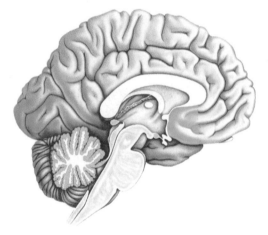

Folie 61. Diese Folie zeigt den linken ventromedialen präfrontalen Cortex (PFC) noch einmal aus einer anderen Perspektive.

Die Therapie: Basiskompetenz 5

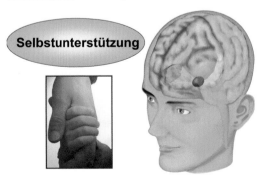

Folie 62. Wie das mit der effektiven Selbstunterstützung genau geht, werden wir am zweiten Tag des Trainings erarbeiten, aber erst einmal so als Idee: Macht das Sinn aus Ihrer Sicht, sich die Kompetenz der effektiven Selbstunterstützung anzueignen?

Ursachen anhaltenden Stresserlebens

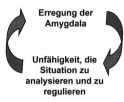

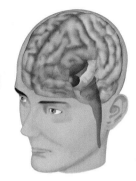

Folie 63. Die beiden letzten wichtigen Teufelskreise haben wir hier einmal zusammengefasst: Wenn wir für eine längere Zeit unter starkem Stress stehen, werden anhaltend Stresshormone ausgeschüttet, die für den präfrontalen Cortex (PFC) und den Hippocampus auf Dauer schädlich sind. (Das sind vor allem Cortisol und Noradrenalin.)

Ursachen anhaltenden Stresserlebens

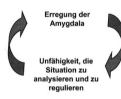

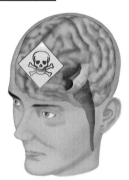

Folie 64. Wenn diese beiden Substanzen über eine gewisse Zeit ausgeschüttet werden, kommt es dazu, dass diese Strukturen, die für die Emotionsregulation besonders wichtig sind, in ihrer Funktionsfähigkeit beeinträchtigt werden. Wenn der PFC aber nicht mehr gut funktioniert, dann können wir die Situation nicht mehr genau analysieren. Damit sind wir nicht mehr gut in der Lage, unsere Problemlösekompetenzen einzusetzen, uns ein Ziel zu setzen und zu schauen, wie wir das erreichen können. Stattdessen verlieren wir den Überblick und fühlen uns hilflos. Und diese Gefühle von Orientierungsverlust und Hilflosigkeit sind ganz besonders potente Auslöser für die Aktivierung der Amygdala. Diese beginnt dann wieder verstärkt zu feuern, und das führt zu noch mehr Cortisol und so weiter.

© jangeltun/istockphoto.com

Hilflosigkeit

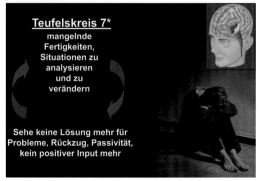

Folie 65. In der Folge kommt es oft zu einer depressiven Abwärts-Spirale: Wir sehen keine Lösung mehr, verlieren die Hoffnung, ziehen uns zurück und haben dadurch keine positiven Erlebnisse mehr, die die Amygdala wieder deaktivieren könnten.

Kennen Sie so etwas? Erscheint Ihnen das plausibel?

Ursachen anhaltenden Stresserlebens

Teufelskreise 6 & 7

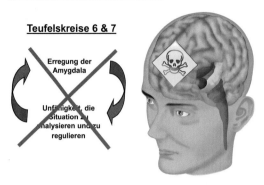

Folie 66. Was können wir tun? Genau, wir müssen diesen Teufelskreis durchbrechen …

© jangeltun/istockphoto.com

Die Therapie: Basiskompetenz 6

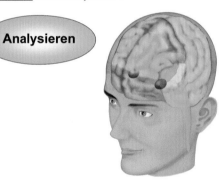

Folie 67. … indem wir möglichst gut lernen zu analysieren, warum bei uns gerade jetzt eine Stressreaktion oder ein negatives Gefühl ausgelöst wurde, und dann …

Die Therapie: Basiskompetenzen 6 & 7

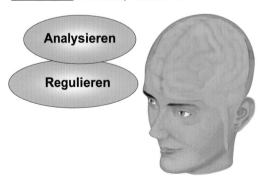

Folie 68. … auf der Grundlage dieser Analyse versuchen, dieses Gefühl möglichst positiv zu beeinflussen.

Hilflosigkeit

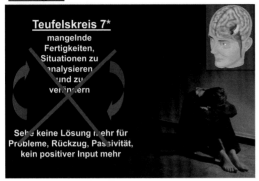

Folie 69. Wir müssen wieder heraus aus der Hilf- und Hoffnungslosigkeit ...

Die Therapie: Basiskompetenzen 6 & 7

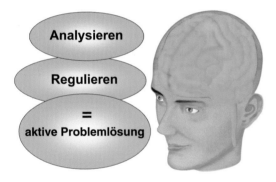

Folie 70. ... und hinein in den »Modus des aktiven Problemlösens«.
Ist das nachvollziehbar? Haben Sie Fragen bis hierhin?

Die „Basiskompetenzen"

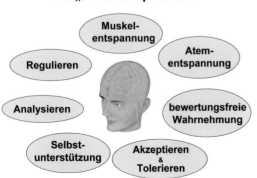

Folie 71. Im Training bieten wir Ihnen an, dass Sie sich all diese wichtigen Kompetenzen aneignen bzw. sie weiter verbessern können (denn viel davon werden Sie auch jetzt schon kennen). Wenn Sie diese Kompetenzen dann richtig gut beherrschen, können Sie sie einsetzen, um diese erfolgreich zu bewältigen.

Basiskompetenzen und `TEK-Sequenz´

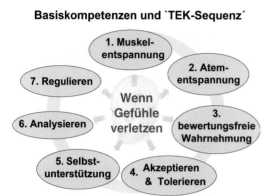

Folie 72. Konkret läuft das darauf hinaus, bei Stress erst einmal die Muskeln locker zu lassen, ruhig und lang auszuatmen; erst einmal einen Schritt zurückzutreten und zu schauen, was hier eigentlich passiert; dann die eigenen Gefühle akzeptieren und sich klar machen, dass man diese auch für eine bestimmte Zeit aushalten kann. Dabei ist es wichtig, sich selbst innerlich liebevoll zur Seite zu stehen. Von dieser effektiven Selbstunterstützung gestärkt kann man dann analysieren, warum man sich gerade so fühlt, und planen, wie man sein Gefühl positiv beeinflussen kann.

Basiskompetenzen und `TEK-Sequenz´

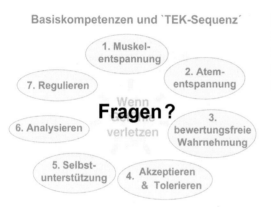

Folie 73. Fragen?
(Hier ruhig viel Zeit nehmen und die Inhalte bei Bedarf noch einmal wiederholen. Immer vermitteln, dass die Teilnehmer noch nicht sofort alles verstanden haben müssen.)

Muskel- und Atementspannung

M. Berking

© Springer-Verlag GmbH Deutschland 2017
M. Berking, *Training emotionaler Kompetenzen*
DOI 10.1007/978-3-662-54273-6_7

Nachdem im Theorieteil 1 die Notwendigkeit der einzelnen Kompetenzen der TEK-Sequenz begründet wurde, folgt die praktische Vermittlung der einzelnen Kompetenzen. Zur **Auffrischung** für die Teilnehmer werden zunächst bei jeder Kompetenz noch einmal die dazugehörigen Folien aus dem Theorieteil gezeigt und der Sinn der jeweiligen Kompetenz noch einmal erläutert (Teil A). Die Kompetenz wird dann konkret beschrieben und über verschiedene Übungen **schrittweise vermittelt** (Teil B). Zum Abschluss wird die Kompetenz in die **TEK-Sequenz eingebaut** (Teil C) und jeweils dann wieder verkürzt, wenn eine neue Kompetenz in die TEK-Sequenz aufgenommen wird. Ziel ist es, die Teilnehmer in die Lage zu versetzen, die Kompetenzen letztlich in relativ kurzer Zeit zu praktizieren (in ca. 3–30 Sekunden).

Bei allen im Folgenden vorgestellten Kompetenzen sollten die hier vorgeschlagenen Vorgehensweisen bei Bedarf so modifiziert werden, dass die übergeordneten Ziele (Begeisterung der Teilnehmer für die Inhalte, Schaffung eines guten Gruppenklimas, Erlernen emotionaler Kompetenzen) möglichst gut erreicht werden können. So sollten die Trainer z. B. bei Bedarf zusätzliche Übungen einführen, einen guten Mix aus Gesamtgruppen, 2-er, 4-er und Einzelarbeit in der Gruppe wählen, und auf ein gutes Verhältnis von sprachlich-analytischen versus imaginativ-erlebnisorientierten Übungen achten.

Die **Basiskompetenz 1** beruht auf der gut bewährten Methode der *Progressiven Muskelentspannung* nach Jacobson (2006), bei der einzelne Muskelgruppen zunächst angespannt und dann wieder entspannt werden. Die **Basiskompetenz 2** besteht darin, den Atem willentlich zu verlang-

samen und zu vertiefen. Der Schwerpunkt liegt dabei auf einem langen und ruhigen Ausatmen (»zunächst einmal solange ausatmen bis keine Luft mehr kommt und dann noch eine Sekunde länger«). Die Kompetenzen 1 und 2 werden von Beginn an miteinander kombiniert, indem das Entspannen der Muskeln immer von einem langen und ruhigen Ausatmen eingeleitet und begleitet wird. Nach einer Einführung in das Prinzip am Beispiel einzelner Muskelgruppen wird im TEK zunächst die »TEK-Langform der Muskelentspannung« mit insgesamt vier Muskelgruppen eingeübt, diese wird dann weiter verkürzt zur »TEK-Kurzform der Muskelentspannung«, bei der alle Muskelgruppen gleichzeitig angespannt und anschließend wieder entspannt werden. Im dritten und letzten Schritt wird in der sog. »TEK-Ultra-Kurzform der Muskelentspannung« auf das Anspannen verzichtet und alle Muskeln werden auf einen Schlag entspannt. Dabei sollen die Teilnehmer ruhig und gleichmäßig atmen und bei jedem Ausatmen die Muskeln noch ein wenig mehr entspannen (ca. dreimal).

- **Überblick über die drei Schritte der TEK-Muskel- und Atementspannung**

TEK-Langform BK 1 & 2 (jeweils zweimal):
1. Muskeln in Händen und Armen
2. Muskeln im Gesicht
3. Muskeln in Schultern und Rücken
4. Muskeln in Bauch, Gesäß und Beinen

Jeweils einmal gleichzeitig anspannen und während des bewusst verlängerten Ausatmens wieder entspannen. Mit jedem weiteren langen Ausatmen noch weiter entspannen.

TEK-Kurzform BK 1 & 2 (jeweils zweimal):
Alle Muskeln gleichzeitig anspannen und mit dem nächsten langen Ausatmen wieder entspannen.

TEK-Ultra-Kurzform BK 1 & 2 (jeweils zweimal):
Alle Muskeln beim bewusst verlängerten Ausatmen gleichzeitig entspannen.

Je nach Setting und Zielgruppe kann die im TEK eingesetzte Form der Muskelentspannung noch mit der Langform der Progressiven Muskelentspannung nach Jacobson vorbereitet werden. Diese hat den Vorteil, dass gezielt auf eventuell besonders problematische oder auf besonders leicht entspannbare Muskelgruppen fokussiert werden kann. Der Nachteil dieser »Ultra-Langform« besteht in dem größeren zeitlichen Aufwand. Um die Möglichkeit des Entspannens einzelner Muskelgruppen in möglichst kurzer Zeit verdeutlichen zu können, werden entsprechende Übungen in der Einführung angesprochen und im SMS-Coaching und in den TEK-Kalendern angeboten.

Im Folgenden werden die konkreten Instruktionen für die Vermittlung der ersten beiden Kompetenzen dargestellt:

7.1   Vorstellung der Kompetenzen (Teil A)

*Die Therapie: Durchbrechen der Teufelskreise durch den **Einsatz emotionaler Kompetenzen***

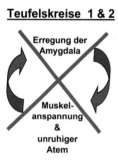
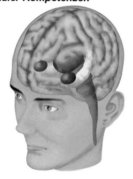

Folie 74. Wenn Sie keine weiteren Fragen haben, können wir übergehen zum praktischen Teil des Trainings. Im ersten Schritt werden wir lernen, die Teufelskreise 1 und 2 zu durchbrechen.

<u>Die Therapie</u>: **Basiskompetenz 1**

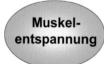
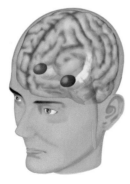

Folie 75. Dazu werden wir lernen, wie wir auf Kommando unsere Muskeln auf einen Schlag locker lassen können.

<u>Die Therapie:</u> **Basiskompetenz 2**

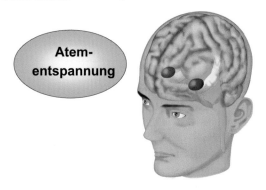

Folie 76. Wir verbinden das Entspannen der Muskeln gleich mit einem langsamen, ruhigen Atmen, bei dem wir vor allem auf ein langes Ausatmen achten.

Folie 77. Wer von Ihnen hat denn schon Erfahrung mit Progressiver Muskelentspannung? (Wenn es jemanden gibt): Wollen Sie mal kurz erläutern, wie das geht? (Wenn nicht, selbst erklären ...)

Damit erwerben wir die ersten beiden der sieben TEK-Kompetenzen. Bei der Muskelentspannung setzen wir eine leicht modifizierte Form der Progressiven Muskelentspannung (PMR) nach Jacobson ein und verbinden diese mit Übungen zur Beruhigung des Atems.

7.2 Erläuterungen und Übungen zum Aufbau der Kompetenzen (Teil B)

Der Einstieg in die Basiskompetenzen 1 und 2 wird im Folgenden hier ebenfalls in wörtlicher Rede wiedergegeben, um so eine möglichst konkrete Vorstellung des Ablaufs zu ermöglichen. Der Text ist dabei wieder nur als **Vorlage** gedacht, die jeder Trainer seinen eigenen Ausdruckpräferenzen anpassen kann. Speziell die Länge der Pausen sollte den Erfor-

dernissen der aktuellen Situation angepasst werden. Die Trainer können diese Texte aufnehmen und den Teilnehmern die Aufnahme **zum Üben** mit nach Hause geben. Alternativ lässt sich das TEK-Audio-Training auch mit dem Code des TEK-Manuals von der Seite **http://www.tekonline.info** herunterladen, auf CDs brennen oder Teilnehmern als MP3-Datei mitgeben. Um die konkrete Übung von dem Theorieteil und den Instruktionen abzugrenzen, schlagen wir jeweils am Anfang und am Ende der konkreten Übung einen Gong an.

Einstiegsinstruktion

PMR ist das am besten untersuchte Entspannungsverfahren. Mittlerweile gibt es viele Studien, die seine Wirksamkeit bei vielen körperlichen und psychischen Beschwerden nachweisen. Im PMR werden verschiedene Muskelgruppen erst kurz angespannt und anschließend wieder ganz bewusst und mit viel Zeit

… und Aufmerksamkeit … entspannt (dabei vormachen, indem man die Faust ballt und diese dann langsam wieder locker lässt; dies eventuell als Vorübung mit den Teilnehmern zusammen machen). Im Verlauf des Trainings werden die Muskelgruppen zu immer größeren Körperpartien zusammengefasst, so dass man die Übungen in immer kürzerer Zeit machen kann.

Hier im TEK werden wir gleich mit einer verkürzten Form der PMR beginnen, bei der wir zuerst die Muskelgruppen in vier verschiedenen Körperbereichen jeweils gleichzeitig anspannen und dann entspannen. Wenn wir das können, werden wir üben, alle Muskeln im Körper gleichzeitig anzuspannen und dann wieder loszulassen. Im dritten Schritt werden wir letztlich üben, die Muskeln einfach nur so, alle gleichzeitig auf einen Schlag zu entspannen, **ohne sie vorher anzuspannen**.

Dabei werden wir die zweite Basiskompetenz, die **Atementspannung** gleich mitüben. Bei der Atementspannung geht es darum, den Atem bewusst zu beruhigen und zu verlangsamen. Wir achten dabei vor allem auf das Ausatmen und atmen möglichst lange und ruhig aus. Erst einmal ausatmen, bis keine Luft mehr kommt, und dann noch eine Sekunde länger. Wir kombinieren diese beiden Kompetenzen, indem wir das Entspannen der Muskeln mit dem Ausatmen einleiten und begleiten. Das heißt: Ausatmen, dabei die Muskeln entspannen, lange ausatmen, die Muskeln noch ein wenig mehr entspannen und so weiter. Ist das vom Prinzip verständlich?

Nach diesem Prinzip werden wir zunächst die Muskeln in beiden **Händen, Unterarmen und Oberarmen** anspannen, indem wir die Hände zu Fäusten ballen, die Fäuste nach innen anwinkeln, die Unterarme an die Oberarme anwinkeln und die Fäuste zu den Schultern führen. Dann die Spannung halten und nach ca. 3 Sekunden, mit dem nächsten Ausatmen, die Muskeln langsam und ganz bewusst … wieder lösen, die Arme wieder ablegen … (vormachen; Teilnehmer zum Mitmachen einladen; eventuell noch mal betonen, dass der Schwerpunkt auf der Entspannung und nicht auf der Anspannung liegt). Dann wiederholen wir das noch einmal.

Nun spannen wir die Muskeln im **Gesicht** an, indem wir die Zähne aufeinander beißen, die Mundwinkel nach außen ziehen und mit der Zunge gegen den Gaumen drücken. Gleichzeitig kneifen wir vorsichtig die Augen zu und legen die Stirn ebenfalls ganz vorsichtig in Falten. Spannen Sie die Muskeln dabei nur so stark an, wie das für Sie angenehm ist, nicht zu sehr! Genau. Eine kurze Zeit halten und dann, beim nächsten Ausatmen, wieder loslassen. Dann dasselbe noch einmal.

Als dritten Bereich spannen wir **Nacken und Rücken** an, indem wir die Schultern hoch ziehen, so dass wir fast mit den Schultern unsere Ohrläppchen berühren. Dann führen wir die Schultern nach hinten, so dass auch die Muskeln im oberen Rücken spürbar angespannt sind. Dann kippen wir die Hüfte leicht nach vorne, so dass wir ein Hohlkreuz machen und dadurch auch die Muskeln im unteren Rücken angespannt sind. Und dann lassen wir die Muskeln zusammen mit einem langen Ausatmen wieder locker.

Um als letzten Bereich **Bauch, Gesäß und die Beine** anzuspannen, kneifen wir zuerst die Pobacken zusammen, heben die Beine ein wenig vom Boden ab, so dass auch die Bauchmuskeln angespannt sind, und strecken die Zehen dann soweit es geht nach vorne, so dass auch die Muskeln in den Ober- und Unterschenkeln angespannt sind. Und dann lassen wir die Muskeln wieder locker. Bei der Wiederholung ziehen wir die Zehen – soweit das geht – in Richtung unserer Nasenspitze und lassen die Muskeln beim Ausatmen wieder locker.

Ist das vom Prinzip ungefähr klar? Wenn wir das jetzt zusammen machen, werde ich Sie anleiten, so dass Sie einfach nur den Instruktionen folgen müssen. Zu Hause können Sie die Übungen mit Hilfe einer CD üben, die wir Ihnen mitgeben. Ziel ist es aber letztlich, dass Sie diese Instruktionen selbst beherrschen und sich dann selbst instruieren können. Alles klar? Bevor wir mit der konkreten Übung anfangen, wollen wir noch kurz die **Körperhaltung** besprechen. Ziel des Trainings ist es, dass Sie letztlich in jeder Körperhaltung Ihre Muskeln entspannen können. Wir werden im Folgenden die Instruktionen so geben, als würden Sie die Übungen im Sitzen machen. Wenn Ihnen das lieber ist, können Sie sich aber auch eine Decke nehmen und im Liegen üben.

Wenn Sie die Übungen im Sitzen machen wollen, empfiehlt es sich, die Füße mit der ganzen Fußsohle schulterbreit auf dem Boden ruhen zu lassen. Setzen Sie sich aufrecht hin und sorgen Sie dafür, dass Ihr Rücken gut abgestützt ist. Den Kopf balancieren Sie aufrecht und gerade in der Mitte der Schultern. Die

Hände können Sie auf die Lehnen oder auf die Oberschenkel legen. Die Augen können Sie schließen oder einen festen Punkt im Raum fixieren.

Wenn wir mit der Übung anfangen, werden Sie die Erfahrung machen, dass Ihre **Aufmerksamkeit während der Übungen** oft abschweift. Das ist normal und völlig in Ordnung. Es ist ein wichtiges Element bei diesen Übungen, dass Sie diese natürliche Arbeitsweise Ihres Gehirns akzeptieren. Wenn Sie merken, dass Sie mit Ihrer Aufmerksamkeit abgeschweift sind, machen Sie sich eine **kurze mentale Notiz**, wie: »abgeschweift« oder »Gedanken« und kehren dann mit der Aufmerksamkeit wieder zurück zur Übung und machen weiter. Wenn Sie wieder abschweifen, machen Sie sich wieder eine mentale Notiz und kehren zur Übung zurück; notfalls hundert Mal in der Stunde. Dasselbe gilt, wenn Sie von etwas anderem wie Geräuschen oder Körperempfindungen abgelenkt werden. Üben Sie auch hier, sich eine mentale Notiz zu machen, zu sich zu sagen »Geräusche« oder »Körperempfindungen« und dann wieder zur Übung zurückzukehren. Fragen zur inneren Haltung? Noch andere Fragen? Sind Sie bereit, mit der Übung anzufangen? Dann los!

7.3 TEK-Sequenz mit den Basiskompetenzen 1 bis 2 (Teil C)

Gongschlag

Nehmen Sie eine bequeme Sitzhaltung ein, in der Sie eine Weile ohne Schwierigkeiten sitzen können. Achten Sie darauf, dass die Füße flach auf dem Boden aufliegen, ... dass der Rücken angelehnt ist ... und Sie so bequem eine längere Zeit sitzen können. Die Hände können Sie auf die Armlehnen oder auf die Oberschenkel legen. Schließen Sie nun die Augen oder fixieren Sie mit den Augen einen festen Punkt im Raum. Nehmen Sie sich nun in den folgenden 15 Minuten die Zeit, etwas für sich zu tun ... und sich zu entspannen und Kraft zu tanken. Lassen Sie die Muskeln locker. Atmen Sie einmal tief ein (tiefes hörbares Einatmen) und wieder aus (hörbares langes Ausatmen) und lassen Sie dabei all die Anspannung, die sich im Laufe des Tages angesammelt hat, los ... soweit das geht. (**5 Sek. Pause**) Gehen Sie dann mit Ihrer Aufmerksamkeit zu Ihren Händen und Armen, ... spannen Sie die Muskeln in den Händen und Armen an, indem Sie *jetzt* die Hände zu Fäusten ballen, die Fäuste nach innen anwinkeln, die Unterarme an die Oberarme anwinkeln und die Fäuste dann so zu den Schultern führen, dass auch die Schulter-Muskulatur angespannt ist ... Spüren Sie die Anspannung in den Händen und Armen ... Lassen Sie die anderen Muskeln im Körper dabei locker und atmen Sie ruhig weiter, soweit das geht ... (**3 Sek. Pause**) Achten Sie noch einmal genau auf die Anspannung in den Muskeln ... Halten Sie diese Anspannung ... und lassen Sie diese dann jetzt, beim nächsten langen Ausatmen, ganz langsam wieder los, ... lassen die Muskeln locker werden, ... legen die Arme wieder ab, ... und achten auf den Unterschied zwischen der Anspannung von eben und der Entspannung, die Sie jetzt spüren. Achten Sie auf die kleinsten Veränderungen, die Sie wahrnehmen können, ... wenn sich die Muskeln jetzt mehr und mehr entspannen. (**15 Sek. Pause**)

Gehen Sie mit Ihrer Aufmerksamkeit dann noch einmal zu den Händen und den Armen ... und spannen Sie diese Körperpartien noch einmal an, indem Sie *jetzt* die Hände zu Fäusten ballen, die Fäuste nach innen anwinkeln, die Unterarme an die Oberarme anwinkeln und die Fäuste so nach oben zu den Schultern führen, dass auch die Schultern angespannt sind. Spüren Sie die Anspannung in den Händen und Armen ... Lassen Sie die anderen Muskeln im Körper dabei locker und atmen Sie ruhig weiter, soweit das geht ... (**3 Sek. Pause**) Achten Sie noch einmal genau auf die Anspannung in den Muskeln ... Halten Sie die Anspannung ... und lassen Sie diese dann jetzt, beim nächsten langen Ausatmen, ... ganz langsam wieder los, ... lassen die Muskeln locker, ... legen die Arme wieder ab, ... und achten auf den Unterschied zwischen der Anspannung von eben und der Entspannung, die Sie jetzt spüren. Achten Sie auf die kleinsten Veränderungen, die Sie wahrnehmen können, wenn sich die Muskeln jetzt mehr und mehr entspannen. (**5 Sek. Pause**)

Atmen Sie dabei ruhig und gleichmäßig und spüren Sie, wie sich die Muskeln mit jedem bewusst langem Ausatmen noch ein wenig mehr ... entspannen, ... wie sich das angenehme Gefühl der Entspannung mehr und mehr ... ausbreitet. (**15 Sek. Pause**)

Gehen Sie dann mit Ihrer Aufmerksamkeit weiter zum Gesicht ... Spannen Sie alle Muskeln im Gesicht an, indem Sie *jetzt* mit den Zähnen aufeinander bei-

7

ßen, die Mundwinkel nach außen ziehen und die Zunge gegen den Gaumen drücken, die Augen vorsichtig zusammenkneifen und die Stirn ganz leicht in Falten legen … . Lassen Sie die anderen Muskeln im Körper dabei locker und atmen Sie ruhig weiter, soweit das geht … (**3 Sek. Pause**) Spüren Sie die Anspannung im Gesicht … Halten Sie die Anspannung … und lassen Sie dann jetzt beim nächsten Ausatmen ganz langsam wieder los, … lassen die Muskeln im Gesicht wieder locker werden … und achten auf den Unterschied zwischen der Anspannung von eben und der Entspannung, die Sie jetzt spüren. (**15 Sek. Pause**)

Gehen Sie dann mit Ihrer Aufmerksamkeit noch einmal zum Gesicht … Spannen Sie noch einmal alle Muskeln im Gesicht an, indem Sie *jetzt* mit den Zähnen aufeinander beißen, die Mundwinkel nach außen ziehen und die Zunge gegen den Gaumen drücken, die Augen vorsichtig zusammenkneifen und die Stirn ganz leicht in Falten legen … Lassen Sie die anderen Muskeln im Körper dabei locker und atmen Sie ruhig weiter, soweit das geht … Spüren Sie die Anspannung im Gesicht … Halten Sie die Anspannung … und lassen Sie dann jetzt beim nächsten Ausatmen ganz langsam wieder los, … lassen die Muskeln im Gesicht wieder locker werden … und achten auf den Unterschied zwischen der Anspannung von eben und der Entspannung, die Sie jetzt spüren. (**5 Sek. Pause**)

Atmen Sie dabei ruhig und gleichmäßig und spüren Sie, wie sich die Muskeln mit jedem bewusst langem Ausatmen noch ein wenig mehr … entspannen, … wie sich das angenehme Gefühl der Entspannung mehr und mehr … ausbreitet … und tiefer … und tiefer wird. (**15 Sek. Pause**)

Gehen Sie dann mit Ihrer Aufmerksamkeit weiter zum Nacken und zum Rücken. Spannen Sie den Nacken an, indem Sie *jetzt* die Schultern bis möglichst nah an die Ohren heranziehen. Dann spannen Sie den oberen und den unteren Rücken an, indem Sie die Schultern, soweit es geht, auch noch nach hinten ziehen und dabei gleichzeitig die Hüfte nach vorne kippen und so ein leichtes Hohlkreuz machen … Lassen Sie die anderen Muskeln im Körper dabei locker und atmen Sie ruhig weiter, soweit das geht … (**3 Sek. Pause**) Spüren Sie die Anspannung im Nacken und im Rücken … Halten Sie die Anspannung … und lassen Sie dann beim nächsten Ausatmen ganz langsam wieder los, … lassen die Muskeln wieder locker

werden … und achten auf den Unterschied zwischen der Anspannung von eben und der Entspannung, die Sie jetzt spüren. (**15 Sek. Pause**)

Gehen Sie dann mit Ihrer Aufmerksamkeit noch einmal zum Nacken und zum Rücken. Spannen Sie den Nacken noch einmal an, indem Sie *jetzt* die Schultern bis möglichst nah an die Ohren heranziehen. Dann spannen Sie den oberen und den unteren Rücken noch einmal an, indem Sie *jetzt* die Schultern soweit es geht auch noch nach hinten ziehen und dabei gleichzeitig die Hüfte nach vorne kippen … Lassen Sie die anderen Muskeln im Körper dabei locker und atmen Sie ruhig weiter, soweit das geht … (**3 Sek. Pause**) Spüren Sie die Anspannung im Nacken und im Rücken … Halten Sie die Anspannung … und lassen sie dann beim nächsten langen Ausatmen ganz langsam wieder los, … lassen die Muskeln wieder locker werden … und achten auf den Unterschied zwischen der Anspannung von eben und der Entspannung, die Sie jetzt spüren. (**5 Sek. Pause**)

Atmen Sie dabei ruhig und gleichmäßig, und spüren Sie, wie sich die Muskeln mit jedem Ausatmen noch ein wenig mehr … entspannen, … wie sich das angenehme Gefühl der Entspannung mehr und mehr … ausbreitet. Wenn Sie bemerken, dass Ihre Gedanken abschweifen, machen Sie sich das bewusst, indem Sie zu sich sagen: »Gedanken« oder »abgeschweift«, kehren Sie dann mit der Aufmerksamkeit wieder zur Übung zurück und machen weiter. Wenn Sie Geräusche hören oder bestimmte Körperempfindungen haben, so machen Sie auch hier eine mentale Notiz, indem Sie sich sagen: »Geräusche« oder »Körperempfindungen« und kehren Sie dann wieder zur Übung zurück. (**5 Sek. Pause**)

Gehen Sie jetzt mit Ihrer Aufmerksamkeit weiter zum Gesäß, zum Bauch und zu den Beinen. Spannen Sie die Muskeln dort an, indem Sie *jetzt* die Pobacken fest zusammenkneifen, die Beine anheben und die Zehen, soweit es geht, nach vorne strecken … Spüren Sie die Anspannung im Gesäß, im Bauch und in den Beinen … Lassen Sie die anderen Muskeln im Körper dabei locker und atmen Sie ruhig weiter, soweit das geht … (**3 Sek. Pause**) Spüren Sie die Anspannung … Halten Sie die Anspannung … und lassen Sie dann beim nächsten langen Ausatmen ganz langsam wieder los, … legen die Beine wieder ab, … lassen die Muskeln wieder locker werden … und achten auf den Unterschied zwischen der Anspannung von eben und der Entspannung, die Sie jetzt spüren. (**5 Sek. Pause**)

Gehen Sie jetzt mit Ihrer Aufmerksamkeit noch einmal zum Gesäß, zum Bauch und zu den Beinen. Spannen Sie die Muskeln dort noch einmal an, indem Sie *jetzt* die Pobacken fest zusammenkneifen, die Beine anheben und die Zehen jetzt, soweit es geht, zu Ihrer Nasenspitze ziehen ... Spüren Sie die Anspannung im Gesäß, im Bauch und in den Beinen ... Lassen Sie die anderen Muskeln im Körper dabei locker und atmen Sie ruhig weiter, soweit das geht ... (**3 Sek. Pause**)

Spüren Sie die Anspannung ... Halten Sie die Anspannung ... und lassen Sie dann beim nächsten langen Ausatmen ganz langsam wieder los, ... legen die Beine wieder ab, ... lassen die Muskeln wieder locker werden ... und achten auf den Unterschied zwischen der Anspannung von eben und der Entspannung, die Sie jetzt spüren. (**5 Sek. Pause**)

Atmen Sie dabei ruhig und gleichmäßig, und spüren Sie, wie sich die Muskeln mit jedem Ausatmen noch ein wenig mehr ... entspannen ... wie sich das angenehme Gefühl der Entspannung ... tiefer ... und tiefer ... wird. (**15 Sek. Pause**) (Fehler wie dieser im Satzbau sind [Konfusions-]Techniken zur Entspannungsförderung.)

Nehmen Sie sich jetzt noch ein wenig Zeit, diese Empfindung von Entspannung zu genießen, ... zur Ruhe zu kommen ... und Kraft zu tanken. (**30 Sek. Pause**)

Und dann, wenn für Sie der richtige Augenblick gekommen ist, ... kommen Sie – ganz in Ihrem Tempo – langsam aus der Entspannung wieder zurück, indem Sie einmal tief einatmen (laut einatmen), sich mal strecken und recken (vormachen), die Augen wieder öffnen und ein paar Mal ordentlich auf die Schenkel klopfen, so dass Sie wieder richtig wach werden ...
Gongschlag

Anschließend werden die in der Übung gemachten Erfahrungen in der Gruppe besprochen. Dabei gilt es, erste Erfolge so herauszuarbeiten, dass die Teilnehmer die Übung als Erfolgserlebnis bewerten können. Bei Bedarf erarbeiten die Trainer mit der Gruppe dann Möglichkeiten, wie man mit etwaigen Schwierigkeiten umgehen kann.

Bewertungsfreie Wahrnehmung

M. Berking

© Springer-Verlag GmbH Deutschland 2017
M. Berking, *Training emotionaler Kompetenzen*
DOI 10.1007/978-3-662-54273-6_8

Das Wechseln vom »Modus des Bewertens und Reagierens« in den »Modus der bewertungsfreien Wahrnehmung« stellt den Kern der Basiskompetenz 3 dar. Wie diese Kompetenz im Einzelnen vermittelt werden kann, soll im Folgenden dargestellt werden.

8.1 Vorstellung der Kompetenz (Teil A)

Ursachen anhaltenden Stresserlebens

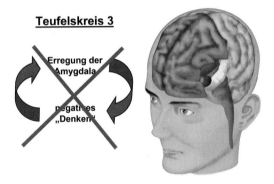

Folie 78. Die Kompetenz des »bewertungsfreien Wahrnehmens« kann eine wichtige Hilfe dabei sein, den Teufelskreis von negativen Gefühlen und negativen Gedanken zu durchbrechen.

Die Therapie: Basiskompetenz 3

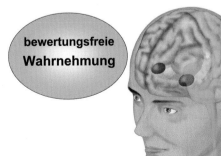

Folie 79. Beim »bewertungsfreien Wahrnehmen« geht es darum, einen Schritt zurückzutreten und erst einmal zu schauen, was gerade los ist, ohne die aktuellen Wahrnehmungen gleich zu interpretieren, zu bewerten und darauf zu reagieren.

Die Therapie: Basiskompetenz 3

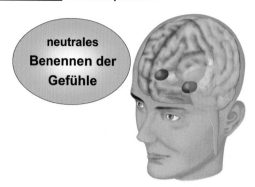

Folie 80. Letztlich geht es auch darum, aus diesem »Modus des reinen Betrachtens« heraus, unsere eigenen Gefühle neutral wahrzunehmen und zu benennen. Einfach erst einmal wahrnehmen, was an Gefühlen da ist. Dieses Benennen ist wichtig, um kognitive Repräsentationen für unsere Gefühle zu aktivieren oder zu schaffen, mit denen wir die Gefühle dann beeinflussen können. Wenn wir erkennen, dass es sich bei einem Gefühl z. B. um »Ärger« handelt, können wir all unser Wissen über Ärger einsetzen, um mit diesem Gefühl konstruktiv umgehen zu können. Ist das nachvollziehbar?

Die Therapie: Basiskompetenz 3

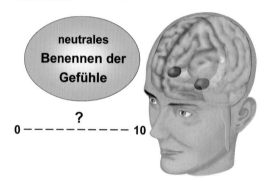

Folie 81. Aber die eigenen Emotionen einfach neutral wahrzunehmen, ist bei negativen Gefühlen, wie z. B. Angst oder Ärger, oft gar nicht so einfach. Negative Emotionen aktivieren in hohem Maße die Tendenz zu bewerten und zu reagieren. Um sich in dieser Situation wieder in den »Modus des nicht-bewertenden Wahrnehmens« zu bringen, ist es oft hilfreich, für die aktuellen Gefühle und eventuell auch für die damit verbundenen Körperempfindungen jeweils auf einer Skala von 0 bis 10 einzuschätzen, wie intensiv sie gerade sind. Das kann z. B. so aussehen: »O.K., da ist Angst. Auf einer Skala von 0 bis 10 liegt die gerade bei 9. Sie äußert sich in Muskelanspannung, die liegt gerade bei 8, und in Herzklopfen, das liegt gerade bei 10 etc.« Und dann beginnt man nach einer Weile wieder von vorne: »Muskelanspannung ist jetzt bei 8, Herzklopfen noch bei 9 etc.«, bis das intensive Gefühl abklingt.

Basiskompetenzen und 'TEK-Sequenz'

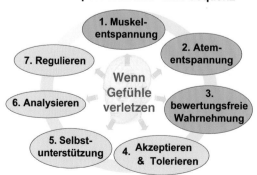

Folie 82. Da der konkrete Einsatz dieser Kompetenz so schwer ist, wollen wir zunächst eine kurze Übung zum Einstieg in diese dritte Basiskompetenz machen. Mit dieser Übung wollen wir Ihnen verdeutlichen, was wir meinen, wenn wir vom »Modus der nicht-bewertenden Wahrnehmung« sprechen.

8.2 Erläuterungen und Übungen zum Aufbau der Kompetenz (Teil B)

Für die **Einstiegsübung** werden die Patienten aufgefordert, sich jeweils zu zweit gegenüber zu setzen. Jedes Paar bekommt von den Trainern einen Stock (nicht zu schwer, 20–80 cm lang, zur Not tut es auch ein an beiden Enden stumpfer Stift). Der weitere Ablauf der Übung wird kurz vorgestellt und mit der Übung begonnen:

Die Teilnehmer schließen als erstes die Augen. Mit Hilfe einer kurzen Entspannungsinstruktion des Trainers entspannen die Teilnehmer als Vorbereitung kurz die Muskeln und lassen den Atem ruhig werden. Danach leiten die Trainer eine kurze Reise durch den Körper an, bei der die Aufmerksamkeit zunächst vom Atem zu den Fußsohlen, dann über den gesamten Körper aufwärts zum Kopf und dann die Arme wieder hinunter zu den Händen wandert. Am Ende der Übung sollen die Teilnehmer alle Aufmerksamkeit auf die Spitze des Zeigefingers der rechten Hand richten. Nun hält der Teilnehmer, der gerade den Stock hat, diesen hoch und beide Teilnehmer legen jeweils die Spitze des Zeigefingers ihrer rechten Hand an das zu ihnen zeigende Ende des Stockes und halten so den Stock zwischen sich (beim Vorstellen der Übung vormachen). Danach schließen die Teilnehmer wieder die Augen. Nun beginnt derjenige, der den Stock zuerst hatte, den Finger langsam zu bewegen: Kleine, große, runde oder eckige Bewegungen … was auch immer gefällt. Er darf jetzt für ca. zwei Minuten führen. Der andere muss folgen, so dass der Stock nicht herunterfällt. Das klappt allerdings selten und führt oft zu allgemeiner Heiterkeit. Diese Heiterkeit ist Teil der Wirkung dieser Übung und sollte vom Trainer unterstützt werden. Danach werden die Rollen getauscht. Jetzt kann der Teilnehmer führen, der eben folgen musste, und der Teilnehmer, der eben führen durfte, muss jetzt folgen. Nach weiteren zwei Minuten wird der Stock heruntergenommen, und die Teilnehmer werden eingeladen, noch einmal in sich hinein zu spüren, wie es ihnen gerade geht.

Bei der sich anschließenden **Nachbesprechung** wird nach den Erfahrungen der Teilnehmer gefragt. In der Regel erleben die Teilnehmer diese Übung als angenehm und entspannend. Bei anders gerichteten Erfahrungen wird herausgearbeitet, was die Gefühle von Anspannung, Unruhe oder Ärger etc. ausgelöst hat. Meistens stehen hinter diesen Erfahrungen Gedanken, wie z. B. »Mache ich das richtig?«, »Ich kann das nicht!« oder »Der andere sollte doch das oder das machen!«. Daraus lässt sich ableiten, dass »Gedanken und Bewertungen zu Anspannung und Unruhe führen« und dass »Wir tendenziell eher entspannt und besser gelaunt sind, wenn es uns gelingt, uns auf die reine Wahrnehmung zu konzentrieren« (Zustimmung der Gruppe zu diesem Fazit abholen).

Im Anschluss werden die Teilnehmer gefragt, wie sie dieses Potenzial der »bewertungsfreien Wahrnehmung« in **Belastungssituationen** nutzen können. Dabei stellt sich ja die Frage, »worauf wir uns mit unserer Wahrnehmung konzentrieren können, wenn wir keinen Stock und keinen Partner zur Verfügung haben. Wir brauchen also einen Wahrnehmungsfokus, den wir immer dabei haben, solange wir leben.« Bei dieser Art der Einleitung schlagen die Patienten häufig den **Atem als Gegenstand der Wahrnehmung** vor. Geschieht dem nicht so schlägt der Therapeut den Atem vor und erläutert den Einsatz der »nicht-bewertenden Wahrnehmung« in der TEK-Sequenz wie folgt:

Einstiegsinstruktion

Im TEK üben wir die Kompetenz der nicht-bewertenden Wahrnehmung in zwei Schritten. Im **ersten Schritt** konzentrieren wir uns mit unserer Aufmerksamkeit auf die Empfindung des Atmens in der Bauchgegend und nehmen unseren Atem wahr, ohne ihn zu beeinflussen. Während wir vorher darauf geachtet haben, dass wir ruhig und gleichmäßig ein- und wieder ausgeatmet haben und dabei vielleicht auch auf ein langes Ausatmen geachtet haben und darauf, dass dieses vor allem im Bauch stattfindet, lassen wir beim Übergang zur Kompetenz »bewertungsfreie Wahrnehmung« jetzt die Kontrolle über den Atem los. Wir versuchen nicht mehr, ihn zu beeinflussen oder zu regulieren. Wir spüren einfach nur … wie sich das anfühlt, wenn der Atem ganz von alleine im Bauch ein- … und wieder aus- … strömt … Ganz von alleine, … ohne, dass wir etwas dafür zu tun brauchen …

Um sich besser auf den Atem konzentrieren zu können, kann man beim Einatmen innerlich kurz »ein«

und beim Ausatmen kurz »aus« zu sich sagen. Man wird dabei merken, dass dies gar nicht so einfach ist. Unser Gehirn tendiert dazu, die Aufmerksamkeit schnell auf irgendwelche Gedanken, Erinnerungen oder Wahrnehmungen zu richten.

Wenn wir ein solches Abschweifen der Gedanken bemerken, machen wir uns eine kurze mentale Notiz: Wir sagen zu uns »Gedanken« oder »abgeschweift« und führen dann unsere Aufmerksamkeit wieder liebevoll auf den Atem zurück. Wenn wir merken, dass wir ärgerlich auf uns selbst werden, weil wir uns »nicht einmal für eine Minute auf den Atem konzentrieren können«, ist es hilfreich, auch diesen Ärger einfach nur wahrzunehmen und eine neutrale mentale Notiz davon zu machen (»Da ist Ärger«), um sich danach wieder liebevoll dem Atem zuwenden zu können.

Wenn wir dies eine Weile gemacht haben, gehen wir über zum **zweiten Schritt** und lösen jetzt unsere Aufmerksamkeit vom Atem und öffnen sie für alle Wahrnehmungen, die wir in diesem Moment gerade machen.

Dabei spüren wir einmal in uns hinein, was wir gerade für Sinneseindrücke, Körperempfindungen, Gedanken, Gefühle, Wünsche und Handlungsimpulse in uns spüren. Soweit das möglich ist, versuchen wir die wahrgenommenen Körperempfindungen, Gedanken, Gefühle, Wünsche und Handlungsimpulse innerlich zu **benennen** oder so gut es geht, innerlich zu beschreiben …

»Was höre ich gerade an Geräuschen? … Was nehme ich gerade an Körperempfindungen wahr? … Was für Gedanken gehen mir gerade durch den Kopf? … Was sind gerade für Ziele/Wünsche/Erwartungen aktiviert? … Was für Handlungsimpulse tauchen in mir auf? … Wie fühle ich mich gerade? …«

Wenn wir unsere Empfindungen kurz benannt haben, konzentrieren wir uns wieder auf unsere Wahrnehmungen.

Der Kern dieser Übung besteht darin, einfach nur zu beobachten, was wir wahrnehmen können, diese Wahrnehmung mit einem kurzen »Label« zu versehen, sie kurz zu **benennen**, um sich dann wieder auf die Wahrnehmung zu konzentrieren und nicht gleich mit einer Handlung auf diese Wahrnehmungen zu reagieren … Einfach erst mal schauen … und wahrnehmen …

Wollen wir das einmal zusammen üben?

Nachdem sich die Trainer so die Zustimmung zum weiteren Vorgehen geholt haben, werden die Teilnehmer eingeladen, zuerst noch einmal die ersten beiden Kompetenzen der TEK-Sequenz und im direkten Anschluss daran die Basiskompetenz 3, die »nicht-bewertende Wahrnehmung« zu üben.

8.3 TEK-Sequenz mit den Basiskompetenzen 1 bis 3 (Teil C)

Gongschlag

Nehmen Sie eine bequeme Sitzhaltung ein, in der Sie eine Weile ohne Schwierigkeiten sitzen können. Achten Sie darauf, dass die Füße flach auf dem Boden aufliegen, … dass der Rücken angelehnt ist … und Sie so bequem eine längere Zeit sitzen können. Die Hände können Sie auf die Armlehnen oder auf die Oberschenkel legen. Schließen Sie die Augen, oder fixieren Sie mit den Augen einen festen Punkt im Raum. Nehmen Sie sich nun in den folgenden 25 Minuten die Zeit, etwas für sich zu tun … und sich zu entspannen und Kraft zu tanken. Lassen Sie die Muskeln locker. Atmen Sie einmal tief ein (tiefes hörbares Einatmen) und wieder aus (hörbares langes Ausatmen) und lassen Sie dabei all die Anspannung, die sich im Laufe des Tages angesammelt hat, los … soweit das geht. (**5 Sek. Pause**)

Gehen Sie jetzt mit Ihrer Aufmerksamkeit zu Ihren Händen, den Unterarmen und den Oberarmen … Spannen Sie diese Körperpartien an, indem Sie *jetzt* die Hände zu Fäusten ballen, die Fäuste nach innen anwinkeln, die Unterarme an die Oberarme anwinkeln und die Fäuste dann nach oben zu den Schultern führen, so dass auch die Schultermuskeln fest angespannt sind …. Spüren Sie die Anspannung in den Händen und Armen … Lassen Sie die anderen Muskeln im Körper dabei locker und atmen Sie ruhig weiter, soweit das geht … (**3 Sek. Pause**) Achten Sie noch einmal genau auf die Anspannung in den Muskeln …. Halten Sie die Anspannung … und lassen Sie dann jetzt, beim nächsten langen Ausatmen, ganz langsam wieder los, … lassen die Muskeln locker werden, … legen die Arme wieder ab … und achten auf den Unterschied zwischen der Anspannung von eben und der Entspannung, die Sie jetzt spüren. Achten Sie auf die kleinsten Veränderungen, die Sie wahrnehmen können, wenn sich die Muskeln jetzt mehr … und mehr entspannen. (**5 Sek. Pause**) Gehen Sie jetzt mit Ihrer Aufmerksamkeit dann noch einmal zu den Händen und den Armen … und spannen Sie diese Körperpartien noch einmal an, indem Sie *jetzt* noch einmal die Hände zu Fäusten ballen, die Fäuste nach innen anwinkeln, die Unterarme an die Oberarme anwinkeln und die Fäuste dann nach oben zu den Schultern führen, so dass auch die Schultermuskeln fest angespannt sind …. Spüren Sie die Anspannung in den Händen und Armen … Lassen Sie die anderen Muskeln im Körper dabei locker und atmen Sie ruhig weiter, soweit das geht … (**3 Sek. Pause**) Achten Sie noch einmal genau auf die Anspannung in den Muskeln … Halten Sie die Anspannung … und lassen sie diese dann jetzt, beim nächsten langen Ausatmen, … ganz langsam wieder los, … lassen die Muskeln locker werden, … legen die Arme wieder ab … und achten auf den Unterschied zwischen der Anspannung von eben und der Entspannung, die Sie jetzt spüren. Achten Sie auf die kleinsten Veränderungen, die Sie wahrnehmen können, wenn sich die Muskeln jetzt mehr … und mehr entspannen. (**5 Sek. Pause**) Atmen Sie dabei ruhig und gleichmäßig, und spüren Sie, wie sich die Muskeln mit jedem bewusst langen Ausatmen noch ein wenig mehr … entspannen, … wie sich das angenehme Gefühl der Entspannung mehr und mehr … ausbreitet. (**5 Sek. Pause**) Gehen Sie dann mit Ihrer Aufmerksamkeit weiter zum Gesicht … Spannen Sie alle Muskeln im Gesicht an, indem Sie *jetzt* mit den Zähnen aufeinander beißen, die Mundwinkel nach außen ziehen und die Zunge gegen den Gaumen drücken, die Augen vorsichtig zusammenkneifen und die Stirn ganz leicht in Falten legen … Lassen Sie die anderen Muskeln im Körper dabei locker und atmen Sie ruhig weiter, soweit das geht … (**3 Sek. Pause**) Spüren Sie die Anspannung im Gesicht … Halten Sie die Anspannung … und lassen sie dann beim nächsten Ausatmen ganz langsam wieder los, … lassen die Muskeln im Gesicht wieder locker werden … und achten auf den Unterschied zwischen der Anspannung von eben und der Entspannung, die Sie jetzt spüren. (**5 Sek. Pause**) Gehen Sie dann mit Ihrer Aufmerksamkeit noch einmal zum Gesicht … Spannen Sie noch einmal alle Muskeln im Gesicht an, indem Sie *jetzt* mit den Zähnen aufeinander beißen, die Mundwinkel nach außen

ziehen und die Zunge gegen den Gaumen drücken, die Augen vorsichtig zusammenkneifen und die Stirn ganz leicht in Falten legen … Lassen Sie die anderen Muskeln im Körper dabei locker und atmen Sie ruhig weiter, soweit das geht … Spüren Sie die Anspannung im Gesicht … Halten Sie die Anspannung … und lassen Sie dann jetzt beim nächsten Ausatmen ganz langsam wieder los, … lassen die Muskeln im Gesicht wieder locker werden … und achten auf den Unterschied zwischen der Anspannung von eben und der Entspannung, die Sie jetzt spüren. (**5 Sek. Pause**) Atmen Sie dabei ruhig und gleichmäßig, und spüren Sie, wie sich die Muskeln mit jedem Ausatmen noch ein wenig mehr … entspannen … und wie das angenehme Gefühl der Entspannung tiefer … und tiefer wird. (**5 Sek. Pause**) Gehen Sie dann mit Ihrer Aufmerksamkeit weiter zum Nacken und zum Rücken. Spannen Sie den Nacken an, indem Sie *jetzt* die Schultern bis möglichst nah an die Ohren heranziehen. Dann spannen Sie den oberen und den unteren Rücken an, indem Sie *jetzt* die Schultern soweit es geht auch noch nach hinten ziehen und dabei gleichzeitig die Hüfte nach vorne kippen, und so ein leichtes Hohlkreuz machen … Lassen Sie die anderen Muskeln im Körper dabei locker und atmen Sie ruhig weiter, soweit das geht … (**3 Sek. Pause**) Spüren Sie die Anspannung im Nacken und im Rücken … Halten Sie die Anspannung … und lassen Sie dann beim nächsten langen Ausatmen ganz langsam wieder los, … lassen die Muskeln wieder locker werden … und achten auf den Unterschied zwischen der Anspannung von eben und der Entspannung, die Sie jetzt spüren. (**5 Sek. Pause**) Gehen Sie dann mit Ihrer Aufmerksamkeit noch einmal zum Nacken und zum Rücken. Spannen Sie den Nacken noch einmal an, indem Sie *jetzt* die Schultern bis möglichst nah an die Ohren heranziehen. Dann spannen Sie den oberen und den unteren Rücken noch einmal an, indem Sie die Schultern soweit es geht auch noch nach hinten ziehen und dabei gleichzeitig die Hüfte nach vorne kippen und so wieder ein leichtes Hohlkreuz machen … Lassen Sie die anderen Muskeln im Körper dabei locker und atmen Sie ruhig weiter, soweit das geht … (**3 Sek. Pause**) Spüren Sie die Anspannung im Nacken und im Rücken … Halten Sie die Anspannung … und lassen Sie dann beim nächsten Ausatmen ganz langsam wieder los, … lassen die Muskeln wieder locker werden … und achten auf den Unterschied zwischen der Anspannung von eben und der Entspannung, die Sie jetzt spüren. (5 Sek. Pause)

Atmen Sie dabei ruhig und gleichmäßig, und spüren Sie, wie sich die Muskeln mit jedem langen Ausatmen noch ein wenig mehr ... entspannen, ... wie das angenehme Gefühl der Entspannung tiefer ... und tiefer wird.

Gehen Sie dann mit Ihrer Aufmerksamkeit weiter zum Gesäß, zum Bauch und zu den Beinen. Spannen Sie die Muskeln dort an, indem Sie *jetzt* die Pobacken fest zusammenkneifen, die Beine anheben und die Zehen soweit es geht nach vorne strecken ... Spüren Sie die Anspannung im Gesäß, im Bauch und in den Beinen ... Lassen Sie die anderen Muskeln im Körper dabei locker und atmen Sie ruhig weiter, soweit das geht ... Spüren Sie die Anspannung ... Halten Sie die Anspannung ... und lassen Sie dann beim nächsten langen Ausatmen ganz langsam wieder los, ... legen die Beine wieder ab, ... lassen die Muskeln wieder locker werden ... und achten auf den Unterschied zwischen der Anspannung von eben und der Entspannung, die Sie jetzt spüren. (5 Sek. Pause)

Gehen Sie mit Ihrer Aufmerksamkeit dann noch einmal zum Gesäß, zum Bauch und zu den Beinen. Spannen Sie die Muskeln dort noch einmal an, indem Sie *jetzt* die Pobacken fest zusammenkneifen, die Beine anheben und die Zehen jetzt soweit es geht zu ihrer Nasenspitze ziehen ... Spüren Sie die Anspannung im Gesäß, im Bauch und in den Beinen ... Lassen Sie die anderen Muskeln im Körper dabei locker und atmen Sie ruhig weiter, soweit das geht ... (3 Sek. Pause) Spüren Sie die Anspannung ... Halten Sie die Anspannung ... und lassen Sie dann beim nächsten Ausatmen ganz langsam wieder los, ... legen die Beine wieder ab, ... lassen die Muskeln wieder locker werden ... und achten auf den Unterschied zwischen der Anspannung von eben und der Entspannung, die Sie jetzt spüren. (5 Sek. Pause)

Atmen Sie dabei ruhig und gleichmäßig, und spüren Sie, wie sich die Muskeln mit jedem Ausatmen noch ein wenig mehr ... entspannen, ... wie sich das angenehme Gefühl der Entspannung mehr und mehr ... ausbreitet (5 Sek. Pause)

Dann gehen Sie *jetzt* in den Modus des »nicht bewertenden Wahrnehmens« und richten Ihre Aufmerksamkeit auf die Empfindung Ihres Atems, wie dieser im Bauchraum ein- ... und wieder aus- ... strömt. Ver-

suchen Sie jetzt nicht mehr, den Atem bewusst zu verlangsamen oder zu vertiefen. Beobachten Sie jetzt einfach, ohne zu kontrollieren ... Wenn Sie wollen, sagen Sie innerlich zu sich beim Einatmen »ein« und beim Ausatmen »aus« und versuchen Sie sich dabei aber vor allem auf die körperliche Empfindung des Atems zu konzentrieren ... (20 Sek. Pause) Wenn Sie merken, dass Sie abschweifen oder Ihnen andere Gedanken durch den Kopf gehen, machen Sie sich eine kurze mentale Notiz »abgeschweift« oder »Gedanken« und führen Sie Ihre Aufmerksamkeit wieder liebevoll zurück zum Atem ... Wenn Sie beginnen, sich darüber zu ärgern, dass Sie immer wieder abschweifen, machen Sie sich ebenfalls eine mentale Notiz, wie »Ah, da ist Ärger« oder einfach nur »Ärger« und kehren wieder liebevoll zurück zur Betrachtung Ihres Atems ... Auch wenn Sie Geräusche hören oder Körperempfindungen haben, nehmen Sie diese achtsam wahr und kehren Sie zur Übung zurück. Das Zurückholen, wenn man abgeschweift ist, ist der Kern der Übung ... Wir üben das jetzt mal eine gute Minute. (1 Min. Pause)

Lösen Sie sich jetzt mit Ihrer Aufmerksamkeit vom Atem und versuchen einmal wahrzunehmen, was Sie in diesem Moment gerade hören können. Beobachten, was Sie an Körperempfindungen wahrnehmen können. Spüren Sie diese Empfindungen einmal ganz bewusst ... und versuchen Sie dann, diese mit ein paar kurzen Stichwörtern zu beschreiben...(15 Sek. Pause) Wenn Sie dann soweit sind, können Sie mit der Aufmerksamkeit weiter zu Ihren Ohren gehen und einmal ganz bewusst darauf achten, was Sie gerade hören ... (5 Sek. Pause) Dann können Sie vielleicht wieder einen Schritt weiter gehen und einmal bewusst darauf achten, was Sie gerade riechen können ... (10 Sek. Pause) Bevor Sie dann vielleicht noch einen Schritt weiter gehen und einmal genau hinschauen, ohne es zu analysieren oder zu bewerten, was Sie gerade mit Ihren Augen wahrnehmen können ... Selbst wenn Sie die Augen gerade geschlossen haben, so gibt es doch vielleicht Muster und Formen, die Sie einmal bewusst wahrnehmen können ... (10 Sek. Pause) Wenn Sie dann soweit sind, können Sie vielleicht noch einen Schritt weiter gehen und einmal beobachten, welche Gedanken Ihnen durch den Kopf gehen ... Was ist der nächste Gedanke, der Ihnen durch den Kopf geht? ... (10 Sek. Pause) Vielleicht können Sie auch wahrnehmen, was für Ziele

oder auch Handlungsimpulse bei Ihnen gerade aktiviert sind … Was würden Sie jetzt gerne tun? … (**10 Sek. Pause**) Und letztlich können Sie jetzt einmal spüren, was für Gefühle und Stimmungen bei Ihnen gerade vorhanden sind, … wie geht es Ihnen gerade? … (**5 Sek. Pause**) Versuchen Sie die Gefühle, die Sie bei sich wahrnehmen können, einmal kurz zu benennen … Vielleicht können Sie auch einmal üben, die Intensität der Gefühle, die sie gerade wahrnehmen, auf einer Skala von 0 bis 10 einzuschätzen … Zum Beispiel: »Ah, da ist Besorgtheit, und die liegt gerade ungefähr bei 8, usw.« … Vielleicht können Sie dann auch noch einmal genauer schauen, in welchen Körperempfindungen sich dieses Gefühl niederschlägt … Zum Abschluss gehen Sie noch einmal zu Ihren Gefühlen und schauen, ob Sie wirklich alles wahrgenommen und benannt haben, was bei Ihnen gerade an Stimmungen und Gefühlen aktiviert ist … (**15 Sek. Pause**) Und dann kommen Sie jetzt langsam … und ganz in Ihrem Tempo aus der Entspannung und dem »Modus des bewertungsfreien Wahrnehmens« wieder zurück … indem Sie sich vielleicht einmal recken und strecken … einmal tief einatmen und dann die Augen wieder öffnen …
Gongschlag

Anschließend folgt die **Nachbesprechung** der TEK-Übung. Am Ende der Nachbesprechung kann das Arbeitsblatt »TEK-Gefühlskreis« (▶ Kap. 19 Praxismaterialien, Abb. 19.4) und/oder das Arbeitsblatt »TEK-Emotionsübersicht« (▶ Kap. 19 Praxismaterialien, Abb. 19.22) ausgeteilt und als Hilfestellung für das Benennen verschiedener Gefühle vorgestellt werden. In der Drei-Tages-Version folgt anschließend der zweite Theorieteil, in dem es um die Relevanz des täglichen Übens geht. In der 12-Sitzungs-Variante kann dieses Thema am Ende der ersten Sitzung im Zusammenhang mit den Hausaufgaben kurz angesprochen und dann zu Beginn der zweiten Sitzung vertieft werden.

Psychoedukation Teil 2: Zur Relevanz regelmäßigen Trainings

M. Berking

© Springer-Verlag GmbH Deutschland 2017
M. Berking, *Training emotionaler Kompetenzen*
DOI 10.1007/978-3-662-54273-6_9

Wie schon in ▶ Abschn. 4.3.2 des theoretischen Teils angesprochen, gehen wir davon aus, dass ein regelmäßiges, selbstständiges Training zwischen den Übungstagen (und auch danach!) wesentlich zum Erfolg des Trainings beiträgt. Ein solches Training ist jedoch zeitaufwändig und anstrengend. Eine der zuvor aufgezeigten Möglichkeiten, mit diesem Problem umzugehen, besteht darin, es direkt anzusprechen. Der konkrete Ablauf der Trainingsvorbereitung soll im Folgenden anhand der dafür vorgesehenen Folien und Kommentarvorschläge dargestellt werden.

Die Therapie: Warum ist Training so wichtig?

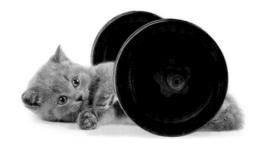

Folie 83. Jetzt haben wir unser Trainingsprogramm für heute größtenteils absolviert. Aber wir würden Sie bitten, das, was wir heute gemacht haben, zu Hause weiter intensiv zu trainieren. Haben Sie eine Idee, warum uns das so ein großes Anliegen ist, dass Sie möglichst oft und intensiv das üben, was wir hier gemeinsam erarbeiten?

Kätzchen: © Dixi_/istockphoto.com

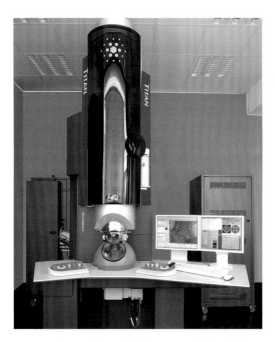

Folie 84. Nun, dass Training wichtig ist, wussten ja schon die alten Griechen. Warum es aber so wichtig ist, haben wir erst in den letzten Jahren richtig begreifen können. Wie gesagt, seit ein paar Jahren haben wir die Möglichkeit, mit moderner Technik direkt ins Gehirn zu schauen. Mit solch einem Elektronenmikroskop wie diesem hier ...

Mit freundlicher Genehmigung des Forschungszentrums Jülich

Einsicht in das Funktionieren des Gehirns

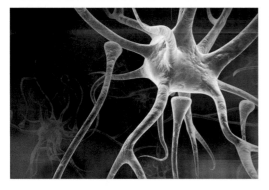

Folie 85. ... können Sie die einzelnen Nervenzellen erkennen, deren Arbeit die Grundlage für unser Erleben und Verhalten bildet. Jede Nervenzelle bekommt über elektrische Signale Informationen von vielen anderen Nervenzellen. Die eingehenden Signale sind dabei entweder aktivierend oder hemmend. In der Zelle werden die einlaufenden Signale addiert und, nach Überschreitung einer bestimmten Schwelle, ein elektrischer Impuls ausgelöst. Dieser wirkt dann bei anderen Nervenzellen entweder hemmend oder erregend.

Mit freundlicher Genehmigung von Jeff Johnson, Hybrid Medical Animation

Einsicht in das Funktionieren des Gehirns

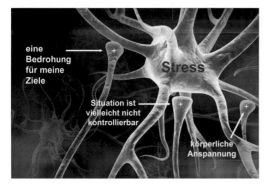

Folie 86. So kann man sich als Beispiel eine Stresszelle in der Amygdala vorstellen – sie ist eigentlich ein großer Verband von Zellen. Diese Zelle bekommt nun aktivierende Signale, wenn andere Zellen rückmelden, dass eine Bedrohung für meine Ziele vorliegt, ich diese Bedrohung vielleicht nicht kontrollieren kann und ich bereits körperlich angespannt bin. Diese drei erregenden Inputs addieren sich und aktivieren die Zelle soweit, dass diese dann einen elektrischen Impuls an andere Zellverbände, z. B. an die Muskeln, das Atemzentrum oder an den PFC, sendet und so die Stressreaktion auslöst.

Mit freundlicher Genehmigung von Jeff Johnson, Hybrid Medical Animation

Einsicht in das Funktionieren des Gehirns

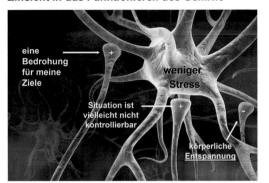

Folie 87. Wenn jetzt dieses System hier (zeigen) rückmeldet, dass der Körper ganz entspannt ist, hemmt das die Aktivität der Amygdala-Zelle, und es ist schwieriger, sie zu aktivieren.

Was heißt das jetzt für unser Training? Genau: Wir müssen die Zellverbände stärken, die für Entspannung und positive Gefühle zuständig sind. Und wie machen wir das?

Genau: Durch Training...

Gut ausgebildete Nervenzellen im Gehirn

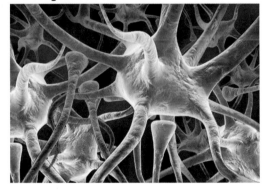

Folie 88. Wenn wir Zellverbände häufig aktivieren, dann werden diese stärker. Diesen Vorgang nennt man »Bahnung«.

Mit freundlicher Genehmigung von Jeff Johnson, Hybrid Medical Animation

Atrophie der Nervenzellen bei Nichtbenutzung

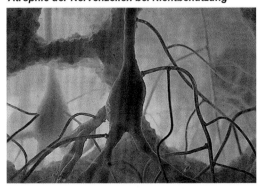

Folie 89. Wenn wir dagegen Zellverbände nicht benutzen, werden sie schwächer. Die Verbindungen zwischen den Zellen werden abgebaut, die Nervenzellen selbst verkümmern und letztlich geht sogar das Volumen des Gewebes zurück. Dieser Bereich beginnt zu schrumpfen. Untersucht man das Gehirn depressiver Patienten stellt man fest, dass diejenigen Bereiche, die für positive Emotionen zuständig sind, kleiner geworden, und die Bereiche, die für negative Emotionen und für Stressreaktionen zuständig sind, größer geworden sind.

Mit freundlicher Genehmigung von Anne Vester, vertreten durch Malik Management Zentrum, St. Gallen

Gut ausgebildete Nervenzellen im Gehirn

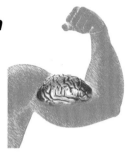

Folie 90. Das heißt: Nervenzellen funktionieren wie Muskeln.

Gut ausgebildete Nervenzellen im Gehirn

Folie 91. Wenn man sie trainiert, werden sie stärker.

Gut ausgebildete Nervenzellen im Gehirn

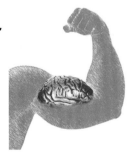

Folie 92. Deswegen ist das Motto dieses Kurses: Train your brain!

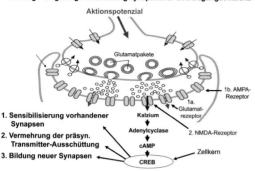

Die Wirkweise von Psychotherapie:
Bahnung = langfristige Veränderung synaptischer Übertragungseffizienz

Folie 93. Je nach Zielgruppe und Zeitplan lässt sich eventuell noch einfügen:

Und jetzt noch etwas zum gehirneigenen Doping: Die Bahnung beim Training funktioniert dann besser, wenn bestimmte Substanzen im Gehirn freigesetzt werden, sogenannte »Neuromodulatoren«. Einer dieser Neuromodulatoren heißt Dopamin.

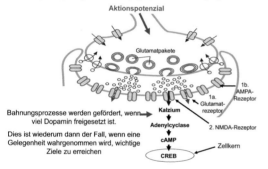

Die Wirkweise von Psychotherapie:
Bahnung = langfristige Veränderung synaptischer Übertragungseffizienz

Folie 94. Wenn im Gehirn viel Dopamin ausgeschüttet ist, können Bahnungsprozesse leichter stattfinden. Damit stellt sich die Frage, wann denn Dopamin ausgeschüttet wird?

Die Antwort: Dopamin wird immer dann ausgeschüttet, wenn wir persönlich wichtige positive Ziele vor Augen haben und überzeugt sind, dass wir diese Ziele mit dem Verhalten, das wir gerade ausüben, auch erreichen werden. Das heißt: Zum einen müssen wir oft und intensiv üben und zum anderen sollten wir dabei ein möglichst positives Ziel aktiviert haben. Wir sollten immer wissen, warum wir so ein Training machen. Was ist unser persönlicher Grund, der es rechtfertigt, dass wir uns so bemühen, unsere emotionalen Kompetenzen weiter zu verbessern?

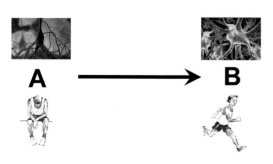

Problem:

Folie 95. Aber das mit dem Üben ist ja immer so eine Sache. Jeder weiß, dass es besser ist, zu trainieren und zu üben, als nichts zu tun, wenn man die hilfreichen Strukturen im Gehirn stärken will.

Mit freundlicher Genehmigung von Anne Vester, vertreten durch Malik Management Zentrum, St. Gallen und von Jeff Johnson, Hybrid Medical Animation

Problem:

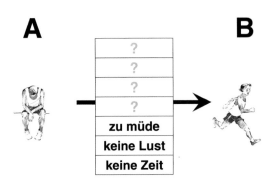

Folie 96. Aber es gibt eine ganze Reihe von Hindernissen, die uns das regelmäßige Üben erschweren. Welche sind denn das z. B.?

(Sammeln, »genau, und ja, und wer kennt das nicht«, bis nichts mehr kommt).

Lösung:

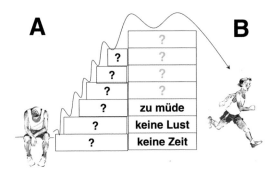

Folie 97. Und die Frage ist jetzt, wie man diese Schwierigkeiten überwinden kann.

(Dazu das entsprechende Arbeitsblatt austeilen, so dass jeder Teilnehmer seine individuellen Schwierigkeiten identifizieren und individuelle Problemlösungen finden kann. Dann werden die Lösungen zusammengetragen, evtl. an der Tafel oder auf einer großen Kopie des Arbeitsblattes an der Flipchart.)

Gut ausgebildete Nervenzellen im Gehirn

Hilfestellungen (je nach Wunsch):

1. Materialien und CDs mit Übungsanleitungen

2. Tägliche Übungsvorschläge aufs Handy

3. Tägliche E-mails

4. Unser Übungskalender

5. Übungskalender als Einlage für Time-Planer

Folie 98. Da wir wissen, dass es … Aber wir wissen natürlich, dass es sehr schwierig ist, diese Hindernisse zu überwinden. Und deswegen haben wir uns viele Gedanken darüber gemacht, wie wir Ihnen helfen können, dass Sie in so eine tägliche Trainingsroutine hinein kommen können. Wir haben Ihnen Materialien erstellt, in denen Sie nochmals alles nachlesen können, was wir hier besprochen haben. Wir haben für Sie CDs vorbereitet, auf denen die einzelnen …

TEK-Handbuch   TEK-audio-Training

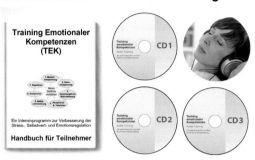

Folie 99. ... Übungen enthalten sind. Diese braucht man abends nur noch einzulegen und kann dann einfach den Instruktionen folgen. So schaffen Sie es vielleicht jeden Tag, eine Viertelstunde für sich zu reservieren, in der Sie etwas für sich tun und Ihre emotionalen Kompetenzen trainieren. Zusätzlich zu dieser Viertelstunde Intensiv-Training schlagen wir Ihnen vor, die einzelnen Kompetenzen in der ganz kurzen Form häufiger einmal zwischendurch, jeweils für ein paar Sekunden zu üben.

© Marina_Ph/istockphoto.com

mobileTEK

Wenn erwünscht:

- Tägliche SMS-Übungsvorschläge aufs Handy

- Tagsüber: ultrakurze Übungen (6 Sek. max.)
  abends: eine längere Übung (15 Min. max.)

Folie 100. Damit diese Übungen nicht im hektischen Alltag untergehen, haben wir ein Computerprogramm entwickelt, mit dem wir SMS-Mitteilungen an Sie verschicken können. Diese beinhalten Einladungen zu kurzen TEK-Übungen. Sie erhalten z. B. um 11:15 Uhr die SMS: »Entspanne doch jetzt einmal kurz deinen Unterkiefer« und dann lassen Sie diesen einmal kurz locker. Das dauert nur drei Sekunden, ist also nur eine ganz kleine Sache, aber wenn Sie das am Tag dreimal machen, summiert sich das zu einem ganz ordentlichen Effekt. Dieser Effekt kann dann entscheidend dafür sein, ob Sie in die beschriebenen Teufelskreise rutschen oder nicht. (Folie weglassen, wenn kein SMS-Training angeboten wird.)

TEK-lender:

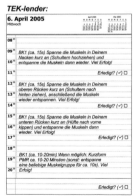

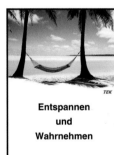

Folie 101. Wenn Sie kein Handy haben oder es nicht benutzen wollen, können Sie von uns auch diese kleinen Trainingskalender (zeigen) haben. In diesen stehen dieselben Texte wie in den SMS. Diese Kalender können Sie immer bei sich haben. Wenn Sie mal eine Minute Zeit haben, können Sie im Kalender nachschauen: »Aha, diese Übung wäre jetzt dran« und dann machen Sie kurz diese Übung. Sie können sich die Kalenderblätter auch auf den Schreibtisch stellen oder in Ihre Agenda einheften, ganz wie das für Sie am besten und am einfachsten ist. Also Sie sehen, wir haben keine Mühen gescheut und wir machen gleich eine Runde, um zu fragen, was Sie von diesem Angebot nutzen wollen. Aber letztlich hängt der Erfolg von diesem Training nicht davon ab, was wir Ihnen hier alles geben.

© brians101/istockphoto.com

Mein „Satz vom Guten Grund":

Ich werde - soweit mir das möglich ist - intensiv
an meinen emotionalen Kompetenzen arbeiten,
weil:

———————————————————

———————————————————

———————————————————

Folie 102. Letztlich hängt der Erfolg von Ihnen
selbst ab. Sie müssen sich klar werden, ob Sie bereit
sind, für Ihre Gesundheit und für Ihr Wohlbefinden
diese Mühen und die Zeit des Trainings zu investieren. Und hierbei stellt sich wieder die Frage nach
Ihrem persönlichen positiven Ziel, das Sie mit diesem Training erreichen wollen.

Jetzt können Sie sich ja noch ein paar Minuten überlegen, inwieweit Sie in den nächsten Wochen Ihre
emotionalen Kompetenzen trainieren, und welche
Hilfestellungen Sie dafür haben wollen.

© DenisNata/istockphoto.com (teilweise modifiziert) © inkty-
coon/istockphoto.com (teilweise modifiziert)

In der Drei-Tages-Variante verteilen die Trainer
den »**persönlichen Trainingsplan**« (▶ Kap. 19 Praxismaterialien, Abb. 19.5), auf dem die Teilnehmer
eintragen können, wann sie die TEK-Übungen jeweils machen wollen (genereller Vorschlag im TEK:
Einmal am Tag 15 Minuten und dreimal am Tag 15
Sekunden). Je nach Zielgruppe kann bei Bedarf die
Motivation zum Üben anhand der Arbeitsblätter
(▶ Abb. 19.6–19.8) aus ▶ Kap. 19 noch weiter vertieft
werden. Die Trainer geben außerdem ein Blatt herum, auf dem die Teilnehmer eintragen können,
welche **Hilfsmittel** Sie gerne hätten (TEKaudio CDs
1 bis 3, Kalender, Patientenbroschüre, SMS-Coa-
ching; ▶ **http://www.tekonline.info**). Je nach
Wunsch teilt der Trainer die entsprechenden Mate-
rialien aus (wenn umsonst: als »Belohnung für's
Üben«). Die Teilnehmer, die am SMS-Coaching-
Programm teilnehmen wollen, sollten auf diesem
Blatt auch die Handy-Nummer eintragen, an die die
SMS-Botschaften geschickt werden sollen.

In der Drei-Tages-Version wird besprochen,
dass eine wichtige Strategie zur Motivationssteige-
rung auch darin besteht, sich fürs Üben möglichst
oft zu **belohnen**, da »Menschen immer das machen,
was letztlich zu guten Gefühlen führt«. Und »da Sie
sich ja heute schon angestrengt und sich eine Belohnung verdient haben, laden wir Sie zum Abschluss
des ersten Tages zu einer **Genussübung** ein«.

Genussübungen werden vorgestellt als angenehme »Wahrnehmungsübungen, bei denen man jetzt
aber noch einen Schritt weiter geht, als wir das bei
der nicht-bewertenden Wahrnehmung getan haben. Jetzt versuchen wir, uns auf angenehme Wahr-

nehmungen zu konzentrieren und diese Wahrnehmungen zu nutzen, um – soweit das gerade geht –
angenehme Gefühle auszulösen.« Die Genussübung
wird wie folgt eingeleitet und durchgeführt (zu
vertiefenden Erläuterungen dieser Interventionsform s. Koppenhöfer, 2004; Lutz, 2000 oder Kaluza,
2004).

Genussübung als belohnender Ausklang

Wie wir gerade besprochen haben, ist es wichtig, sich
für das regelmäßige Üben zu belohnen. Da Sie heute
hier hart gearbeitet und viel trainiert haben, machen
wir zum Abschluss noch eine belohnende Übung.
Bei dieser Übung trainieren wir auch die Konzentration auf die Wahrnehmung, versuchen aber jetzt
schon einmal, die Stimmung noch ein wenig ins
Positive zu rücken. Das heißt, wir konzentrieren uns
jetzt bewusst auf die angenehmen Aspekte unserer
Wahrnehmung und versuchen einmal gezielt, diese
zu genießen.

Dazu haben wir eine ganze Reihe von Gegenständen
mitgebracht, die Sie in Ihrem Alltag auch zur Verfügung haben. Das Genusstraining funktioniert nun so,
dass Sie die Augen schließen und wir Ihnen einen
Gegenstand in die Hand geben. Ihre Aufgabe ist es
dann, sich auf die Wahrnehmung dieses Gegenstandes zu konzentrieren. Es geht darum, den Gegenstand mit allen Sinnen zu erkunden. Zuerst wird das
der Tastsinn sein, dann der Geruchssinn, dann der
Geschmackssinn. Wenn Sie einen Gegenstand genug
erfahren haben, halten Sie ihn einfach in den Raum
vor sich und wir tauschen ihn dann gegen einen anderen aus. Ist das Prinzip verständlich?

O.K., dann fangen wir an.
Nehmen Sie eine bequeme Sitzhaltung ein, ... schließen Sie die Augen, ... lassen Sie Ihre Muskeln locker
werden, ... atmen Sie ruhig und gleichmäßig. Und
wenn Sie dann soweit sind, strecken Sie eine Hand
aus und empfangen einen Gegenstand ...
(Die erste Runde von Gegenständen kann z. B. aus
Muscheln oder wohl geformten Steinen bestehen.)
Beginnen Sie damit, diesen Gegenstand ganz genau
zu ertasten, ihn mit Ihren Fingern zu erkunden: Welche Form hat er? ... Wie fühlt sich die Oberfläche an? ...
Ist sie eher glatt oder eher rau? ... Ist der Gegenstand
eher warm oder eher angenehm kühl? Stellen Sie sich
den Gegenstand vor Ihrem inneren Auge vor ...
Wenn Sie den Gegenstand ausreichend erkundet
haben, halten Sie ihn wieder in die Mitte und Sie werden dafür einen neuen bekommen ...
(Die Trainer können die Gegenstände der Teilnehmer
zunächst untereinander austauschen. Nach einer
Weile werden die Gegenstände dann durch Gegenstände mit einem möglichst angenehmen oder inte-
ressanten Duft ausgetauscht.)
Auch diesen Gegenstand können Sie zunächst mit Ihren Händen erfahren: Welche Form hat er? ... Wie fühlt
sich die Oberfläche an? Ist sie eher glatt oder eher
rau? ... Ist der Gegenstand eher warm oder eher angenehm kühl? Stellen Sie sich den Gegenstand vor Ihrem inneren Auge vor ... Wenn Sie diesen Gegenstand
genug ertastet haben, können Sie einmal daran riechen: Wonach riecht er? ... Woran erinnert Sie dieser
Geruch? ... Wenn Sie den Gegenstand dann ausführlich erkundet haben, halten Sie ihn wieder in die Mitte und Sie werden dafür einen neuen bekommen ...
(Die Trainer können dann die Gegenstände der Teilnehmer zunächst untereinander austauschen. Nach
einer Weile werden die Gegenstände durch Gegenstände mit einem möglichst angenehmen oder inter-
essanten Geschmack ausgetauscht, z. B. zuerst Muscheln und Steine, dann Zitrusfrüchte (Orangen), am
Schluss Schokolade.)
Auch diesen Gegenstand können Sie dann zunächst
mit Ihren Händen erfahren: Welche Form hat er? ...
Wie fühlt sich die Oberfläche an? Ist sie eher glatt
oder eher rau? ... Ist der Gegenstand eher warm oder
eher angenehm kühl? Stellen Sie sich den Gegenstand vor Ihrem inneren Auge vor ... Wenn Sie diesen
Gegenstand genug ertastet haben, können Sie einmal daran riechen: Wonach riecht er? ... Woran erin-

nert Sie dieser Geruch? Wenn Sie jetzt einen essbaren
Gegenstand in der Hand halten, können Sie den auch
einmal an die Lippen legen. Konzentrieren Sie sich
genau auf diesen ersten Kontakt ... Wie fühlt sich das
an? ... Dann können Sie den Gegenstand auf die Zunge legen. Noch nicht zubeißen! Spüren Sie erst einmal, wie sich das anfühlt. Ertasten Sie den Gegenstand mit der Zunge ... Wie schmeckt der Gegenstand? An welchen Stellen auf der Zunge schmeckt
der Gegenstand vielleicht anders? ... Dann können
Sie langsam beginnen, den Gegenstand vorsichtig zu
kauen. Achten Sie dabei darauf, wie sich der Geschmack mit dem Zubeißen ändert. Kauen Sie langsam weiter ... Achten Sie darauf, ob sich der Geschmack dabei verändert ... Wenn Sie dann kleine
Stücke des Gegenstandes runterschlucken, versuchen Sie auch das ganz bewusst zu tun.
Wenn Sie wieder einen neuen Gegenstand haben
möchten, halten Sie einfach Ihre Hand auf. Nehmen
Sie sich noch ein paar Minuten Zeit, diesen oder
noch einen weiteren Gegenstand zu erfahren.
(3 Min. Pause)
Dann können Sie jetzt langsam beginnen, mit der
Übung zum Ende zu kommen. Verabschieden Sie sich
von diesem Gegenstand ... Geben Sie ihn wieder in
die Mitte ... Dann nehmen Sie sich noch ein wenig
Zeit ... Spüren Sie noch einmal nach, wie es Ihnen gerade geht ... und kommen Sie dann ganz in Ihrem
Tempo wieder in den Raum hier zurück ...

In der sich anschließenden **Nachbesprechung** der
Übung arbeiten die Trainer heraus, dass kleine Genussübungen leicht in den Alltag eingebaut werden
können und dass sie ein angenehmer Weg sind, die
eigenen positiven Emotionen regelmäßig zu aktivieren. Bei Bedarf können die Trainer dabei auch
jeweils relevant erscheinende Genussregeln in die
Nachbesprechung einbringen. Wichtige Genussregeln sind:
- Genuss braucht Zeit.
- Genuss muss erlaubt sein; mehr noch: Genuss
  muss ein Ziel sein.
- Genuss geht nicht nebenbei: Planen Sie Gele-
  genheiten zum Genießen bewusst ein.
- Genuss ist Geschmackssache: Jeder entscheidet
  selbst, was gefällt.
- Weniger ist oft mehr. Entscheidend ist die
  Konzentration auf die Wahrnehmung.

- Die Genussfähigkeit will trainiert sein: Übung macht den Meister.
- Bauen Sie Genuss in den Alltag ein. Was könnten Ihre »Genuss-Rituale« sein?

In der Drei-Tages-Version wird der erste Tag mit einer **Feedback-Runde** beendet. Dabei wird zum einen gefragt, was die Teilnehmer als besonders hilfreich (oder auch als besonders schwierig) erlebt haben.

Zum anderen werden sie aufgefordert, ihren persönlichen **Trainingsplan** für die nächsten zwei Wochen vorzustellen (evtl. inklusive der noch neu mit aufgenommenen Genussübungen). Die Trainer achten beim Kommentieren darauf, sich möglichst auf das Verstärken positiver Vornahmen zu konzentrieren, auch wenn diese noch so klein erscheinen.

Nach der Feedback-Runde laden die Trainer die Teilnehmer ein, in den nächsten zwei Wochen das bislang Besprochene in der Patientenbroschüre (mit Code unter http://www.tekonline.info downloadbar) nachzuarbeiten und sich mit der Broschüre schon auf die nächste Sitzung vorzubereiten. Dazu sollen sie ▶ Kap. 10 zu »Akzeptanz und Toleranz« lesen und die Arbeitsblätter ▶ Abb. 19.9 und ▶ Abb. 19.10 aus ▶ Kap. 19 lesen bzw. bearbeiten.

Den Abschluss bildet die **Rückmeldung der Trainer**, die in zwei Sätzen die Inhalte des ersten Tages zusammenfassen, die Gruppe für den erbrachten Einsatz, die gezeigte Offenheit etc. loben und dann viel Erfolg beim jetzt anstehenden eigenständigen Training wünschen.

Akzeptanz und Toleranz gegenüber den eigenen Gefühlen

M. Berking

© Springer-Verlag GmbH Deutschland 2017
M. Berking, *Training emotionaler Kompetenzen*
DOI 10.1007/978-3-662-54273-6_10

In der Drei-Tages-Version des TEK wird die Basiskompetenz 4 zu Beginn des zweiten Tages erarbeitet. Zum **Einstieg** wird dabei zunächst einmal mit dem Ballspiel (► Kap. 5) die Erinnerung an die Namen der Teilnehmer aufgefrischt. Analog zum ersten Tag sollen dabei wieder Sätze vervollständigt werden. Diese beziehen sich jetzt aber auf die Basiskompetenz 4: »Ich heiße ... Ich kann meine Gefühle dann nur schwer akzeptieren, wenn ...« und in der zweiten Runde: »Ich heiße ... und ich kann meine Gefühle gut akzeptieren, wenn ich ...«.

Im Anschluss werden die **Hausaufgaben** besprochen. Im Vordergrund steht dabei die Frage, inwieweit es die Teilnehmer geschafft haben, in den letzten Wochen selbstständig zu üben. Die Trainer fokussieren dabei stark auf alles was geklappt hat und sparen nicht mit Lob für die Anstrengungen.

Probleme und Schwierigkeiten werden sachlich und lösungsorientiert besprochen, wobei die Trainer zunächst das Problem klären und dann den betroffenen Teilnehmer oder die Gruppe fragen sollten, wie man damit umgehen kann. Grundsätzlich gilt dabei: Aufmerksamkeit bekommen vor allem die Teilnehmer, die sich sichtlich bemüht haben.

Dann wird der Teil der Hausaufgabe besprochen, bei dem sich die Teilnehmer mit den Patientenmaterialien über **Basiskompetenz 4** »Akzeptanz und Toleranz« informieren sollten. Dabei werden zunächst Fragen der Teilnehmer geklärt. Danach wird die Frage gestellt, was unter »Akzeptieren und Tolerieren« zu verstehen sei. Unter Einbindung der Antworten der Teilnehmer wird die Kompetenz dann wie folgt vorgestellt.

10.1 Vorstellung der Kompetenz (Teil A)

Ursachen anhaltenden Stresserlebens

Teufelskreis 4

Erregung der Amygdala

Aktivierung von Vermeidungszielen

Folie 103. Bei der Basiskompetenz 4 »Akzeptieren und Tolerieren« geht es darum, nicht um jeden Preis und automatisch zu versuchen, unangenehme Gefühle sofort zu kontrollieren oder abzuschalten, ...

Die Therapie: Basiskompetenz 4

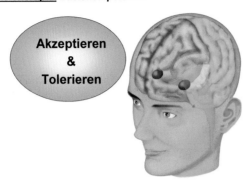

Folie 104. ... sondern unsere emotionalen Reaktionen erst einmal zu akzeptieren und uns klar zu machen, dass wir sie auch aushalten können. Wissen Sie noch, warum diese Kompetenz so wichtig ist?

Kaum absteigende Bahnen von „Willensarealen" zur Amygdala

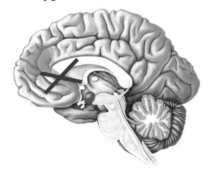

Folie 105. Richtig: Gefühle werden hauptsächlich von Gehirnregionen reguliert, auf die wir mit unserem Willen keinen direkten Einfluss haben. Wir können nicht einfach ein bestimmtes Gefühl wollen und schon ist es da, oder es nicht wollen und schon ist es weg.

Aktivierung der Amygdala → massive Veränderungen im Körper und im Gehirn

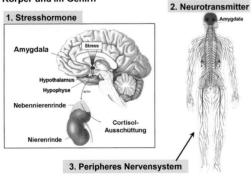

Folie 106. Außerdem gehen emotionale Reaktionen mit tiefgreifenden Veränderungen in unserem Körper einher. Dabei werden z. B. bestimmte Hormone oder Neurotransmitter ausgeschüttet. Diese Substanzen sind erst einmal in unserem Körper vorhanden und entfalten dort ihre Wirkung. Es braucht einfach eine gewisse Zeit, bis sie wieder abgebaut sind. Daher dauert es eben oft auch eine ganze Weile, bis wir ein Gefühl verändern können. Wenn wir jetzt von uns verlangen, dass wir doch gefälligst sofort wieder ruhig und entspannt sein sollten, setzen wir uns ein Ziel, das wir nicht erreichen können. Durch den vorprogrammierten Misserfolg wird dann die Amygdala wieder aktiviert.

Nur dann können die körpereigenen Mechanismen der Emotionsregulation aktiv werden und die Emotion positiv beeinflussen („Emotionale Verarbeitung").

1. Das Zulassen von Gefühlen erlaubt dem Gehirn, die Information, die in dem Gefühl steckt, zu verarbeiten. Ist dies geschehen, hat die Emotion ihre Aufgabe erfüllt und kann gehemmt werden.

2. Wenn wir nicht durch den Kampf gegen unsere Gefühle zusätzlich „Öl ins Feuer gießen", können die Systeme, die dafür zuständig sind, dass Emotionen nicht zu lange anhalten, die Emotion effektiv hemmen.

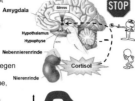

Folie 107. Wenn wir dagegen ein Gefühl zulassen, es akzeptieren, es uns erlauben und dem Gefühl erst einmal Raum geben, dann hat das Gehirn die Chance, die Information, die in dem Gefühl liegt, zu integrieren. Dieses Gefühl hat dann seine Signalfunktion erfüllt und kann gehemmt werden. Dann können die körpereigenen Emotionsregulationssysteme damit beginnen, die Emotion herunter zu regulieren.

© hazimsn/istockphoto.com; und © Photos.com

Die Therapie: Basiskompetenz 4

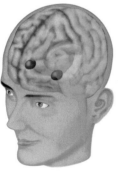

Man muss zuerst bei seinen Gefühlen ankommen, bevor man sie verändern kann.

Folie 108. Zusammengefasst heißt das: Wir müssen bei einem Gefühl erst einmal ankommen, bevor wir es verändern können. Fragen dazu? Anmerkungen? Kommentare?

Basiskompetenzen und `TEK-Sequenz´

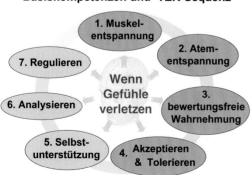

Folie 109. Dann können wir jetzt dazu übergehen zu erarbeiten, wie man das am besten machen kann. Kern der Basiskompetenz 4 ist, dass wir lernen, unseren eigenen Gefühlen gegenüber eine akzeptierende Einstellung zu aktivieren. Wenn wir das schaffen, bringen wir damit die »Ruhe ins System«, die wir brauchen, um anschließend unsere Emotionen effektiv regulieren zu können (BK 6 & 7, zeigen). Aber wie machen wir das konkret? »Akzeptieren und Tolerieren«?

Die Therapie: Die Schritte zur Akzeptanz

1. *Akzeptieren- und Aushalten-können als Ziel setzen*
2. *Ziel durch Begründung stärken*
3. *Gefühle als Verbündete sehen*
4. *Eigene Belastbarkeit bewusst machen*
5. *Die Vergänglichkeit von Gefühlen bewusst machen*

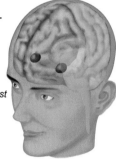

Folie 110. Richtig: mit dem »persönlichen Akzeptanz- und Toleranzplan«, den Sie ja vielleicht zu Hause schon einmal versucht haben zu bearbeiten ...

10.2 Erläuterungen und Übungen zum Aufbau der Kompetenz (Teil B)

In der Folge werden die einzelnen Schritte des Akzeptanz- und Toleranzplans (▶ Kap. 19 Praxismaterialien, Abb. 19.10) zusammen erarbeitet.

Bei den ersten beiden Schritten lassen die Trainer noch einmal einfließen, dass Akzeptanz und Toleranz normalerweise für das Gehirn »**Strategien zweiter Wahl**« sind, weil »es immer angenehmer ist, die eigenen Gefühle in die gewünschte Richtung verändern zu können. Damit das Gehirn bereit ist, eine Strategie zweiter Wahl einzusetzen, muss klar gestellt werden, warum eine solche Strategie gewählt wird.« Oft bedarf es an dieser Stelle noch einer weiteren **Konzeptklärung**: Es geht bei dieser Kompetenz gezielt um die Akzeptanz und Toleranz der aktuellen Gefühle, nicht um die Akzeptanz der Situation, die sie auslöst. Es geht darum, sich bewusst zu machen, dass es grundsätzlich »o.k.« ist, emotional so zu reagieren, wie man gerade reagiert (denn diese Reaktionen haben ihren Sinn und ihre Gründe). Es geht darum, sich bewusst zu machen, dass man diese Gefühle auch für eine ganze Zeit aushalten kann. Es geht nicht darum, die belastenden Gefühle »toll« zu finden. Akzeptanz bedeutet auch nicht aufzugeben, oder sich nicht mehr für Veränderung einzusetzen. **Akzeptanz und Toleranz** sind wichtige **Kompetenzen in Situationen, die wir nicht verändern können.** Bei Bedarf lässt sich dabei auch das Arbeitsblatt »Akzeptieren – Was heißt das?« (▶ Kap. 19 Praxismaterialien, Abb. 19.11) einsetzen.

Bei der Erarbeitung des dritten Schritts des »Akzeptanz- und Toleranzplans« (»Gefühle als Verbündete sehen«) wird als zusätzliche Hilfestellung die Übung »**Sinn und Nutzen von Gefühlen**« eingeschoben. Für diese Übung erhalten die Teilnehmer jeweils drei Karteikarten. Auf diese sollen sie je ein Gefühl schreiben, das in der letzten Zeit für sie besonders bedeutsam war. Auf die Rückseite sollen sie kurz ein paar Stichworte dazu schreiben, wobei ihnen dieses Gefühl helfen kann. Nach etwa 10 Minuten werden die Teilnehmer eingeladen, die Ergebnisse vorzustellen. Dazu sollen sie immer eine Karte in die Mitte der Gruppe auf den Boden legen und das Gefühl vorstellen und sagen, wobei ihnen dieses Gefühl helfen kann. Dabei sollen ähnliche Gefühle nah beieinander gelegt werden, so dass letztlich ein Raum der Gefühle aufgespannt wird, der einen Überblick über alle vorhandenen Gefühle gibt.

Bei der sich anschließenden Nachbesprechung ist es wichtig, darauf zu achten, dass für alle potenziell schädlichen Gefühle potenziell positive Aspekte thematisiert werden. Möglicher Nutzen einzelner negativer emotionaler Reaktionen ist z. B.:

- **Stress:** Aktiviert, macht wach, erhöht für eine gewisse Zeit die Leistungsfähigkeit.
- **Angst:** Wie Stress plus Einleitung von Vermeidung, um Organismus zu schützen.
- **Ärger:** Energetisiert für effektive Selbstdurchsetzung.
- **Scham:** Sorgt dafür, dass man soziale Regeln einhält und die soziale Integration nicht gefährdet.
- **Schuld:** Motiviert zu ethisch-orientiertem Verhalten.

- **Traurigkeit/Enttäuschung**: Leitet Ablösung von Zielen ein.
- **Depressive Stimmung**: Leitet grundsätzliche Neuorientierung ein.

Die Trainer achten darauf, dass in dem Gefühlsraum auch positive Gefühle auftauchen und deren Funktion und etwaiger Nutzen (»Bestätigung«, »zeigt richtigen Weg an«, »gibt Energie«) erläutert wird. (Als **Variante zur Wiederholung**: Teilnehmer bekommen einen Zettel, auf dem ein Emotionsbegriff steht, auf den Rücken geklebt. Dann gehen alle Teilnehmer im Raum herum und fragen die anderen: »Was kann ich gerade besonders gut? (da ich ja das Gefühl habe, das auf meinem Rücken steht)«. Aus den Antworten versuchen die Teilnehmer abzuleiten, welches Gefühl auf dem Zettel steht.

Nach dieser Übung werden die restlichen Schritte des »**persönlichen Akzeptanz- und Toleranzplans**« besprochen: 4. die eigene Belastbarkeit und 5. die Vergänglichkeit von Gefühlen bewusst machen. Speziell an dieser Stelle sind dabei von den Trainern therapeutische Fertigkeiten aus dem Bereich der **kognitiven Umstrukturierung** gefragt. Viele Teilnehmer haben grundsätzliche Zweifel, ob sie ihre negativen Gefühle aushalten könnten, wenn sie diese nicht vermeiden würden. Hier ist es wichtig, diese Überzeugung klar herauszuarbeiten und danach zu fragen, auf welche Erfahrungen sich diese Überzeugung stützt.

Oft treten dabei **katastrophisierende Annahmen** zu Tage, wie: »Wenn ich meine Gefühle zulasse, überwältigen sie mich, und ich werde total verrückt, depressiv, hilflos usw. und komme da nie mehr raus.« Hintergrund für solche Erfahrungen sind oft sehr schmerzhafte Gefühle, die den Patienten kaum erträglich schienen oder ein biographischer Hintergrund mit vielen Bedürfnisverletzungen. Es ist wichtig, an dieser Stelle herauszuarbeiten, dass vor dem Hintergrund dieser Erfahrungen die vermeidungsorientierten Einstellungen gegenüber belastenden Gefühlen verständlich sind (»**Validierung**« als erster Schritt). Diese Einstellungen »waren für bestimmte Zeiten im Leben wirklich hilfreich (Überlebensprogramm) ... aber die Frage ist, ob sie jetzt immer noch hilfreich sind«. Oft kann dabei vorsichtig herausgearbeitet werden, dass die

Befürchtung bislang noch nicht eingetroffen ist (z. B. noch nie »verrückt« geworden), auch wenn schon viele negative Emotionen erlebt wurden (»**empathisch-vorsichtige Konfrontation**« als zweiter Schritt).

Die zentrale kognitive Umstrukturierung besteht oft darin, die Teilnehmer sehen zu lassen, dass sie ja all die negativen Gefühle aus der Vergangenheit letztlich irgendwie ausgehalten haben (»sonst säßen Sie heute nicht hier«) und dass dies für eine »enorme Zähigkeit« bzw. für ein »enormes Durchhaltevermögen« spricht, eben weil die Gefühle, die die Patienten erlebt haben, so »schlimm« und »eigentlich nicht aushaltbar« waren.

Bei Patienten, die in diesem Bereich besondere Schwierigkeiten haben, kann man (evtl. in der begleitenden Einzeltherapie) auch die Übung »**Gute Zeiten – schlechte Zeiten**« einsetzen. Dabei soll der Patient sein bisheriges Leben als Linie über einer Zeitachse aufmalen, so dass die Linie in den Zeiten, in denen es dem Patienten gut ging, weiter oben und in den Zeiten, in denen es dem Patienten nicht so gut ging, weiter unten verläuft (◘ Abb. 10.1). Der Gesamtverlauf lässt sich dann aus einer Reihe von Perspektiven analysieren. Die für die Toleranzsteigerung wichtige Perspektive besteht darin, gerade auf lang anhaltende negative Phasen zu fokussieren, sich diese beschreiben zu lassen und nachzufragen, welche Kompetenzen dahinter stehen, dass der Patient diese harten Zeiten aushalten konnte. Der logische Hebel bei dieser mit viel Einfühlungsvermögen durchzuführenden Technik besteht darin, dass der Patient allein dadurch, dass er noch vor uns sitzt, zeigt, dass er diese Zeiten zumindest irgendwie ausgehalten hat.

Um die »**passagere Natur**« von Emotionen deutlich zu machen, kann man z. B. die Patienten fragen, wie lange ein bestimmtes Gefühl bei ihnen maximal angedauert hat. Aufbauend auf der Antwort kann man die Gruppe Erklärungen dafür finden lassen, warum Gefühle nie länger als einen bestimmten Zeitraum lang aktiviert sind. Dabei kann man z. B. auf die Funktion von Emotionen rekurrieren: Ein Signal, das dauernd an wäre, hätte keinen Signalcharakter mehr. (Die damit einhergehende Wiederholung des bereits Besprochenen ist erwünscht. Nach dem Motto: Redundanz ist die Mutter der Pädagogik.)

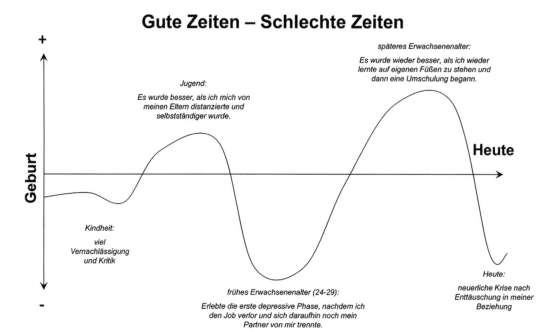

Abb. 10.1 Zusätzliche Übung zur Toleranzsteigerung

Den Abschluss der Erarbeitung der Basiskompetenz 4 bildet die Formulierung des »**persönlichen Akzeptanz- und Toleranz-Satzes**« (z. B.: »Es ist o.k., dass ich mich gerade so fühle. Wenn es sein muss, kann ich diese Gefühle auch eine ganze Weile aushalten«). Die Gruppenteilnehmer stellen der Reihe nach ihren Satz vor. Die Trainer laden bei Bedarf ein, den Satz noch einmal zu überdenken und ggf. umzuformulieren.

10.3 Einbau der Kompetenz in die TEK-Sequenz (Teil C)

Mit Einsatz der Basiskompetenz »Akzeptieren und Tolerieren« als Teil der TEK-Sequenz soll (im Anschluss an das Benennen der aktuellen Gefühle) über **affirmative Selbstinstruktionen** eine akzeptanz- und toleranzfördernde Einstellung gegenüber den aktuell präsenten Gefühlen aktiviert werden. Zum gezielten Üben der Kompetenz stellen sich die Teilnehmer nach dem Üben der Basiskompetenzen 1 bis 3 zunächst einmal ein belastendes Gefühl aus der letzten Zeit vor und versuchen dann, diesem

gegenüber eine akzeptanz- und toleranzfördernde Einstellung zu aktivieren, z. B. indem sie zu sich sagen, » ... und es ist auch o.k., dass ich so reagiere und ich weiß, dass ich diese Gefühle zur Not auch eine ganze Weile aushalten kann«. Diese affirmative Selbstinstruktion kann der zuvor herausgearbeitete »persönliche Akzeptanz-Satz« sein oder sich eng an diesen anlehnen.

Bei den vorangehenden Basiskompetenzen wird ab jetzt Muskelentspannung nach der TEK-Kurzform der Progressiven Muskelrelaxation (PMR) geübt. Dabei werden alle Muskeln des Körpers gleichzeitig angespannt und danach wieder in Kombination mit dem langen Ausatmen entspannt. Ein Vorschlag für die konkrete Anleitung der TEK-Sequenz bis zur Basiskompetenz 4 wird im Folgenden dargestellt:

Gongschlag

Nehmen Sie eine bequeme Sitzhaltung ein, ... schließen Sie die Augen ... und stellen Sie sich darauf ein, dass wir gleich mit dem Wechsel zwischen Anspannung und Entspannung beginnen. Dabei werden wir ab jetzt alle Muskeln im Körper gleichzeitig anspannen und dann wieder entspannen ... (**3 Sek. Pause**).

Wenn Sie soweit sind, beginnen wir mit dem Wechsel von Anspannung und Entspannung: Spannen Sie *jetzt* die Muskeln in Ihrem Körper an, indem Sie die Hände zu Fäusten ballen, Fäuste nach innen anwinkeln, die Unterarme an die Oberarme anwinkeln, die Fäuste zu den Schultern führen, dann die Zähne aufeinander beißen, Mundwinkel nach außen ziehen, Augen vorsichtig zusammenkneifen, Stirn in Falten legen, Schultern hoch ziehen und dann nach hinten, Hüfte nach vorne kippen, Pobacken zusammenkneifen, Beine anheben und nach vorne strecken … Jetzt die Anspannung kurz halten, … dabei weiter ruhig atmen, soweit das geht … und dann die Muskeln … beim nächsten Ausatmen … wieder locker lassen … Achten Sie auf den Unterschied zwischen der Anspannung von eben und der Entspannung, die Sie jetzt spüren … Atmen Sie dabei ruhig und gleichmäßig … und lassen Sie die Muskeln bei jedem Ausatmen noch ein wenig lockerer werden. (**5 Sek. Pause**) Spannen Sie bitte *jetzt* noch einmal alle Muskeln in Ihrem Körper an, indem Sie die Hände zu Fäusten ballen, die Fäuste nach innen anwinkeln, die Unterarme an die Oberarme anwinkeln, die Fäuste zu den Schultern führen, dann die Zähne aufeinander beißen, Mundwinkel nach außen ziehen, Augen vorsichtig zusammenkneifen, Stirn in Falten legen, Schultern hoch ziehen und dann nach hinten, Hüfte nach vorne kippen, Pobacken zusammenkneifen, Beine anheben und jetzt aber die Zehen, soweit es geht, Richtung Nasenspitze ziehen … Jetzt die Anspannung spüren, … die Anspannung halten, … dabei weiter ruhig atmen, soweit das geht … und dann die Muskeln … beim nächsten Ausatmen … wieder locker lassen … Achten Sie auf den Unterschied zwischen der Anspannung von eben und der Entspannung, die Sie jetzt spüren … Atmen Sie dabei ruhig und gleichmäßig … und lassen Sie die Muskeln bei jedem Ausatmen noch ein wenig lockerer werden. (**5 Sek. Pause**) Dann gehen Sie jetzt in den Modus des »nicht-bewertenden Wahrnehmens« und richten Sie Ihre Aufmerksamkeit auf die Empfindung Ihres Atems, wie dieser ein- … und wieder aus- … strömt. Sagen Sie innerlich zu sich beim Einatmen »ein« und beim Ausatmen »aus« und versuchen Sie sich, soweit das geht, auf die Empfindung des Atems zu konzentrieren … Wenn Sie merken, dass Sie abschweifen oder dass Ihnen andere Gedanken durch den Kopf gehen, machen Sie sich eine kurze mentale Notiz, wie »abge-

schweift« oder »Gedanken«, und führen Sie Ihre Aufmerksamkeit wieder liebevoll zurück zum Atem … Freuen Sie sich jedes Mal, wenn Sie mitbekommen haben, dass Sie innerlich abgelenkt waren, darüber, dass Sie es gemerkt haben und konzentrieren sich dann wieder auf den Atem. Nehmen Sie sich jetzt eine gute Minute für diese Übung … (**1 Min. Pause**) Ein und wieder aus … Wenn Sie abschweifen, machen Sie sich eine kurze mentale Notiz und lenken dann Ihre Aufmerksamkeit wieder liebevoll zum Atem … (**10 Sek. Pause**) Dann lösen Sie sich jetzt mit Ihrer Aufmerksamkeit vom Atem. Öffnen Sie Ihre Aufmerksamkeit … und versuchen Sie einmal bewusst wahrzunehmen, was Sie gerade an Körperwahrnehmungen spüren können (**5 Sek. Pause**) … Dann versuchen Sie einmal wahrzunehmen, was Sie in diesem Moment gerade hören … (**5 Sek. Pause**) Was Sie im Moment gerade riechen … (**5 Sek. Pause**) Was Sie gerade mit den Augen wahrnehmen können, selbst wenn diese geschlossen sind … (**5 Sek. Pause**) Was Ihnen gerade für Gedanken durch den Kopf gehen … (**5 Sek. Pause**) Was für Ziele und Wünsche bei Ihnen gerade aktiviert sind … (**5 Sek. Pause**) Und was für Gefühle und Stimmungen bei Ihnen gerade vorhanden sind … (**5 Sek. Pause**) Versuchen Sie die Gefühle, die Sie bei sich wahrnehmen können, einmal kurz zu benennen … und wenn Sie wollen, ihre Stärke jeweils auf einer Skala von 0 bis 10 einzuschätzen. (**10 Sek. Pause**) Jetzt üben Sie bitte Ihren »persönlichen Akzeptanz-Fahrplan« mit den Gefühlen, die bei Ihnen gerade da sind. Erlauben Sie sich diese Gefühle, auch wenn es sich dabei um potenziell problematische Gefühle handelt. Beginnen Sie damit, dass Sie sich *jetzt* die Akzeptanz der eigenen Gefühle als Ziel setzen und dieses Ziel durch eine Begründung stärken, z. B. indem Sie zu sich sagen: »Jetzt geht es darum, meine Gefühle zu akzeptieren und sie mir zu erlauben, … weil ich meine Gefühle gerade eh im Moment nicht so leicht verändern kann …« oder »… weil ich erst einmal bei meinen Gefühlen ankommen muss, bevor ich sie verändern kann«. Experimentieren Sie solange mit Ihrer Zielformulierung und Ihrer Begründung, bis Sie eine gefunden haben, die Sie wirklich überzeugt. (**10 Sek. Pause**) Dann gehen Sie dazu über, eine positive Einstellung gegenüber Ihrem Gefühl zu aktivieren, z. B. indem Sie den Satz ergänzen: »Dieses Gefühl hat auch positive

Seiten. Es gibt mir wichtige Information. Es will mir sagen, dass ...« oder » ... Es versucht mir dabei zu helfen, dass ...«. (**10 Sek. Pause**)

Dann können Sie damit beginnen, sich bewusst zu machen, dass Sie auch problematische Gefühle aushalten können ... Denken Sie an Ihre Stärken und Kompetenzen ... machen Sie sich klar, dass Sie in der Vergangenheit schon oft negative Gefühle über eine längere Zeit ausgehalten haben ... Vielleicht sagen Sie zu sich:»Ich kann dieses Gefühl auch aushalten« ...»Ich habe in der Vergangenheit schon Vieles ausgehalten« ... Experimentieren Sie solange mit Ihrem »Belastbarkeits-Satz«, bis dieser auch gefühlsmäßig zumindest ein wenig bei Ihnen ankommt ... Suchen Sie einen Satz, den Sie glauben können. (**10 Sek. Pause**)

Dann machen Sie sich klar, dass Gefühle »passagere Phänomene« sind, dass Gefühle nicht ewig da sein werden. Vielleicht sagen Sie zu sich:» Gefühle kommen und gehen, auch problematische Gefühle werden nicht ewig anhalten« ... (**10 Sek. Pause**)

Zum Abschluss können Sie noch einmal versuchen, die Gedanken, die Ihnen beim Akzeptieren und Aushalten der negativen Gefühle am meisten geholfen haben, in einen »Akzeptanz-Satz« zu kleiden und sich diesen innerlich zu sagen, z. B. mit dem Satz: »Es ist o.k., dass ich mich gerade so fühle, ... ich habe ein Recht auf meine Gefühle und ich kann sie auch aushalten«. (**1 Min. Pause**)

Dann lassen Sie zum Abschluss noch einmal alle Muskeln im Körper locker ... Atmen Sie dabei ruhig und gleichmäßig ... und lassen Sie die Muskeln bei jedem Ausatmen noch ein wenig lockerer werden ... (**5 Sek. Pause**) und kommen Sie dann ... ganz in Ihrem Tempo ... aus der Entspannung und aus dieser Übung zurück ...

Gongschlag

Am Ende der Übung erfolgt wie immer die **Nachbesprechung**. Wenn das Setting und der Zeitrahmen es zulassen, können anschließend an dieser Stelle noch **weitere Übungen** eingebaut werden, bei denen die Abgabe von Kontrolle trainiert wird.

Bei der »**Baum-im-Sturm-Übung**« kann sich z. B. ein Teilnehmer mit geraden und geschlossenen Beinen in die Mitte eines Kreises stellen, der von den anderen Teilnehmern gebildet wird. Diese stützen ihn dann mit ihren Armen und kippen ihn immer leicht zur Seite, passen aber auf, dass er nicht umfällt. Eine andere, auflockernde Variante dieser Übung besteht darin, dass die Gruppe sich im Kreis aufstellt und mit einem dicken Tau umschließt. Dann lehnen sich alle Teilnehmer gemeinsam nach außen, aber so, dass die Gruppe dabei nicht umfällt. Anschließend werden die dabei gemachten Erfahrungen besprochen. Dabei gilt es herauszuarbeiten, dass es **oft sehr schwer ist Kontrolle abzugeben**, dass die Abgabe von Kontrolle aber notwendig ist, um die Erfahrung machen zu können, dass auch bei Abgabe von Kontrolle **nicht sofort etwas unaushaltbar Schlimmes passiert**.

Eine weitere Alternative besteht im Üben von formaler Sitzmeditation, wie sie im Zen oder in der Vipassana-Tradition beschrieben ist. Der (spontane) Einsatz dieser und ähnlicher Übungen kann eine wichtige Hilfe sein, um die Abläufe aufzulockern und ein erfahrungsorientiertes Gegengewicht zu den eher kognitiv orientierten Vorgehensweisen zu schaffen.

Effektive Selbstunterstützung in emotional belastenden Situationen

M. Berking

© Springer-Verlag GmbH Deutschland 2017
M. Berking, *Training emotionaler Kompetenzen*
DOI 10.1007/978-3-662-54273-6_11

Viele Patienten neigen dazu, sich in emotional belastenden Situationen selbst zu kritisieren. Mit der Vermittlung der Basiskompetenz 5 (»Effektive Selbstunterstützung«) soll dieser Tendenz entgegengewirkt werden. Das Vermitteln dieser Kompetenz nimmt im TEK deswegen einen vergleichsweise großen Raum ein, da neben der effektiven Selbstunterstützung in akut belastenden Situationen auch wichtige Grundlagen dieser Kompetenz thematisiert werden: »Selbstwert« und »kontinuierliche Selbstfürsorge«. Wie dabei konkret vorgegangen wird, soll im Folgenden dargestellt werden.

11.1 Vorstellung der Kompetenz (Teil A)

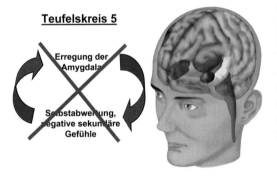

Folie 111. Unter Stress beginnen viele Menschen, sich selbst zu beschimpfen oder zu beschuldigen. Diese Attacken gegen sich selbst stellen eine Bedrohung dar; deshalb wird die Amygdala weiter aktiviert. Damit wird die Stressreaktion noch stärker. Außerdem entstehen durch diese Selbstkritik, in ohnehin schon schwierigen Situationen, noch zusätzliche belastende Gefühle wie Schuld oder Scham. Dadurch wird es immer schwieriger, konstruktiv mit der belastenden Situation umzugehen.

Die Therapie: Basiskompetenz 5

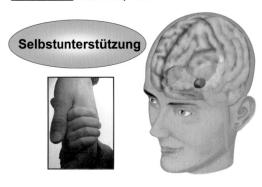

Folie 112. Um diesen Teufelskreis zu durchbrechen, ist es wichtig, dass man sich in schwierigen Situationen liebevoll unterstützt, ermutigt und ermuntert und sich nicht noch weiter durch destruktive Selbstvorwürfe das Leben schwer macht.

Selbstunterstützung: Hilfreicher Umgang mit sich in schwierigen Situationen

1. Anteilnahme & Mitgefühl

2. Sich selber Mut machen

3. Sich selber aufmuntern

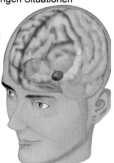

Folie 113. Stattdessen geht es darum, sich innerlich anteilnehmend zur Seite zu stehen, sich Mut zu machen und sich aufzumuntern.

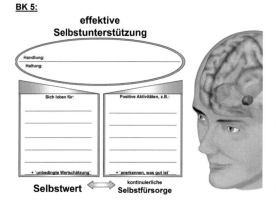

Folie 114. Eine solche Unterstützung in schwierigen Situationen wird allerdings nur dann gelingen, wenn wir glauben, dass wir es wert sind, uns für uns einzusetzen. Und die Aktivierung von positiven Stimmungen in belastenden Situationen wird nur in dem Maße gelingen, in dem wir vorher die Strukturen trainiert haben, die für diese positiven Stimmungen verantwortlich sind. Das heißt: Ein gutes Selbstwertgefühl und eine kontinuierliche Selbstfürsorge, bei der wir darauf achten, dass auch im Alltag immer ausreichend positive Aktivitäten vorhanden sind, sind quasi die Säulen, oder das Fundament, auf dem eine »effektive Selbstunterstützung« ruht. Deswegen werden wir uns zunächst erarbeiten, wie wir dieses Fundament stärken können. Dann gehen wir über zur Frage, wie wir uns in schwierigen Situationen gut unterstützen können.

Basiskompetenzen und `TEK-Sequenz´

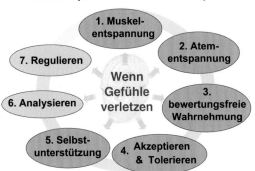

Folie 115. Damit erarbeiten wir uns die fünfte Kompetenz der TEK-Sequenz: die »effektive Selbstunterstützung«.

11.2 Übung zur Stärkung des Selbstwertes (Teil B1)

Die Teilnehmer erhalten zunächst das Arbeitsblatt 2 »Strategien zur Selbstwertsteigerung« (▶ Kap. 19 Praxismaterialien, Abb. 19.12; auch leicht selbst herstellbar: Auf ein DIN A3 Blatt Papier werden zwei ineinander liegende Kreise von etwa 5 bzw. 10 cm Durchmesser gezeichnet. Im größeren Kreis wird eine kleine »2« eingefügt, am oberen linken Rand des Papiers eine »1«. In den kleineren Kreis in der Mitte schreiben die Teilnehmer »ICH«.) Dann sollen sie in dem durch die 1 markierten äußeren Bereich »alle Ihre Erfolge in der Vergangenheit« in Stichwörtern aufschreiben. Nach etwa fünf Minuten erfolgt die Instruktion zu überlegen, was hinter den Erfolgen alles an persönlichen Stärken, Fähigkeiten und Kompetenzen stecken könnte. Diese werden ebenfalls auf dem Blatt eingetragen. Nach etwa fünf Minuten sollen sie beginnen zu überlegen, was andere an ihnen schätzen und auch das eintragen. Zum Abschluss sollen die Teilnehmer zusammentragen, welche Eigenschaften, die nichts mit Leistung und Kompetenzen zu tun haben, sie noch an sich schätzen; und welche Eigenschaften andere Personen an ihnen schätzen (»Was würden die anderen sagen, wenn du sie fragen würdest: Was magst du an mir?«) (immer alles um den äußeren Kreis herum).

Wenn alle Teilnehmer genügend Zeit hatten, wird kurz besprochen, wie sie die Übung erlebt haben. Dabei wird auch herausgearbeitet, dass der Sinn dieser Übung darin besteht, sich der eigenen Stärken und Kompetenzen bewusst zu werden, weil dieses Bewusstsein wichtig für das eigene Selbstwertgefühl

ist. Dann wird vorgeschlagen, noch einen Schritt weiter zu gehen und jetzt zu üben, zu seinen Qualitäten und Fertigkeiten auch nach außen zu stehen. Als erster Schritt dazu soll jeder Teilnehmer die eigenen Qualitäten einmal den anderen vorstellen.

Bei der Nachbesprechung wird vor allem auf die Gefühle eingegangen, die durch die Übung ausgelöst wurden. Diese variieren in der Regel zwischen Freude und Stolz bis hin zu Traurigkeit und Scham. Der Trainer versucht, mit der Gruppe zusammen eine Erklärung für diese unterschiedlichen Reaktionen zu finden. Als Fazit wird dabei herausgearbeitet, dass das Sich-bewusst-Machen der eigenen Qualitäten eine wichtige Quelle von Selbstwert sein kann, dass ein solcher Schritt aber oft sehr schwer ist, wenn man glaubt, dass »Eigenlob stinkt«, oder weil man sehr hohe Standards hat, oder weil bei der Bewertung der eigenen Person das tief eingeschliffene negative Selbstbild aktiviert wird, welches dann die emotionalen Reaktionen dominiert, die zur Abwertung der eigenen Leistungen führen (Stichwort: »innerer Kritiker«) etc. Es wird betont, dass es sehr wichtig ist, sich durch diese Schwierigkeiten nicht davon abhalten zu lassen, sich ein Bewusstsein der eigenen Qualitäten zu erarbeiten, da man sonst eine wichtige Quelle des Selbstwerts nicht nutzen kann.

Dann wird die Gruppe gefragt, ob diese Art der Selbstwert-Steigerung, die gerade geübt wurde, auch Probleme mit sich bringen könnte. Mit dieser Frage soll herausgearbeitet werden, dass die Strategie, seinen Selbstwert über Erfolge und Fertigkeiten zu definieren, dazu führen kann, dass man von diesen Erfolgen und Fertigkeiten abhängig wird. Wenn die Erfolge einmal ausbleiben oder wenn man bestimmte Sachen nicht mehr kann, hat das ein großes Selbstwertproblem zur Folge.

Als Fazit der an dieser Stelle eingeleiteten Diskussion sollte sich ergeben, dass diese »Strategie 1« (»**Stolz-auf-etwas-Strategie**«) zwar sehr wichtig und effektiv ist, aber noch um eine »Strategie 2« (»**Einfach-so-wertvoll-Strategie**«) ergänzt werden muss. Bei dieser zweiten Strategie geht es darum, sich unabhängig von dem, was man kann oder erreicht hat, oder was die Leute von einem denken, wertvoll zu fühlen. Es wird betont, dass diese Strategie für viele Menschen besonders schwierig ist. Trotzdem werden die Teilnehmer aufgefordert, sich zu überlegen, wie sie das machen könnten und ihre Antwort jetzt bei der »2« in den Kreis um den mittleren Kreis einzutragen.

Die anschließende Nachbesprechung sollte von einer offenen und patientenorientierten Haltung des Trainers geprägt sein. Auf die Frage, wie man seinen Wert unabhängig von bestimmten Erfolgen und anderen Bedingungen begründen kann, gibt es nicht *die* richtige Antwort. Eine mögliche und hilfreiche Antwort wäre z. B.: »Mein Wert ist ein Geschenk an mich selbst.« »Ich sage zu mir: Ich mag mich so, wie ich bin.« »Ich sage mir: Du bist o.k., so wie du bist.« Wichtig ist, dass die Teilnehmer eine Idee davon bekommen, dass die nicht an Bedingungen geknüpfte Wertschätzung eine wichtige innere Haltung ist, an der es sich zu arbeiten lohnt. An dieser Stelle kann der Trainer auch das Bild von den »guten Eltern und den sehr guten Eltern« einbringen: »Wenn ein Kind von der Schule heimkommt und eine gute Note vorzeigt, was machen gute Eltern? Richtig, sie loben das Kind und zeigen ihm, dass sie stolz sind. So ein Lob motiviert, gibt Kraft, stärkt das Selbstwertgefühl und spornt an, sich weiter einzusetzen, d.h. am Loben für eine gute Note erkennt man gute Eltern. Woran erkennt man aber die sehr guten Eltern? Richtig, daran, was sie machen, wenn das Kind mit einer 5 nach Hause kommt! Daran, dass sie das Kind trösten, es in den Arm nehmen, ihm Zuwendung und Unterstützung geben und dadurch klarstellen, dass es unabhängig von den Leistungen ein wertvoller Mensch ist. Nun konnten wir uns unsere Eltern ja nicht aussuchen, und der eine oder andere von Ihnen hatte vielleicht nicht das Glück, solche sehr guten Eltern zu haben. Aber im Laufe des Lebens haben wir ja zunehmend die Möglichkeit, uns unsere eigenen El-

tern zu sein und mit uns so umzugehen, wie es sehr gute Eltern machen: Uns zu loben für unsere Erfolge, uns aber auch als Person zu mögen und zu lieben, egal was passiert.«

Die unbedingte Wertschätzung der eigenen Person zumindest als Ziel zu implementieren, ist die erste Aufgabe der Trainer. Die zweite Aufgabe ist, den Teilnehmern dabei zu helfen, ihren individuellen Weg zu finden, wie sie dieses Ziel erreichen können. Gerade an dieser Stelle ist damit zu rechnen, dass bei einigen Patienten tiefgreifende Selbstwertprobleme sichtbar werden, die im Gruppenprogramm nicht ausreichend bearbeitet werden können. Dann ist es wichtig zu verdeutlichen, dass an dieser Stelle Veränderungsbedarf besteht, und zu besprechen, wo und mit wem weiter an diesem Thema gearbeitet werden kann.

Den Abschluss dieses Trainingsteils bilden Überlegungen dazu, wie man täglich etwas für das eigene Selbstwertgefühl tun kann. Eine mögliche **Übung** dazu besteht darin, sich täglich mindestens einmal für etwas zu loben, das man gut gemacht hat. Dieses Lob lässt sich auch als abendliches Ritual gestalten. Etwa in der Form, dass man sich abends nach dem Zähneputzen im Spiegel freundlich anlächelt und für etwas lobt, was man an dem Tag gut gemacht hat. Wenn die Patienten merken, dass sie ihr Lob oder ihre eigene Wertschätzung nicht glauben können, ist die Regel für das Training: Sich den **Widerstand** dagegen innerlich kurz **bewusst machen** (»Ah, Widerstand«, »Ah, der innere Kritiker«) und dann mit der Übung so gut es geht weiter zu machen, um damit die Selbstliebe zu stärken, soweit das eben im Moment geht. Zum Abschluss gilt es, sich noch einmal freundlich anzulächeln und sich selbst gegenüber zum Ausdruck zu bringen, dass man sich auch unabhängig von diesen Erfolgen liebt und wertschätzt.

Bei diesen Übungsvorschlägen ist es wichtig, zu vermitteln, dass das primäre Ziel nicht darin besteht, sich sofort vollständig vom eigenen Selbstwert zu überzeugen, sondern sich von etwaigen Widerständen nicht von der Arbeit am Selbstwertgefühl abhalten zu lassen. Der Trainer kann an dieser Stelle das **Arbeitsblatt zur effektiven Selbstunterstützung** (▶ Kap. 19 Praxismaterialien, Abb. 19.13) austeilen und die Teilnehmer einladen, Sachen für die sie sich loben können, aber auch ihren »Unbedingten-

Wertschätzungs-Satz«, in die »erste Säule der effektiven Selbstunterstützung« einzutragen. (In der 12-Sitzungs-Variante ist dies auch eine gute Hausaufgabe. Wenn passend, können die Teilnehmer auch eingeladen werden, ein Bild von sich (als Kind) anstelle der Grafik vom Kopf/Gehirn auf das Blatt zu kleben, um sich zu verdeutlichen, dass es bei diesem Arbeitsblatt darum geht, sich gut um die eigenen verletzlichen Anteile zu kümmern.)

11.3 Übung zur Verbesserung der kontinuierlichen Selbstfürsorge 1: Eine ausgeglichene Lebensführung (Teil B2)

Der weite Bereich der Selbstfürsorge im Alltag kann im TEK nur vergleichsweise kurz behandelt werden. Es erscheint uns aber wichtig zu vermitteln, dass man die im Training gelernten Fertigkeiten nicht missbrauchen darf, um einen Lebensstil zu rechtfertigen, der durch Überlastung geprägt ist und dadurch notwendigerweise zu Stressreaktionen und negativen Emotionen führt. In diesem Fall geht es darum, nicht nur an diesen Emotionen zu arbeiten, sondern auch den Lebensstil so zu modifizieren, dass sich Aufgaben und Pflichten auf der einen Seite und positive Aktivitäten auf der anderen Seite die Waage halten. Diese Ansicht legen wir in genau dieser Form auch den Patienten dar. Dann sollen die Teilnehmer auf dem **Arbeitsblatt »ausgeglichene Lebensführung«** (▶ Kap. 19 Praxismaterialien, Abb. 19.14) für einen typischen Tag aus der letzten Woche eintragen, was sie jeweils von 8.00 bis 9.00 Uhr, von 9.00 bis 10.00 Uhr usw. gemacht haben. Dabei sollen sie einschätzen, inwieweit es sich bei diesen Aktivitäten eher um Aufgaben und Pflichten oder eher um Ausgleichs- und Entspannungsaktivitäten gehandelt hat. Anschließend werden die Teilnehmer aufgefordert, das Blatt am Bauchnabel der »Ausgleichsperson« so mit ihren Zeigefingern hochzuhalten, dass der eine Finger das Blatt vorne, der andere das Blatt hinten stützt und so ein Art Waage entsteht. Jetzt werden die Teilnehmer eingeladen, sich vorzustellen, dass jede Aktivität ein bestimmtes Gewicht hat, welches dafür sorgt, dass sich das Blatt wie eine Waage auf die Seite neigt, auf der mehr Aktivitäten sind. Dann werden die Teilneh-

mer gefragt, ob sie mit diesem Verhältnis zufrieden sind oder ob sie ggf. Veränderungsbedarf sehen. Wenn ja, werden sie aufgefordert, sich weitere positive Aktivitäten zu überlegen, mit denen sie dafür sorgen können, dass sie einen guten Ausgleich von Anspannung und Entspannung in ihrem Leben realisieren. Mit Hilfe des persönlichen Trainingsplans kann dann bei Bedarf konkret geplant werden, wann die Teilnehmer welche positiven Aktivitäten in den nächsten zwei Wochen ausführen wollen.

Mit Blick auf die Zukunft werden die Teilnehmer im nächsten Schritt eingeladen, auf dem Arbeitsblatt »BK 5: effektive Selbstunterstützung« (▶ Kap. 19 Praxismaterialien, Abb. 19.13) mindestens 10 **ausgleichende Aktivitäten** einzutragen, die sie in Zukunft praktizieren wollen. Dann kann eine Runde erfolgen, in der jeder Teilnehmer diese Aktivitäten vorstellt und sich von den anderen vielleicht noch Ideen holen kann. Als kleine »Belohnung« erhalten die Teilnehmer danach die Vorlage zum Erstellen von **Karteikarten** mit möglichen positiven Aktivitäten (Hautzinger, 2003; bzw. ▶ Kap. 19 Praxismaterialien, Abb. 19.15). Mit Hilfe dieser Vorlage können die Teilnehmer einen Satz von Kärtchen mit positiven Aktivitäten erstellen, den sie (»in einer kleinen Schatztruhe«) zu Hause aufbewahren können. Wenn sie zukünftig einmal keine Ideen haben, können sie diese Truhe öffnen und sich von den (»Schatz-«)Karten inspirieren lassen. Für das anschließende Training kann empfohlen werden, dass sich die Teilnehmer das Arbeitsblatt (mit dem eigenen Foto) zu Hause neben den Spiegel oder an einen anderen passenden Ort hängen, um sich an die täglichen Selbstwertübungen zu erinnern. Das Waage-Blatt können sie sich z. B. am Arbeitsplatz aufhängen (mit einer Reißzwecke am Bauchnabel), um auch dort die kontinuierliche Selbstfürsorge nicht aus den Augen zu verlieren.

11.4 Optional: Übung zur Verbesserung der kontinuierlichen Selbstfürsorge 2: »Anerkennen, was gut ist« (Teil B3)

Achtung Diese Übung sollte nur durchgeführt werden, wenn die Trainer sie bei der jeweiligen Zielgruppe für sinnvoll halten und wenn genügend Zeit dafür vorhanden ist. Im Drei-Tages-Format werden am zweiten Tag schon relativ viele Inhalte angeboten, so dass es sich hier oft empfiehlt, auf diese zuweilen nicht unproblematische Übung zu verzichten.

Die Übung trainiert das Wahrnehmen und Anerkennen der positiven Aspekte im eigenen Leben. Wenn man diese Übung häufig macht, kann man damit die Hirnstrukturen stärken, die für die Aktivierung positiver Gefühle verantwortlich sind. Kern der Übung ist, sich **bewusst zu machen, was im eigenen Leben alles gut läuft**, und wo es einem im Vergleich zu anderen doch relativ gut geht. Diese Übung kann z. B. gut morgens, direkt nach dem Aufstehen, für ein paar Minuten durchgeführt werden.

Bei der Vor- und Nachbesprechung dieser Übung sollte thematisiert werden, **dass diese Übung vielen Menschen sehr schwer fällt**. Dies liegt vor allem daran, dass man sich unter Druck gesetzt fühlt, doch »dankbar sein zu müssen«. Dieser Druck kann schon von den Eltern ausgegangen sein, kommt aber später auch von religiösen Institutionen oder als unüberlegter Ratschlag des sozialen Umfeldes, wenn es einem nicht gut geht. Um wirkliche Dankbarkeit empfinden und als positives Gefühl für sich nutzen zu können, ist es jedoch wichtig, sich von diesen Forderungen frei zu machen. Niemand »muss« dankbar sein, wahre Dankbarkeit »gedeiht nur in Freiheit«. Da das Wahrnehmen des eigenen »Glücks« jedoch eine wichtige Kompetenz ist, soll diese Übung trotz dieser speziellen Schwierigkeiten vorgestellt werden. Die Teilnehmer sollten jedoch völlig frei entscheiden können, ob bzw. wie sie diese Übung für sich weiter nutzen möchten. Im Folgenden wird die konkrete Anleitung für diese Übung wiedergegeben:

Gongschlag

Nehmen Sie eine bequeme Sitzhaltung ein, schließen Sie die Augen, kommen Sie kurz zu sich ... und stellen Sie sich darauf ein, dass wir gleich mit dem Wechsel zwischen Anspannung und Entspannung beginnen ... Dann beginnen Sie bitte *jetzt* alle Muskeln in Ihrem Körper anzuspannen, so wie wir das schon vorher geübt haben: Hände zu Fäusten ballen, Fäuste nach innen anwinkeln, Unterarme an die Oberarme anwinkeln, Fäuste zu den Schultern führen, dann die Zähne aufeinander beißen, Mundwinkel nach außen ziehen, Zunge gegen den Gaumen drücken, Augen vorsich-

tig zusammenkneifen, Stirn in Falten legen, Schultern hoch ziehen und dann nach hinten, Hüfte nach vorne kippen, Pobacken zusammenkneifen, Beine anheben und nach vorne strecken ... Jetzt die Anspannung kurz halten, ... dabei weiter atmen, soweit das geht ... Die Anspannung noch einmal genau spüren ... und dann die Muskeln jetzt ... beim nächsten langen Ausatmen ... wieder locker lassen ... Achten Sie auf den Unterschied zwischen der Anspannung von eben und der Entspannung, die Sie jetzt spüren ... Atmen Sie dabei ruhig und gleichmäßig ... und lassen Sie die Muskeln bei jedem langen Ausatmen noch ein wenig lockerer werden. (**5 Sek. Pause**)

Spannen Sie *jetzt* noch einmal alle Muskeln in Ihrem Körper an: Hände zu Fäusten ballen, Fäuste nach innen anwinkeln, Unterarme an die Oberarme anwinkeln, Fäuste zu den Schultern führen, dann die Zähne aufeinander beißen, Mundwinkel nach außen ziehen, Zunge gegen den Gaumen drücken, Augen vorsichtig zusammenkneifen, Stirn in Falten legen, Schultern hoch ziehen und dann nach hinten, Hüfte nach vorne kippen, Pobacken zusammenkneifen, Beine anheben und jetzt die Zehen zur Nasenspitze ziehen ... Die Anspannung kurz halten, ... dabei weiter atmen, soweit das geht ... Die Anspannung spüren ... und dann die Muskeln jetzt ... beim nächsten Ausatmen ... wieder locker lassen ... Achten Sie auf den Unterschied zwischen der Anspannung von eben und der Entspannung, die Sie jetzt spüren ... Atmen Sie dabei ruhig und gleichmäßig ... und lassen Sie die Muskeln bei jedem Ausatmen noch ein wenig lockerer werden (**5 Sek. Pause**) ... Spüren Sie, wie das angenehme Gefühl der Entspannung tiefer und tiefer wird. (**10 Sek. Pause**)

Dann gehen Sie in den Modus des »nicht-bewertenden Wahrnehmens« und schauen einfach, was gerade ist ... Spüren Sie einmal kurz in sich hinein, wie es Ihnen gerade geht, (**5 Sek. Pause**) ... erlauben Sie sich diese Gefühle (**5 Sek. Pause**) ... und beginnen Sie dann, wenn Sie soweit sind, einmal gezielt zu betrachten, was in Ihrem Leben gerade alles gut ist ... Fangen Sie damit an, sich klar zu machen, dass ganz basale Bedürfnisse in Ihrem Leben relativ gut befriedigt sind ... Denken Sie z. B. daran, dass Sie genug zu Essen haben ... Machen Sie sich klar, dass dies keine Selbstverständlichkeit ist ... (**10 Sek. Pause**) Dann denken Sie daran, dass Sie eine warme Unterkunft haben ... Machen Sie sich auch hier klar, dass das nicht selbstverständlich ist … (**10 Sek. Pause**) Machen Sie sich jetzt klar, dass Sie in einem Land leben, das wohlhabender ist als die meisten Länder dieser Erde … (**5 Sek. Pause**) Machen Sie sich klar, dass Sie in einem Land leben, in dem Sie sicherer sind als in den meisten Ländern dieser Erde … (**10 Sek. Pause**) Machen Sie sich klar, dass Sie in einem Land leben, in dem die Grundrechte des Einzelnen so sehr respektiert werden wie in den wenigsten Ländern der Erde … (**10 Sek. Pause**) Dann denken Sie daran, wie schwer Menschen körperlich erkranken können und unter welchen starken körperlichen Schmerzen manche Menschen leiden … Machen Sie sich klar, wie gut es Ihnen im Vergleich zu diesen Menschen geht. (**10 Sek. Pause**)

Ab jetzt gehen Sie doch einfach selbst noch einmal auf die Suche, und schauen Sie, wo Sie in Ihrem Leben noch mehr Gutes erleben oder wo Sie mehr Glück haben als andere Menschen … (**20 Sek. Pause**) Achten Sie noch einmal genau darauf, ob dabei früher oder später eventuell sogar Gefühle von Dankbarkeit und Zufriedenheit auftauchen … Machen Sie sich diese Gefühle bewusst … Erlauben Sie sich diese Gefühle, sie können eine wichtige Quelle für die eigene Zufriedenheit sein, … (**20 Sek. Pause**) und kommen Sie dann, … ganz in Ihrem Tempo, … aus dieser Übung wieder zurück … (**5 Sek. Pause**) Lenken Sie Ihre Aufmerksamkeit wieder auf Ihren Körper, … spüren noch einmal kurz Ihren Atem, … wie der ganz von alleine ruhig ein- und wieder ausströmt … und kommen dann frisch und ausgeruht aus der Übung wieder zurück, … recken und strecken sich, … machen die Augen wieder auf … und geben sich noch ein wenig Zeit, diese Übung auf sich wirken zu lassen …

Gongschlag

(mit anschließender Nachbesprechung)

11.5 Übung zur Stärkung der »effektiven Selbstunterstützung« (Teil B4)

Nachdem die Grundlagen für die Kompetenz der »effektiven Selbstunterstützung« gestärkt wurden, wird dann dazu übergegangen, die Basiskompetenz 5 zu erklären und einzuüben. Im TEK wird die Kompetenz der »effektiven Selbstunterstützung« zunächst über die »**Mitgefühl-mit-sich-selbst-**

Übung« aufgebaut. Bei dieser Übung werden die Patienten eingeladen, sich selbst in einer emotional belastenden Situation aus der letzten Zeit vorzustellen. Dabei sollen sie sich selbst »wie von außen betrachten«. Sie sollen zunächst einmal »genau schauen, was das für eine Situation ist, die die negativen Gefühle auslöst«. Dann sollen sie sich selbst möglichst genau betrachten und schauen, wie es ihnen in dieser Situation geht und wo sich das negative Gefühl niederschlägt (Gesichtsausdruck, Körperhaltung). Anschließend geht es darum, als Reaktion auf die Wahrnehmung des eigenen Leidens, »in sich dieses warme und **kraftvolle Gefühl von Anteilnahme**, von Mitgefühl mit sich selbst, aufsteigen zu lassen«.

Das Mitgefühl mit sich selbst, das in dieser Situation aktiviert werden soll, darf nicht mit »Selbstmitleid« verwechselt werden. Mitgefühl ist ein **warmes, starkes Gefühl der Anteilnahme**, das mit dem **Wunsch** verbunden ist, **sich zu helfen**. »Getragen von diesem Gefühl« sollen die Teilnehmer dann in der Vorstellung **Kontakt** mit dem vorgestellten »leidenden Selbst« **aufnehmen**, sich innerlich neben sich stellen und sich signalisieren, dass man für sich da ist. Dabei ist es wichtig, genau zu schauen, was dieser bedürftige Teil in dieser Situation gerade braucht. Es ist wichtig, sich nicht vorschnell Tipps zu geben. Erst einmal sollte nur signalisiert werden, dass man sich so fühlen darf und dass man sich selbst zur Seite steht (»validieren«). Erst wenn diese Botschaft angekommen ist, geht es darum zu versuchen, sich wieder **Mut** zu **machen**. Dies kann z. B. dadurch geschehen, dass man sich sagt: »Komm, das schaffst du schon … Du hast schon vieles geschafft … Zusammen schaffen wir das … Ich bin bei dir.« Im abschließenden Schritt geht es darum, sich selbst **innerlich aufzumuntern**, z. B. indem man sich innerlich freundlich zulächelt. Wenn einem danach ist, kann man sich dabei auch innerlich in den Arm nehmen oder die Hand auf die Schulter legen. Die Übung endet damit, dass man sich selbst freundlich von sich verabschiedet.

Damit diese Übung nicht dazu führt, dass man die eigene Wahrnehmung darauf trainiert, immer nur die problematischen Situationen wahrzunehmen, folgt im TEK im Anschluss an die »Mitgefühls-Übung« immer die »**Mitfreude-Übung**«. Bei dieser Übung stellt man sich selbst in einer schönen

Situation aus der letzten Zeit vor, bei der angenehme Gefühle ausgelöst wurden. Dann versucht man, auch hier Anteil an diesem Erleben zu nehmen, die positiven Gefühle ein Stück weit mitzuempfinden und auch im aktuellen Augenblick wieder zu erleben. Wenn einem das zusagt, kann man sich dann selbst noch wünschen: »Dass du aus diesen positiven Gefühlen die Kraft und die Stärke ziehen kannst, die du für die Bewältigung der Herausforderungen des Lebens brauchst.« Zusätzlich oder als Alternative kann man sich auch die Frage stellen: »Mit welchen Stärken oder Kompetenzen habe ich dazu beigetragen, dass diese Situation entsteht?« Dann verabschiedet man sich von sich und beendet die Übung im eigenen Tempo.

11.6 Einbau der Kompetenz »effektive Selbstunterstützung« in die TEK-Sequenz (Teil C)

Im Folgenden werden die konkreten Instruktionen für die TEK Sequenz 1–5 dargestellt. Geübt wird diese Sequenz anhand vorgestellter Situationen. Für den Einsatz in akut belastenden Situationen ist vor allem die Mitgefühlstechnik von Bedeutung. Die Mitfreude-Übung sollte aber zur nachhaltigen Stärkung positiver Gefühle ebenfalls möglichst kontinuierlich geübt werden.

Gongschlag

Nehmen Sie eine bequeme Sitzhaltung ein, schließen Sie die Augen, kommen Sie kurz zu sich ... und stellen Sie sich darauf ein, dass wir gleich mit dem Wechsel zwischen Anspannung und Entspannung beginnen ... Dann beginnen Sie bitte *jetzt* **alle Muskeln** in Ihrem Körper anzuspannen, so wie wir das schon vorher geübt haben: Hände zu Fäusten ballen, Fäuste nach innen anwinkeln, Unterarme an die Oberarme anwinkeln, Fäuste zu den Schultern führen, dann die Zähne aufeinander beißen, Mundwinkel nach außen ziehen, mit der Zunge gegen den Gaumen drücken, Augen vorsichtig zusammenkneifen, Stirn in Falten legen, Schultern hoch ziehen und dann nach hinten, Hüfte nach vorne kippen, Pobacken zusammenkneifen, Beine anheben und nach vorne strecken ... Jetzt die Anspannung kurz halten, ... dabei weiter atmen, soweit das geht ... und dann die Muskeln .... beim

nächsten Ausatmen wieder locker lassen ... Achten Sie auf den Unterschied zwischen der Anspannung von eben und der Entspannung, die Sie jetzt spüren ... Atmen Sie dabei ruhig und gleichmäßig ... und lassen Sie die Muskeln bei jedem Ausatmen noch ein wenig lockerer werden. (**5 Sek. Pause**)

Spannen Sie *jetzt* noch einmal alle Muskeln in Ihrem Körper an: Hände zu Fäusten ballen, Fäuste nach innen anwinkeln, Unterarme an die Oberarme anwinkeln, Fäuste zu den Schultern führen, dann die Zähne aufeinander beißen, Mundwinkel nach außen ziehen, mit der Zunge gegen den Gaumen drücken, Augen vorsichtig zusammenkneifen, Stirn in Falten legen, Schultern hoch ziehen und dann nach hinten, Hüfte nach vorne kippen, Pobacken zusammenkneifen, Beine anheben und jetzt aber die Zehen zur Nasenspitze ziehen ... Jetzt die Anspannung spüren, ... dabei weiter atmen, soweit das geht ... Die Anspannung halten ... und dann die Muskeln ... beim nächsten langen Ausatmen wieder locker lassen ... Achten Sie auf den Unterschied zwischen der Anspannung von eben und der Entspannung, die Sie jetzt spüren ... Atmen Sie dabei ruhig und gleichmäßig ... und lassen Sie die Muskeln bei jedem Ausatmen noch ein wenig lockerer werden ... und dieses angenehme Gefühl von Entspannung tiefer und tiefer werden. (**5 Sek. Pause**)

Dann gehen Sie in den Modus der »bewertungsfreien Wahrnehmung« und beginnen Ihren Atem einfach nur zu betrachten, ohne ihn verändern zu wollen ... (**10 Sek. Pause**) Jetzt erweitern Sie den Fokus Ihrer Aufmerksamkeit und registrieren, was Sie gerade in Ihrem Körper wahrnehmen können ... Vielleicht können Sie diese Empfindungen auch kurz benennen ... (**5 Sek. Pause**) Nun nehmen Sie wahr, was Sie gerade hören können ... (**3 Sek. Pause**) Was Sie gerade sehen können ... (**3 Sek. Pause**) Was Ihnen gerade an Gedanken durch den Kopf geht (**3 Sek. Pause**) ... Was für Ziele und Wünsche gerade aktiviert sind ... (**3 Sek. Pause**) ... Was gerade an Gefühlen und Stimmungen da ist ... Benennen Sie Ihre Gefühle kurz und schätzen Sie die Intensität der wichtigsten Gefühle auf der Skala von 0 bis 10 ein ... Dann aktivieren Sie die akzeptierende Haltung und das Bewusstsein, dass Sie auch negative Gefühle für eine Weile aushalten können, ... z. B. indem Sie zu sich sagen: »Es ist o.k., dass ich mich so fühle« ... und »Ich bin stark genug, auch negative Gefühle eine ganze Zeit lang aushalten zu können« ... (**10 Sek. Pause**)

Dann beginnen Sie damit, sich selbst in einer Situation aus der letzten Woche vorzustellen, die für Sie schwierig war ... Versuchen Sie sich wie von außen, aus der Perspektive eines anteilnehmenden, freundlichen Betrachters zu sehen (**5 Sek. Pause**) Versuchen Sie zu erkennen, was Sie in der Situation belastet und welche Gefühle Sie in der Situation haben (**5 Sek. Pause**) Versuchen Sie zu erkennen, wie sich diese belastenden Gefühle in Ihrer Körperhaltung und in Ihrem Gesichtsausdruck niederschlagen (**5 Sek. Pause**) Dann versuchen Sie, in sich das warme und kraftvolle Gefühl von Anteilnahme sich selbst gegenüber aufsteigen zu lassen. Dieses Mitgefühl mit sich selbst in dieser schwierigen Situation, das verbunden ist mit dem Wunsch, sich zu helfen (**5 Sek. Pause**) Wenn Sie dieses Gefühl verspüren, können Sie damit beginnen, in der Vorstellung an sich selbst heranzutreten und erst einmal zu signalisieren, dass Sie für sich da sind. Dass es o.k. ist, sich so zu fühlen ... Vielleicht können Sie innerlich zu sich selbst sagen: »Es ist o.k., wie du dich fühlst« ... »Ich bin bei dir« ... »Ich werde dir helfen«. Vielleicht können Sie dann schon beginnen, sich selbst innerlich Mut zu machen: »Komm, du schaffst das« ... »Du hast schon so viel geschafft« ... Wenn Sie wollen, können Sie sich auch innerlich eine Hand auf die Schulter legen oder sich in den Arm nehmen und auf diesem Wege Trost und Unterstützung geben ... Dann versuchen Sie, sich innerlich aufzumuntern, indem Sie sich freundlich innerlich zulächeln ... Vielleicht möchten Sie noch andere Dinge tun oder sagen, um sich selbst emotional zu unterstützen ... Nehmen Sie sich Zeit dafür (**10 Sek. Pause**) und dann, wenn für Sie der richtige Moment gekommen ist, können Sie sich von sich selbst in dieser schwierigen Situation auch wieder verabschieden ... Machen Sie sich klar, dass das kein Abschied für immer ist ... sondern dass Sie jederzeit zu sich zurückkommen können ... Vielleicht gibt es noch etwas, das Sie sich zum Abschied sagen wollen ... Wenn ja, dann machen Sie das jetzt ... (**10 Sek. Pause**) bevor Sie dann jetzt ... langsam und in Ihrem eigenen Tempo ... aus dieser Übung wieder zurückkommen ins Hier und Jetzt ... (**10 Sek. Pause**) Wenn Sie soweit sind, können Sie zum zweiten Teil der Übung übergehen und die Kompetenz trainieren, auch positive Situationen wahrzunehmen und diese Situationen zu nutzen, um positive Gefühle möglichst oft zu aktivieren ... Beginnen Sie damit, sich

selbst in einer Situation des vergangenen Tages oder der letzten Woche vorzustellen, die für Sie angenehm war ... Suchen Sie zunächst nach einer solchen Situation ... (**10 Sek. Pause**) Dabei muss es sich nicht unbedingt um ein großes euphorisches Erlebnis handeln, Sie können sich ruhig auch ein kleines positives Gefühl bewusst machen ... Wenn Sie ein angenehmes Erlebnis gefunden haben, versuchen Sie sich wie von außen, aus der Perspektive eines anteilnehmenden, freundlichen Betrachters zu sehen ... Versuchen Sie zu erkennen, wie sich diese positiven Gefühle in Ihrer Körperhaltung und in Ihrem Gesichtsausdruck niederschlagen ... Dann versuchen Sie in sich das warme und kraftvolle Gefühl von teilnehmender Freude aufsteigen zu lassen ... Versuchen Sie Anteil zu nehmen an den positiven Gefühlen, die Sie in dieser Situation hatten und versuchen Sie, diese auch jetzt zumindest zum Teil wieder zu spüren ... Gönnen Sie sich die positiven Gefühle, die dabei entstehen können ... Registrieren Sie achtsam auch die kleinste Verbesserung Ihrer Stimmung und wertschätzen Sie diese ... Machen Sie sich klar, dass diese positiven Gefühle eine wichtige Kraftquelle sind ... Dass diese positiven Gefühle notwendig sind, um unsere Energien wieder aufzuladen ... Schließen Sie diese Übung dann damit ab, dass Sie sich selbst wünschen, dass diese positiven Gefühle Ihnen die »Kraft geben, mit der Sie die Herausforderungen des Lebens bewältigen können« ... (**10 Sek. Pause**) Zum Abschluss überlegen Sie noch einmal, mit welchen Stärken und Kompetenzen Sie dazu beigetragen haben, dass diese Situation entsteht ... (**10 Sek. Pause**) Dann können Sie jetzt allmählich beginnen, sich von sich selbst zu verabschieden ... Vielleicht gibt es noch etwas, das Sie sich zum Abschied sagen wollen ... und dann kommen Sie, ganz in Ihrem Tempo, mit der Aufmerksamkeit wieder zu Ihrem Körper, ... spüren noch einmal kurz Ihren Atem ... wie er ganz von alleine ruhig ein … und wieder ausströmt ... und kommen dann aus der Übung wieder zurück, ... recken und strecken sich, ... machen die Augen wieder auf ... und geben sich noch ein wenig Zeit, diese Übung auf sich wirken zu lassen ...
Gongschlag

Zum Abschluss gibt es die **Nachbesprechung** der Übung. In der Drei-Tages-Version erfolgt der Abschluss des Tages, bei dem in einer Runde noch einmal jeder Teilnehmer sagt, was er von diesem Tag für sich mitnimmt, und was er wann in den nächsten zwei Wochen üben möchte. Die Trainer schlagen den Teilnehmern schließlich vor, mit Hilfe der Teilnehmerbroschüre die Inhalte des zweiten Tages nach- und die des dritten Tages vorzubereiten. Dabei sollen sie vor allem das Kapitel zur Basiskompetenz 6 »Analysieren« lesen und sich mit dem »TEK-Schema zur Analyse von Emotionen« auseinandersetzen. Anschließend gratulieren sie den Teilnehmern noch einmal zu dem tollen Einsatz und verteilen die TEK-lender für die nächsten zwei Wochen.

11

Analysieren emotionaler Reaktionen

M. Berking

© Springer-Verlag GmbH Deutschland 2017
M. Berking, *Training emotionaler Kompetenzen*
DOI 10.1007/978-3-662-54273-6_12

In der Drei-Tages-Version des TEK wird die Basiskompetenz 6 am dritten Tag eingeführt. Der dritte Tag beginnt zunächst wie üblich mit der Besprechung der Hausaufgaben. Dabei wird zunächst gefragt, inwieweit es den Teilnehmern gelungen ist, in den letzten Wochen selbstständig zu üben. Jeder Teilerfolg wird mit einem verstärkenden Feedback kommentiert. Außerdem werden Probleme beim Üben lösungsorientiert besprochen. Dann wird die Aufgabe thematisiert, diejenigen Teile der Patientenbroschüre zu lesen, die die Basiskompetenz 6 darstellen. Es werden zunächst Verständnisfragen gesammelt, auf die im weiteren Vorgehen eingegangen werden muss. Anschließend wird die Frage aufgeworfen, warum die Kompetenz des »konstruktiven Analysierens« denn so wichtig sei. Unter Rückgriff auf die Antworten der Teilnehmer wird die Kompetenz dann näher erläutert und ihre Wichtigkeit weiter begründet. Im Folgenden findet sich wieder eine exemplarische Anleitung dazu.

12.1 Vorstellung der Kompetenz (Teil A)

Ursachen anhaltenden Stresserlebens

Teufelskreise 6 & 7

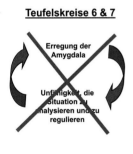

Erregung der Amygdala

Unfähigkeit, die Situation zu analysieren und zu regulieren

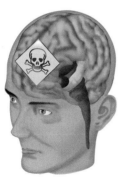

Folie 116. Wenn wir anhaltend gestresst sind, werden die Areale, die für die bewusste Analyse der Situation verantwortlich sind, durch Stresshormone wie Cortisol in ihrer Funktionsfähigkeit beeinträchtigt. Wir können dann die Situation nicht mehr gut analysieren, verlieren den Überblick und erleben Kontrollverlust. Dadurch wird die Stressreaktion in der Amygdala weiter verstärkt!

© jangeltun/istockphoto.com

Die Therapie: Basiskompetenz 6

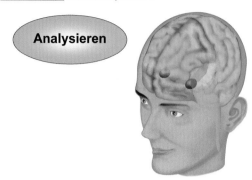

Analysieren

Folie 117. Um diesen Teufelskreis zu durchbrechen, müssen wir unsere Kompetenz im Analysieren emotional schwieriger Situationen so gut trainieren, dass sie selbst unter dem Einfluss von Stresshormonen noch funktioniert. Wenn wir verstanden haben, warum wir Stress oder ein bestimmtes Gefühl haben, können wir dieses Gefühl viel leichter positiv beeinflussen. Daher stellt sich die Frage, wie wir uns darin schulen können, zu verstehen, warum wir emotional gerade so reagieren.

Basiskompetenzen und `TEK-Sequenz´

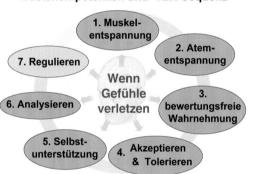

1. Muskel-entspannung
2. Atem-entspannung
7. Regulieren
Wenn Gefühle verletzen
3. bewertungsfreie Wahrnehmung
6. Analysieren
5. Selbst-unterstützung
4. Akzeptieren & Tolerieren

Folie 118. Noch einmal zur Einordnung: Nachdem wir gelernt haben, wie man zunächst einmal die physiologische Erregung herunterregulieren (BK 1–2), »Ruhe ins System« bringen (BK 3–4) und eine selbstunterstützende Haltung aktivieren kann (BK 5), trainieren wir jetzt den sechsten Schritt der TEK-Sequenz. Jetzt trainieren wir unsere Kompetenz, belastende Emotionen konstruktiv zu analysieren und damit besser zu verstehen.

12.2 Erläuterungen und Übungen zum Aufbau der Kompetenz (Teil B)

Nach dieser Einführung des Konzepts erhalten die Teilnehmer ein leeres Arbeitsblatt (DIN A3) sowie verschiedene Buntstifte und Kreiden. Dann werden sie eingeladen, bei entspannender Musik ein **problematisches Gefühl aus der letzten Woche zu malen** (»Dabei gibt es kein schön oder hässlich, richtig oder falsch! Es kommt nicht darauf an, ob Sie gut malen können oder nicht! Was zählt, ist der kreative Prozess, in dem Sie versuchen, Ihrem Gefühl einen bildhaften Ausdruck zu verleihen.«).

Nach etwa 15 Minuten, wenn alle Teilnehmer einigermaßen zum Abschluss gekommen sind, stellen sie in einer Runde vor, was ihr Bild darstellen soll und was die einzelnen Elemente des Bildes bedeuten. Dabei klären die Trainer die Ausführungen der Teilnehmer schon unter impliziten Rückgriffen auf das TEK-Schema der Emotionsentstehung, z. B. »Ah, dieses Gefühl bekommen Sie immer in *Situationen*, in denen Sie ..../... wenn Sie versuchen, bei anderen gut dazustehen (*Ziel*)/... wenn Sie die Situation als eine Bedrohung *bewerten*/... wenn Sie wieder in das *alte Muster* ›Ich muss mir meine Daseinsberechtigung immer erkämpfen‹ rutschen.« Beziehungsweise an alle Teilnehmer gewandt: »Und an diesem Beispiel kann man gut erkennen, wie die Situation/unsere Ziele/unsere Körperempfindungen/unsere Interpretationen etc., eine wichtige Rolle bei der Auslösung des Gefühls spielen können.« Oder auch: »Und hier sehen wir gut, dass auf ein Gefühl oft ein anderes folgt. Wenn wir glauben, wir dürften nie Angst empfinden, schämen wir uns für unsere Angst. Dann ist die Angst das sog. ›primäre Gefühl‹ und die Scham das ›sekundäre Gefühl‹. Oft sind wir dann so mit dem sekundären Gefühl beschäftigt, dass wir das primäre Gefühl nicht gut bewältigen können...«.

12

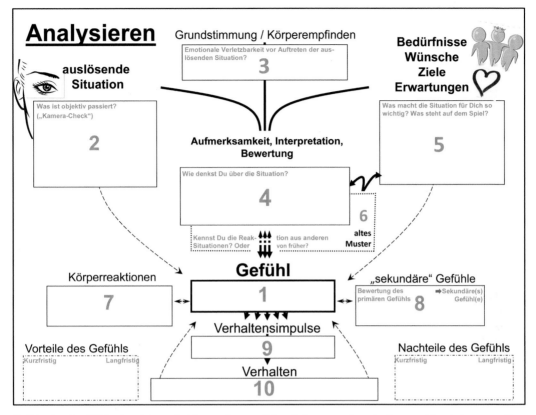

Abb. 12.1 Das TEK-Analyse-SchemaGesicht: © wehrmann69/istockphoto.com; Freunde: © geopaul/istockphoto.com; Krone: © tuleby/istockphoto.com; Herz: © ulimi/istockphoto.com

Bei diesem Teil des Trainings sind auf Seiten der Trainer vor allem die Basiskompetenzen der Gesprächsführung gefordert, mit denen die Selbstöffnung der Patienten **vorsichtig, empathisch und wertschätzend** gefördert wird. Am Ende der Runde fassen die Trainer noch einmal zusammen, was an den Beispielen deutlich geworden ist. Dabei versuchen sie wieder, die wichtigsten Komponenten des TEK-Modells der Emotionsgenese möglichst vollständig wiederzugeben.

Dann wird den Teilnehmern das **Arbeitsblatt »TEK-Analyse-Schema«** (■ Abb. 12.1, bzw. ▶ Kap. 19 Praxismaterialien, Abb. 19.16) ausgehändigt und als Hilfe zu einem besseren Verständnis dieser Vorgänge vorgestellt: »Sie kennen das ja schon aus der Teilnehmerbroschüre. Wenn Sie darüber erschrecken, wie kompliziert das aussieht, haben Sie Recht: Es ist kompliziert. Aber wir trauen Ihnen trotzdem zu, es

zu verstehen, und wir werden es so lange üben, bis es wirklich klar geworden ist ...«.

Mit Hilfe dieses Arbeitsblatts wird anhand von Beispielen aus den Bildern der Patienten erklärt, wie es zu bestimmten Gefühlen kommt. Wenn möglich, sollten dabei auch positive Emotionen als Beispiele (evtl. als klärende Gegensätze) mit einbezogen werden. Für die Trainer gilt es, dass Grundprinzip der Emotionsentstehung herauszuarbeiten:

❯ **Emotionen entstehen als Folge von Bewertungen der aktuell wahrgenommenen Situation in Bezug auf unsere Erwartungen, Ziele, Wünsche und Bedürfnisse.**

Die Bewertungen können dabei schnell, unbewusst und automatisch ablaufen oder eher langsam und über eine ausführlichere, kognitive Analyse. Sie werden von unseren aktuellen **Stimmungen und**

Körperempfindungen beeinflusst und oft von alten Informationsverarbeitungsmustern gesteuert.

Bei diesen »**alten Mustern**« handelt es sich um Schemata, die in der Vergangenheit erworben wurden und bei denen bestimmte Motive, Bewertungen und Emotionen zu einer funktionalen Einheit zusammengewachsen sind. Häufig zu thematisierende alte Muster sind z. B. das »Ich-bin-nichts-wert-Schema«, das »Ich-muss-immer-allen-gefallen-Schema« oder das »Ich-muss-immer-für-Harmonie-sorgen-Schema«. Oft ist es für das Verständnis intensiver Gefühle wichtig zu verstehen, dass vor dem Hintergrund von legitimen Bedürfnissen und Wünschen solche Ziele und Erwartungen gebildet wurden, die nicht mit der aktuellen Situation im Einklang stehen. Diese nicht erreichten Ziele und nicht erfüllten Erwartungen sind ein zentraler Auslöser negativer Gefühle und ein wichtiger Ansatzpunkt bei der Emotionsregulation.

Wichtige weitere Elemente der Emotionsanalyse sind das Erkennen von emotions-assoziierten Körperempfindungen, von »sekundären Gefühlen«, von durch die Emotion ausgelösten Handlungsimpulsen und von dann tatsächlich ausgeführten Handlungen. **Emotions-assoziierte Körperempfindungen** sollten erkannt werden, weil Fehlattributionen in diesem Bereich ein wichtiger, aufrechterhaltender Faktor bei einer Reihe von Störungen (z. B. Panikstörung, somatoforme Störungen) sein können. **Sekundäre Gefühle** entstehen durch die Bewertung eines zeitlich vorhergehenden Gefühls und behindern oft in entscheidender Weise die Bewältigung der primären Emotion (so kann z. B. Scham über Angst einen konstruktiven Umgang mit Angst behindern). Bei der Einführung des Konzepts der primären und sekundären Emotionen ist darauf hinzuweisen, dass sich verschiedene Emotionen oft wie Glieder einer Kette aneinanderreihen. Deswegen besteht der erste Schritt der Analyse eines Gefühls darin, zu erkennen, welche Gefühle in der jeweiligen Situation ausgelöst wurden, und dann darin, *ein* Gefühl auszuwählen und dieses zu analysieren. Dabei gilt der Grundsatz: *Ein* Analyse-Schema pro Gefühl. Emotions-assoziierte **Handlungsimpulse** zu erkennen ist wichtig, um die Regulationsstrategie »Opposite Action« (▶ Kap. 13) erfolgreich einsetzen zu können. Das Sich-bewusst-Machen des tatsächlichen **Verhaltens** hilft zum einen zu erkennen, dass einem Handlungsimpuls nicht notwendigerweise gefolgt werden muss. Zum anderen ist eine Diskrepanz von Handlungsimpuls und Handlung zuweilen ein Indikator dafür, dass die Emotion nicht durch eine emotionskompatible Handlung aufgelöst wurde. Dies ist z. B. dann der Fall, wenn bei einem Trainingsteilnehmer durch eine Erniedrigung durch den Chef Ärger ausgelöst wird, der zu Widerspruch motiviert, der Trainingsteilnehmer diesen aber nicht äußert, sondern »runterschluckt« und kleinlaut das macht, was der Chef von ihm verlangt. Trainingsteilnehmer sollten lernen, sich bei Diskrepanzen dieser Art die Frage zu stellen: Wo ist eigentlich die »Energie« des Gefühls geblieben? Sitze ich da noch drauf? Wie kann ich die Energie dieses Gefühls in angemessener Weise in die Tat umsetzen?

Als letzten Schritt der Emotionsanalyse sollten sich die Teilnehmer die Frage stellen, welche kurz- und langfristigen **Vorteile** und welche kurz- und langfristigen **Nachteile** dem zu analysierenden Gefühl zugeschrieben werden müssen. Dieser abschließende Schritt ist eine wichtige Vorbereitung für das Erarbeiten eines Zielgefühls, der für anschließende Regulationsbemühungen richtungsweisend ist.

Nachdem das Schema ausführlich vorgestellt und an einem Beispiel-Gefühl erläutert wurde, sollte ausreichend Raum gegeben werden, um Fragen zu klären und Unklarheiten zu beseitigen (bei Bedarf lässt sich das Schema auch erst in Teilen vorstellen und sukzessive zum Ganzen ergänzen). Danach werden die Teilnehmer gefragt, ob sie glauben, dass ihnen dieses Modell in Zukunft beim Umgang mit negativen Emotionen helfen kann. In der sich daran anschließenden Diskussion geht es darum, auf die Bedenken der Teilnehmer einzugehen und etwaige Verständnisschwierigkeiten aufzulösen. Es sollte klar kommuniziert werden, dass die Trainer nicht erwarten, dass die Teilnehmer dieses Modell sofort umsetzen können, dass sie sich aber freuen würden, wenn die Teilnehmer bereit wären, dieses Modell einmal als Hilfestellung auszuprobieren.

Wenn sich die Trainer die Zustimmung der Gruppe zur Arbeit mit dem »Analyse-Schema« geholt haben, können die Teilnehmer eingeladen werden, das für sie wichtigste Gefühl aus dem **Bild** jetzt nach dem Schema zu analysieren. Dabei steht bei jeder Analyse immer nur eine Emotion im Mittelpunkt. Daher muss ggf. zunächst noch einmal geklärt werden, welche Gefühle in der gemalten Situation aktiviert wurden und welches davon jetzt analysiert werden soll.

Anschließend werden die Ergebnisse in der Gruppe vorgestellt. In dieser Situation sind die therapeutischen Basiskompetenzen der Trainer in hohem Maße gefordert. Die Trainer müssen im Sinne einer »**motivationalen Klärung**« empathisch, vorsichtig und gefühlvoll wie ein Geburtshelfer den Teilnehmern bei der Analyse ihrer Gefühle zur Seite stehen. Machen die Trainer an dieser Stelle ihre Aufgabe gut, so kommt es oft zu **emotionsgeladenen Einsichten**. Diese bestehen u. a. darin, dass die Patienten erkennen, dass ihr aktuelles Reagieren durch ein »altes (oder übergreifendes) Muster« bestimmt wird. So kann eine Patientin, die z. B. davon berichtet, dass sie sich in einem aktuellen Konflikt mit einem Kollegen sehr angespannt fühlt, darauf kommen, dass sie schon in der Kindheit immer versucht hat, ihrem Vater zu gefallen, damit dieser die Familie nicht verlässt. Das emotionale Problem in der aktuellen Situation bestand darin, dass die Patientin unter dem Einfluss des »Verhindere-verlassen-zu-werden-Musters« den emotionalen Rückzug des Kollegen fürchtete etc.

Wenn es an dieser Stelle gelingt, dass die Patienten, die mit der damaligen Situation im Zusammenhang stehenden Gefühle zulassen und die damit verbundenen **enttäuschten Erwartungen** betrauern können, kommt es unserer Erfahrung nach zu einer viel durchgreifenderen und anhaltenderen Bewältigung der aktuellen emotionalen Problematik, als wenn man versucht hätte, diese mit zwar erst einmal hilfreichen, aber dennoch relativ oberflächlichen kognitiven Umstrukturierungen zu verändern.

Die für eine solche Erkenntnis notwendige **Selbstexploration** ist allerdings nur in dem Maße möglich, in dem sich Patienten in der Gruppe wohlfühlen. Nur wenn es den Trainern gelungen ist, ein Gefühl von Sicherheit zu vermitteln, können Patienten habituelles Vermeidungsverhalten gegenüber belastenden Emotionen aufgeben. Für den Erfolg des Trainings ist es von entscheidender Bedeutung, dass die Patienten in dieser **kritischen, exemplari-**

schen Situation die **Erfahrung machen, dass das Zulassen von belastenden Gefühlen letztlich zu positiven Konsequenzen führt**. Deswegen müssen die Trainer …

— sehr empathisch mit den aktivierten Gefühlen umgehen,
— Modell für einen angstfreien Umgang mit diesen Gefühlen sein,
— signalisieren, dass diese Gefühle da sein dürfen (»Validieren«) und
— die Situation nutzen, um gezielt die Kompetenzen der Patienten und die emotionsbezogene Selbsteffizienz zu fördern.

Zur Validierung des Gefühls sollten Sätze fallen wie: Wie geht es Ihnen gerade? Wie fühlt sich das genau an? Was ist das für ein Gefühl, können Sie das beschreiben? Wo spüren Sie dieses Gefühl im Körper? Ist das in Ordnung für Sie, dass dieses Gefühl jetzt kommt? Falls dies nicht in Ordnung ist: Warum nicht? … Ah, Sie glauben also … Dann verstehe ich das: Wenn ich glauben würde …, wäre es für mich auch schwer, dieses Gefühl zu akzeptieren … Wie kommen Sie zu dieser Idee? Ah, das macht Sinn, Sie haben also erlebt, dass … und deswegen denken Sie jetzt … Ist das so? … Wie geht es Ihnen denn damit, dieses Gefühl zu unterdrücken? Was macht das mit Ihnen? … Wollen Sie das? … Was sehen Sie für Alternativen? … Wie könnte man noch mit diesem Gefühl umgehen? Stimmt es überhaupt, dass x passieren würde, wenn Sie das Gefühl zuließen? … Wie können Sie das wissen, da Sie das Gefühl doch immer verdrängen? Also fassen wir noch einmal zusammen … etc.

Zur Stärkung der emotionalen Kompetenz und der emotionsbezogenen Selbstwirksamkeitsüberzeugung gilt es, an dieser Stelle die aufkommenden Gefühle mit jedem Teilnehmer zusammen zu analysieren, ein griffiges Modell zu erarbeiten (»Ein sehr wichtiger Schritt: Erst einmal verstehen, wie das bei Ihnen abläuft«) und dem Teilnehmer ein positives Feedback über seine Konfrontationsbereitschaft und seine Analyse-Erfolge zu geben. Um beim Analysieren möglichst kompetent helfen zu können, ist es Voraussetzung, dass die Trainer mit einer möglichst breiten Palette von Emotionen und deren auslösenden Faktoren vertraut sind. Aus diesem Grund finden sich in

► Kap. 19 Praxismaterialien, Abb. 19.17 eine tabellarische Darstellung wissenswerter Eigenschaften der wichtigsten emotionalen Reaktionen (ohne Anspruch auf Vollständigkeit, s. ansonsten z. B. Ulich und Mayring, 2003).

Nachdem anhand der von den Patienten gelieferten Beispiele der Umgang mit dem »Analyse-Schema« geübt wurde, wird die Analyse dann als sechste Kompetenz in die TEK-Sequenz eingebaut. Dabei leitet der in BK 5 eingeführte innere Helfer auch die Analyse an. Beide Kompetenzen werden wieder in Bezug auf ein belastendes Gefühl aus der letzten Zeit geübt.

Die vorangehende Entspannung bei BK 1–2 wird dabei weiter verkürzt, indem ab jetzt alle Muskeln gleichzeitig, ohne vorheriges Anspannen, entspannt werden. Bei Zeitknappheit kann die Übung zur BK 6 auch übersprungen, und diese Kompetenz später zusammen mit der BK 7 geübt werden. Die Trainer sollten sich darüber im Klaren sein, dass die **TEK-Übungs-Sequenz ab Kompetenz 6 relativ lang** ist. Dies sollte man zumindest mit den Patienten vor der Übung thematisieren und sie darauf vorbereiten. Eine weitere Möglichkeit besteht darin, das Üben der vorgeschalteten Kompetenzen 1 bis 5 bei Bedarf noch kürzer zu gestalten, als es im Folgenden dargestellt ist.

12.3   TEK-Sequenz mit den Basiskompetenzen 1 bis 6 (Teil C)

Gongschlag

Nehmen Sie eine bequeme Sitzhaltung ein, schließen Sie die Augen, kommen Sie kurz zu sich ... und stellen Sie sich darauf ein, in den folgenden 20 Minuten etwas für sich zu tun ... Entspannen Sie jetzt alle Muskeln in Ihrem Körper: Hände ... Unterarme ... Oberarme ... Gesicht ... Nacken ... Rücken ... Bauch ... Gesäß ... und Beine ... Atmen Sie dabei bewusst ruhig ... und gleichmäßig ... und lassen Sie die Muskeln bei jedem bewusst langen Ausatmen noch ein wenig lockerer werden. (**5 Sek. Pause**)

Dann gehen Sie in den Modus der »bewertungsfreien Wahrnehmung« und beginnen damit, Ihren Atem einfach nur zu betrachten, ohne ihn verändern zu wollen ... (**10 Sek. Pause**) Dann erweitern Sie den Fokus Ihrer Aufmerksamkeit und registrieren einmal,

was Sie gerade hören können, ... (**5 Sek. Pause**) was Sie gerade in Ihrem Körper wahrnehmen können, ... (**5 Sek. Pause**) was Ihnen gerade an Gedanken durch den Kopf geht, ... (**5 Sek. Pause**) was gerade an Zielen oder Wünschen da ist ... (**5 Sek. Pause**) und was Sie gerade an Stimmungen und Gefühlen wahrnehmen können ... (**5 Sek. Pause**) Benennen Sie Ihre Gefühle kurz ... und schätzen Sie dabei die Intensität der Gefühle auf einer Skala von 0 bis 10 ein ... (**10 Sek. Pause**) Dann aktivieren Sie die akzeptierende Haltung gegenüber Ihren Gefühlen und das Bewusstsein, dass Sie auch negative Gefühle für eine Weile aushalten können ... Erlauben Sie sich Ihre Gefühle, z. B. indem Sie zu sich sagen: »Es ist o.k., dass ich mich gerade so fühle, diese Gefühle haben ihren Sinn« ... und »Ich bin stark genug, diese Gefühle zur Not auch eine ganze Zeit lang auszuhalten.« (**5 Sek. Pause**) Nun beginnen Sie, sich selbst in einer Situation der letzten Woche vorzustellen, die für Sie schwierig war ... Suchen Sie sich zunächst eine solche Situation aus ... (**5 Sek. Pause**) und dann versuchen Sie, sich wie von außen, aus der Perspektive eines anteilnehmenden, freundlichen Betrachters zu sehen. Versuchen Sie zu erkennen, was Sie in der Situation belastet, und welche Gefühle Sie in der Situation haben ... (**5 Sek. Pause**) Versuchen Sie zu erkennen, wie sich diese belastenden Gefühle in Ihrer Körperhaltung und in Ihrem Gesichtsausdruck niederschlagen ... (**15 Sek. Pause**) Dann versuchen Sie, in sich das warme und kraftvolle Gefühl von Anteilnahme sich selbst gegenüber aufsteigen zu lassen. Dieses Mitgefühl mit sich selbst in dieser schwierigen Situation, das verbunden ist mit dem Wunsch sich zu helfen ... (**10 Sek. Pause**) Wenn Sie dieses Mitgefühl verspüren, können Sie beginnen, in der Vorstellung an sich selbst heranzutreten und erst einmal zu signalisieren, dass Sie für sich da sind ... und dass es o.k. ist, sich zu fühlen ... Vielleicht können Sie innerlich zu sich selbst sagen: »Wie geht es dir?« ... »Was für Gefühle belasten dich gerade?« ... oder: »Es ist o.k., wie du dich fühlst« ... »Ich bin bei dir!« ... (**10 Sek. Pause**) Wenn die Botschaft angekommen ist, dass es o.k. ist, in dieser Situation mit diesen Gefühlen zu reagieren, können Sie als Nächstes damit beginnen, sich selbst innerlich Mut zu machen: »Komm, du schaffst das« ... »Du hast schon so viel geschafft« ... »Ich helfe dir« ... (**5 Sek. Pause**) Wenn Sie glauben, dass Ihnen das in dieser Situation gut tun würde, können Sie sich auch eine Hand auf die Schulter legen oder sich in den Arm nehmen und auf diesem Wege Trost und Unterstützung geben ... (**10 Sek. Pause**) Versuchen Sie jetzt, sich innerlich aufzumuntern, indem Sie sich freundlich innerlich zulächeln ... Schauen Sie einmal, wie diese Selbstunterstützung bei Ihnen ankommt. (**5 Sek. Pause**)

Dann laden Sie sich ein, einmal gemeinsam zu analysieren, warum Sie in dieser Situation so reagieren: Was genau ist passiert? ... Welche Situation hat das Gefühl ausgelöst? ... (**10 Sek. Pause**) Haben dich besondere Stimmungen oder Körperempfindungen für diese emotionale Reaktion anfällig gemacht? ... (**10 Sek. Pause**) Welche Ziele und Erwartungen spielten bei dieser Bewertung eine Rolle?... (**10 Sek. Pause**) Wie hast du die Situation interpretiert und bewertet? ... (**10 Sek. Pause**) Wurde vielleicht ein altes Bewertungsmuster aktiviert? ... Wie könnte man dieses Muster nennen? ... Nehmen Sie sich Zeit für diese Emotions-Analyse. (**30 Sek. Pause**)

Wenn Sie den Eindruck haben, die Situation, so weit Ihnen das gerade möglich ist, für sich verstanden zu haben, können Sie jetzt allmählich beginnen, sich von sich selbst zu verabschieden ... Vielleicht gibt es noch etwas, das Sie sich zum Abschied sagen wollen. (**10 Sek. Pause**)

Wenn Sie soweit sind, gehen Sie bitte zum Abschluss noch einmal kurz dazu über, sich eine Situation des vergangenen Tages oder der letzten Woche vorzustellen, die für Sie angenehm war ... Suchen Sie zunächst nach einer solchen Situation ... Dabei muss es sich nicht unbedingt um ein großes euphorisches Erlebnis handeln, Sie können sich ruhig auch ein kleines positives Gefühl bewusst machen ... (**5 Sek. Pause**) Wenn Sie ein angenehmes Erlebnis gefunden haben, versuchen Sie sich wie von außen, aus der Perspektive eines anteilnehmenden, freundlichen Betrachters zu sehen ... Versuchen Sie zu erkennen, wie sich diese positiven Gefühle in Ihrer Körperhaltung und in Ihrem Gesichtsausdruck niederschlagen ... (**15 Sek. Pause**) Dann versuchen Sie, in sich das warme und kraftvolle Gefühl von teilnehmender Freude aufsteigen zu lassen ... Versuchen Sie, Anteil zu nehmen an den positiven Gefühlen, die Sie in dieser Situation haben und versuchen Sie, sie auch jetzt zumindest zum Teil wieder zu spüren ... Gönnen Sie sich die positiven Gefühle, die dabei entstehen können ... (**10 Sek. Pause**) Schauen Sie auch hier einmal:

Welches Ereignis hat dieses positive Gefühl ausgelöst? ... (**10 Sek. Pause**) Welche Ziele oder Wünsche wurden erreicht? ... (**10 Sek. Pause**) Wie haben Sie die Situation bewertet? ... (**10 Sek. Pause**) Was ist das Typische an diesem Ablauf? ... Versuchen Sie mal den Satz zu vervollständigen: »Mir geht es immer dann gut, wenn ...« (**10 Sek. Pause**) Registrieren Sie noch einmal achtsam auch die kleinste Verbesserung Ihrer Stimmung und wertschätzen diese ... Machen Sie sich klar, dass diese positiven Gefühle eine wichtige Kraftquelle sind ... Dass diese positiven Gefühle notwendig sind, um unsere Energien wieder aufzuladen ... Dann können Sie sich wünschen, dass diese positiven Gefühle Ihnen die »Kraft geben, mit der Sie die Herausforderungen des Lebens bewältigen können« ... (**10 Sek. Pause**) Schließen Sie die Übung damit ab, dass Sie überlegen, mit welchen Kompetenzen oder Stärken Sie dazu beigetragen haben, dass diese positive Situation entsteht ... (**10 Sek. Pause**)

Dann können Sie jetzt allmählich beginnen, sich von sich selbst zu verabschieden ... Vielleicht gibt es noch etwas, das Sie sich zum Abschied sagen wollen ... Wenn ja, dann machen Sie das jetzt ... und dann kommen Sie, ganz in Ihrem Tempo, mit der Aufmerksamkeit wieder zu Ihrem Körper, ... spüren noch einmal kurz Ihren Atem, ... wie der ganz von alleine ruhig ein- und wieder ausströmt ... und kommen dann aus der Übung wieder zurück, ... recken und strecken sich, ... machen die Augen wieder auf ... und geben sich noch ein wenig Zeit, diese Übung auf sich wirken zu lassen ...

Gongschlag

Anschließend folgt wie immer die **Nachbesprechung** der Übung.

Regulieren emotionaler Reaktionen

M. Berking

© Springer-Verlag GmbH Deutschland 2017
M. Berking, *Training emotionaler Kompetenzen*
DOI 10.1007/978-3-662-54273-6_13

Mit dem Vermitteln der Basiskompetenz 7 sollen die Teilnehmer in die Lage versetzt werden, ihre Gefühle bei Bedarf möglichst erfolgreich aktiv positiv beeinflussen zu können. Wie dabei konkret vorgegangen werden kann, soll im Folgenden dargestellt werden.

13.1 Vorstellung der Kompetenz (Teil A)

Ursachen anhaltenden Stresserlebens

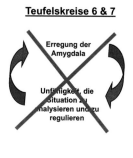
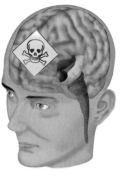

Folie 119. Wenn wir anhaltend gestresst sind, werden auch diejenigen Areale, die für die Lösung komplexer Probleme verantwortlich sind, durch Stresshormone wie Cortisol in ihrer Funktionsfähigkeit beeinträchtigt. Wir können dann unsere emotionalen Reaktionen nicht mehr gut regulieren, und so kommt es zu einem Gefühl der Hilflosigkeit, welches die Stressreaktion in der Amygdala weiter verstärkt. Wenn wir dann auch noch den Glauben daran verlieren, die Situation wieder verändern zu können, werden wir Hoffnungslosigkeit erleben, die dann zu einer depressiven Entwicklung führen kann.

© jangeltun/istockphoto.com

Die Therapie: Basiskompetenzen 6 & 7

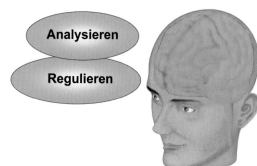

Folie 120. Um das zu erreichen, werden wir jetzt die Kompetenz »Regulieren« ...

Basiskompetenzen und `TEK-Sequenz´

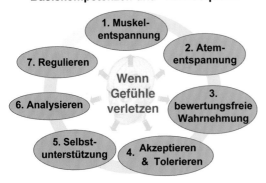

Folie 121. ... als siebtes und letztes Element der TEK-Sequenz erarbeiten und trainieren.

13.2 Erläuterungen und Übungen zum Aufbau der Kompetenz (Teil B)

Die Trainer lassen ausgehend von der Frage: »**Wie löst man denn eigentlich Probleme?**« die Teilnehmer »geleitet entdecken«, dass die Kompetenz »Regulieren von Emotionen« auf den Ergebnissen der Emotionsanalyse aufbaut und letztere um die folgenden fünf Schritte erweitert (an Tafel oder Flipchart schreiben):

1. Ein realistisches **Zielgefühl** setzen (und »durch Begründung stärken«, ▸ Kap. 10).
2. Ein »**Brainstorming**« dazu durchführen, wie ich mich dem Zielgefühl nähern kann.
3. Einen konkreten **Plan** für das weitere Vorgehen machen: Welche Strategie(n) soll(en) (in welcher Reihenfolge) eingesetzt werden? (Eventuell auch: Alternativ-Plan machen).
4. Eine Idee nach der anderen **umsetzen, bis sich etwas ändert**.
5. Mit Erfolgen/Misserfolgen konstruktiv umgehen.

Bei der **Auswahl des Zielgefühls** geht es darum, sich zu fragen, wie man sich in dieser Situation eigentlich fühlen möchte und welches Gefühl realistischerweise auch möglich ist. Sich ein Zielgefühl zu suchen, ist der erste Schritt zur Veränderung. Die Trainer erläutern, dass dieser Schritt besonders wichtig ist, da ein gutes Ziel uns hilft, uns zu motivieren und unsere Handlungen zu koordinieren.

Bei der Zielsetzung ist es wichtig, die eigenen Veränderungsmöglichkeiten nicht zu überschätzen.

In diesem Sinne könnten die Trainer z. B. sagen: »Wenn wir z. B. von uns fordern, total entspannt und locker in ein wichtiges Vorstellungsgespräch zu gehen, so ist dies in der Regel ein unrealistisches Ziel, weil in dieser Situation ja wirklich viel auf dem Spiel steht. Besser wäre das Ziel: Nur in Maßen aufgeregt zu sein und neben dieser Aufregung auch Neugier, Interesse, Mut oder sogar Vorfreude mit zu aktivieren.«

Beim »**Brainstorming**« geht es darum, zuerst einmal unzensiert möglichst viele Ideen zu sammeln, was man alles tun könnte, um sich dem Zielgefühl zu nähern. Die Trainer führen aus, dass man beim Brainstorming »*mindestens* auf 10 Ideen kommen sollte ... Es dürfen durchaus auch ein paar verrückte Ideen dabei sein.« Diese können dabei helfen, die innere Verkrampfung zu lösen und den Suchraum zu erweitern. Bei der Suche nach Veränderungsmöglichkeiten kann man sich von den Ergebnissen der Emotions-Analyse leiten lassen. Wenn man weiß, welche Wahrnehmungen, Ziele, Bewertungen, »alte Muster«, Körperzustände und vorausgehenden Stimmungen das Problemgefühl aktiviert haben, fällt es leichter, auf Ideen zu kommen, wie man dieses Gefühl ändern kann.

Beim **Schmieden eines Plans** geht es darum, die erfolgversprechendste(n) Strategie(n) auszusuchen und sich ggf. eine Reihenfolge zu überlegen, in der man die verschiedenen Strategien einsetzen will.

Bei der **Umsetzung der Ideen** ist es wichtig, Geduld zu haben, auch kleine Veränderungen wahrzunehmen und wertzuschätzen. Je mehr Schwierigkeiten die Regulation des Gefühls bereitet, desto wichtiger ist es, während der Regulationsbemühungen

auch die Basiskompetenz der »effektiven Selbstunterstützung« einzusetzen und sich aktiv für kleine
Fortschritte zu loben und zu verstärken.

Zu einem **konstruktiven Umgang mit den Ergebnissen der Regulationsbemühungen** gehört
neben dem Sich-Loben für Erfolg auch ein konstruktiver Umgang mit Misserfolg. Dieser besteht
aus den folgenden vier Schritten:

1. Ich lobe mich auch für die kleinsten Teiler-
   folge, um nicht den Mut zu verlieren.
2. Ich intensiviere meine Bemühungen bei der
   Umsetzung meines Plans.
3. Wenn das nicht hilft: Ich überlege mir, was den
   Erfolg verhindert, und probiere einen neuen
   Plan bzw. andere Strategien aus.
4. Wenn auch das nicht hilft: Ich überdenke mein
   Ziel; ich setze ggf. meine Ansprüche niedriger
   an, schalte – wenn notwendig – innerlich auf
   das Ziel des Akzeptierens der problematischen
   Emotion (zumindest so lange, wie ich sie nicht
   verändern kann) um und setze dann Basiskompetenz 4 ein, um dieses Ziel zu erreichen.

An dieser Stelle kann der Trainer die modifizierte
Übersichtsfolie »Grundlagen des Regulierens« und
»Alternativen zum Regulieren« ◘ Abb. 13.1 und
◘ Abb. 13.2) zeigen und anhand dieser Folien erläutern, wie die Kompetenz des Regulierens in die anderen TEK-Kompetenzen »eingebettet« ist: So baut
die Regulation direkt auf den Ergebnissen der
»konstruktiven Analyse« auf. Bei Schwierigkeiten
muss sie um die Kompetenz der »effektiven Selbstunterstützung« ergänzt werden, und bei anhalten-
dem Misserfolg muss unter Umständen auf die
Kompetenz »Akzeptieren und Tolerieren« zurück-
gegriffen werden. Da Akzeptieren und Aushalten
eines problematischen Gefühls so schwierig sind, ist
hierbei wiederum der Einsatz der »effektiven Selbstunterstützung« von entscheidender Bedeutung für
den Erfolg. Das heißt, wenn es um das Akzeptieren
und Aushalten geht, ist es besonders wichtig, mich
»liebevoll innerlich zu unterstützen, um mir Mut zu
machen und meine Stimmung soweit zu stabilisie-
ren, dass ich innerlich handlungsfähig bleibe«.

Im Anschluss an diese Erläuterungen erhält je-
der Teilnehmer eine Kopie des Arbeitsblattes »TEK-
Regulations-Schema« (◘ Abb. 13.3 bzw. ▶ Kap. 19
Praxismaterialien, Abb. 19.18). Dieses Arbeitsblatt ist

Voraussetzung für effektives Regulieren

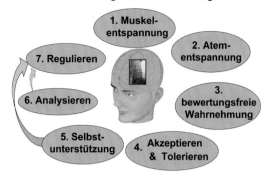

◘ **Abb. 13.1** Die Grundlagen des Regulierens

Alternative, wenn das Regulieren nicht klappt

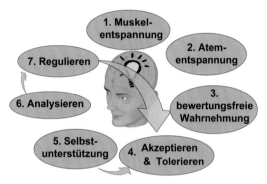

◘ **Abb. 13.2** Die Alternativen zum Regulieren

angelehnt an das »TEK-Analyse-Schema« und dient
als Hilfestellung bei der Klärung des Zielgefühls sowie dem Sammeln und Umsetzen von Veränderungsideen.

Nachdem die Trainer dieses am allgemeinen
Problemlösemodell (z. B. Nezu, Nezu & Perri, 1989)
orientierte Veränderungsmodell vorgestellt haben,
klären sie Verständnisfragen und diskutieren mit
den Teilnehmern die Vor- und Nachteile des Modells (»Macht das in Ihren Augen Sinn, so vorzuge-
hen?«). Etwaige Schwierigkeiten und Einwände
werden soweit möglich geklärt.

Dann werden die Patienten eingeladen, sich **für
das Gefühl, welches sie im »Analyse-Schema«
analysiert haben, ein Zielgefühl zu überlegen** und
es in das Arbeitsblatt einzutragen. In einer anschließenden Runde stellen die Teilnehmer ihre Zielgefühle vor. Bei Bedarf helfen die Trainer, ein positiv

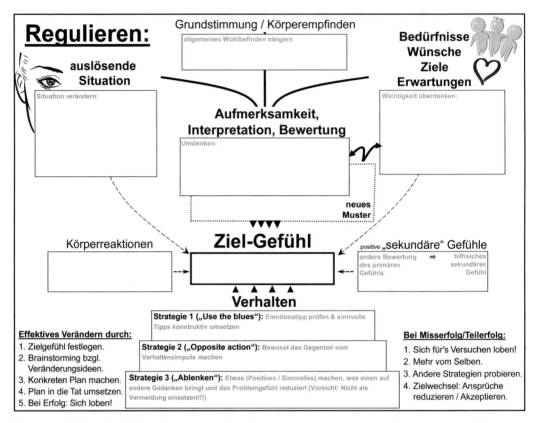

besetztes, realistisches Zielgefühl zu finden. Um den jeweiligen Bereich potenzieller Ziele abzustecken und die Zielsetzungskompetenzen der Teilnehmer zu trainieren, fragen sie dabei die Gruppe, welche anderen Ziele noch möglich seien und ggf. welche Vor- und Nachteile mit diesen verbunden sind. Wenn Patienten Schwierigkeiten beim Finden eines Zielgefühls haben, können sie als Hilfestellung zunächst auch ein Ziel-Körpergefühl oder einen Ziel-Gedanken formulieren. Aus diesem kann dann das Zielgefühl abgeleitet werden.

Die Teilnehmer werden anschließend aufgefordert, mit dem Brainstorming zu möglichen Veränderungsideen zu beginnen. Die dabei hilfreichen **Leitfragen** und Strategien beziehen sich jeweils auf ein Kästchen des Regulationsschemas. Mögliche Leitfragen könnten sein: »Was könntest du an der auslösenden Situation ändern, um das Zielgefühl stärker zu aktivieren?«; »Wie könntest du deine

emotionale Vulnerabilität reduzieren, um...«; »Wie könntest du über die Situation denken, um...«; »Inwieweit könntest du vielleicht die Wichtigkeit der beteiligten Ziele reduzieren, um...«; »Wie könntest du über die Veränderung deiner Körperempfindungen das Zielgefühl aktivieren?«; »Wie könntest du das primäre Gefühl positiver bewerten, um dadurch ein sekundäres Gefühl auszulösen, welches die Aktivierung des Zielgefühls erleichtert?«

Zum Thema **Verhalten** beziehen sich die Fragen auf drei grundsätzliche Strategien:

Strategie Nummer 1 (»**Use-the-Blues-Strategie**«) Besteht darin, sorgsam zu prüfen, was an der emotionalen Analyse der Situation dran ist (z. B. bei Angst: Was kann hier wirklich passieren?) und inwieweit die von der Emotion nahegelegte Handlung tatsächlich Erfolg verspricht (z. B. beim Impuls zum Weglaufen: Hilft mir das langfristig?). In dem Maß, in dem die vorgeschlagene Handlung tatsächlich (zumindest im Prinzip) sinnvoll ist, gilt es, einen Weg zu finden, wie der Emotionstipp in eine angemessene Handlung umgesetzt werden kann (z. B.: Nein, weglaufen würde nicht richtig helfen; aber es ist schon sinnvoll, dass du dich schützt, indem du ...).

Strategie Nummer 2 (»Opposite-Action-Strategie«; vgl. Linehan, 1993) Bezieht sich darauf, dass sich Emotionen oft dadurch verändern lassen, dass man bewusst genau das Gegenteil von dem Verhaltensimpuls macht, der mit der zu verändernden Emotion einhergeht (z. B. langsam machen bei Stress; sich umdrehen und der Gefahr ins Auge blicken bei Angst; nett sein bei Ärger; offen zu eigenen Fehlern stehen bei Scham etc.).

Strategie Nummer 3 (»Sich-ablenken-Strategie«) Ist wichtig, um zu verhindern, dass Teilnehmer letztlich auch während der Regulationsbemühungen immer wieder um das Thema der problematischen Emotion kreisen und diese dadurch immer wieder aktivieren. Um einen solchen Teufelskreis zu durchbrechen, ist der gezielte Einsatz von Ablenkungsstrategien als Ergänzung zu den Verhaltensstrategien 1 und 2 hilfreich. Hier ist allerdings von den Trainern deutlich herauszuarbeiten, dass vor allem bei dieser Strategie die Gefahr besteht, sie einzusetzen, um negative Emotionen zu vermeiden, und dass das rigide Vermeiden-Wollen von Emotionen diese nur noch stärker macht (▶ Kap. 10). Den Teilnehmern muss verdeutlicht werden, dass Ablenkungsstrategien (nur) dann eingesetzt werden können, wenn die Teilnehmer (sich selbst) bewiesen haben, dass sie auch »in die Emotion hineingehen«, diese bewusst spüren, akzeptieren und aushalten können. Dann – und nur dann – ist auch der Einsatz von Ablenkungsstrategien hilfreich. Außerdem gilt es zu erarbeiten, dass Ablenken vor allem dann erfolgreich ist, wenn bei der Ablenkungshandlung ein wichtiges (Annäherungs-)Ziel verfolgt wird (z. B. eine lang aufgeschobene Aufgabe endlich erledigt zu haben) und/oder wenn die Handlung möglichst intensive positive Erfahrungen bereitet und möglichst viele kognitiven Ressourcen bindet (z. B. Badminton spielen, bei Personen, die daran Spaß haben).

Nachdem die Teilnehmer mit Hilfestellungen dieser Art das Regulationsschema ausgefüllt haben,

werden die Ergebnisse in der Gruppe vorgestellt und diskutiert. Dabei wird man oft die Beobachtung machen, dass Patienten eine Idee entwickeln, diese aber sofort mit einem »aber« kommentieren und dann begründen, warum diese Idee nicht funktionieren wird. In der Regel geht dies mit zunehmender Hoffnungslosigkeit einher. Ein solches Muster sollten die Therapeuten transparent machen und an diesem Beispiel noch einmal den Sinn des zunächst unkritischen Sammelns von Ideen erklären (»raus aus der Hoffnungslosigkeit«). Bei Bedarf kann die Gruppe auch eingeladen werden, noch weitere Veränderungsideen vorzuschlagen. Der jeweilige Teilnehmer darf dann aussuchen, welche er davon mit aufnehmen möchte.

Im nächsten Schritt erstellen die Teilnehmer einen konkreten Plan, wann und wo sie welche Ideen in die Tat umsetzen wollen (und möglichst auch gleich einen Plan B, wie sie mit Rückschlägen umgehen werden). Um den anschließenden Schritt ins Handeln möglichst gut vorzubereiten, werden die Teilnehmer aufgefordert, den erarbeiteten **Plan** zunächst einmal **in der Vorstellung zu üben**.

Nachdem jeder Teilnehmer seinen Veränderungsplan (und seinen Umgang-mit-Rückschlägen-Plan oder auch »Plan B«) vorgestellt hat und nachdem sichergestellt wurde, dass die Pläne der Teilnehmer (zumindest im Prinzip) Erfolg versprechen, laden die Trainer ein, die **Umsetzung der Pläne** doch einmal **in der Vorstellung zu üben**. D. h. jeder Teilnehmer versetzt sich in seiner Vorstellung wieder in die Situation, die das Problemgefühl ausgelöst hat. Dann werden kurz die ersten sechs Schritte der TEK-Sequenz und anschließend vor allem das Regulieren des Gefühls geübt.

13.3 TEK-Sequenz mit den Basiskompetenzen 1 bis 7 (Teil C)

Gongschlag

Nehmen Sie eine bequeme Sitzhaltung ein ... schließen Sie die Augen ... lassen Sie die Muskeln locker ... Atmen Sie ruhig und gleichmäßig und lassen die Muskeln beim gezielt langen Ausatmen noch ein wenig lockerer ... und stellen Sie sich darauf ein, in den nächsten 20 Minuten etwas für sich zu tun ... Entspannen Sie dafür *jetzt* zunächst kurz noch einmal alle Muskeln in Ihrem Körper: Hände … Unterarme … Oberarme … Gesicht … Nacken … Rücken … Bauch … Gesäß … und Beine … Atmen Sie dabei bewusst ruhig und gleichmäßig, … atmen Sie bewusst lange aus … und lassen Sie die Muskeln bei jedem langen Ausatmen noch ein wenig lockerer werden … (**5 Sek. Pause**) Spüren Sie, wie dieses angenehme Gefühl von Entspannung … dabei tiefer … und tiefer wird. (**5 Sek. Pause**)

Dann gehen Sie in den Modus der »bewertungsfreien Wahrnehmung« und beginnen, Ihren Atem für 3 Atemzüge einfach nur zu betrachten, ohne ihn verändern zu wollen … (**10 Sek. Pause**) Dann erweitern Sie den Fokus Ihrer Aufmerksamkeit und registrieren einmal, was Sie gerade in Ihrem Körper spüren können … (**5 Sek. Pause**) Was Sie gerade hören können … (**5 Sek. Pause**) was Sie gerade riechen können … (**5 Sek. Pause**) Was Sie gerade sehen können … (**5 Sek. Pause**) Was Ihnen gerade an Gedanken durch den Kopf geht … (**5 Sek. Pause**) Was gerade an Zielen oder Wünschen da ist … (**5 Sek. Pause**) und letztlich was gerade an Stimmungen oder Gefühlen da ist … Wie geht es Ihnen gerade? … Benennen Sie Ihre Gefühle kurz und schätzen Sie jeweils die Intensität des Gefühls auf einer Skala von 0 bis 10 ein. (**5 Sek. Pause**) Aktivieren Sie dann die akzeptierende Haltung und das Bewusstsein, dass Sie auch negative Gefühle für eine Weile aushalten können, … z. B. indem Sie zu sich sagen: »Es ist o.k., dass ich mich so fühle, diese Gefühle haben ihren Sinn …« und »Ich bin stark genug, diese Gefühle zur Not auch eine ganze Zeit lang auszuhalten«. (**5 Sek. Pause**)

Dann stellen Sie sich eine belastende Situation vor, die Sie gerade erlebt haben, heute oder in den letzten Tagen, … eine Situation, die für Sie schwierig war … (**5 Sek. Pause**) Versuchen Sie dann sich wie von außen, aus der Perspektive eines anteilnehmenden, freundlichen Betrachters zu sehen … Versuchen Sie zu erkennen, was Sie in der Situation belastet und welche Gefühle Sie in der Situation haben … Versuchen Sie zu erkennen, wie sich diese belastenden Gefühle in Ihrer Körperhaltung und in Ihrem Gesichtsausdruck niederschlagen … (**15 Sek. Pause**) Versuchen Sie jetzt, in sich das warme und kraftvolle Gefühl von Anteilnahme sich selbst gegenüber aufsteigen zu lassen. Dieses Mitgefühl mit sich selbst in dieser schwierigen Situation, das verbunden ist mit dem Wunsch sich zu helfen … (**5 Sek. Pause**) Wenn Sie

dieses Gefühl verspüren, können Sie damit beginnen, in der Vorstellung an sich selbst heranzutreten und erst einmal zu signalisieren, dass Sie für sich da sind; dass es o.k. ist, sich so zu fühlen … (**5 Sek. Pause**) Vielleicht können Sie das innerlich zu sich selbst sagen: »Es ist o.k., wie du dich fühlst« … »Ich bin bei dir« … »Ich werde dir helfen«… Vielleicht fragen Sie sich dann einmal, wie es Ihnen gerade geht … und hören Sie sich dann ganz genau zu, was die Antwort ist … (**5 Sek. Pause**) Wenn Sie so signalisiert haben, dass Sie Ihre volle Aufmerksamkeit und Anteilnahme haben, können Sie damit beginnen, sich selbst innerlich Mut zu machen: »Komm, du schaffst das« … »Du hast schon so viel geschafft« … »Ich helfe dir« … »Ich stehe hinter dir« … Wenn Sie glauben, dass Ihnen das in dieser Situation gut tun würde, können Sie sich auch eine Hand auf die Schulter legen oder sich in den Arm nehmen oder auf einem anderen Weg körperlich Trost und Unterstützung geben … Dann versuchen Sie, sich innerlich aufzumuntern, indem Sie sich freundlich innerlich zulächeln … (**5 Sek. Pause**)

Dann laden Sie sich ein, einmal gemeinsam zu analysieren, warum Sie in dieser Situation so reagieren: Was genau ist passiert? … Welche Situation hat das Gefühl ausgelöst? … (**10 Sek. Pause**) Haben dich besondere Stimmungen für diese emotionale Reaktion anfällig gemacht? … (**10 Sek. Pause**) Welche Ziele und Erwartungen spielten bei dieser Bewertung eine Rolle?… (**10 Sek. Pause**) Wie hast du die Situation interpretiert und bewertet? … (**10 Sek. Pause**) Wurde vielleicht ein altes Bewertungsmuster aktiviert? … Wie könnte man dieses Muster nennen? Nehmen Sie sich Zeit für diese Emotions-Analyse. (**15 Sek. Pause**)

Wenn Sie den Eindruck haben, die Situation, so weit Ihnen das gerade möglich ist, für sich verstanden zu haben, können Sie noch einen Schritt weiter gehen und jetzt in der Vorstellung auch das positive Verändern des Gefühls üben. Als ersten Schritt dazu überlegen Sie sich doch bitte zunächst einmal, wie Sie sich in dieser Situation eigentlich fühlen wollen … Was ist Ihr Zielgefühl, wenn sie diese Situation wieder erleben würden? … (**10 Sek. Pause**) Wenn Sie ein realistisches Zielgefühl gefunden haben, können Sie ein »Brainstorming« machen und überlegen, was Sie alles tun könnten, um das Zielgefühl zu aktivieren … Wie könnten Sie z. B. die äußere Situation so ändern, dass das Zielgefühl leichter aktiviert werden kann? … (**10 Sek. Pause**) Welche Körperempfindungen könn-

ten Sie gezielt herbeiführen, um das Zielgefühl zu stärken? … (**10 Sek. Pause**) Wie müssten Sie Ihre Ziele oder Erwartungen verändern, damit, statt des alten Gefühls, jetzt das Zielgefühl aktiviert werden kann? … (**10 Sek. Pause**) Mit welchen Interpretationen und Bewertungen könnten Sie das Zielgefühl aktivieren? … (**10 Sek. Pause**) Was wäre ein neues Muster, das Sie in dieser Situation einüben könnten? … (**10 Sek. Pause**) Fragen Sie sich: »Was kann ich tun, damit es mir besser geht?« … Machen Sie eine innere Liste, was Sie alles machen können … (**15 Sek. Pause**) Dann suchen Sie sich eine Strategie oder eine Kombination von Strategien aus, … machen Sie einen Plan, wie Sie vorgehen wollen … (**10 Sek. Pause**) und vielleicht auch gleich einen Alternativplan … (**10 Sek. Pause**) Wenn Sie wollen, können Sie jetzt in der Vorstellung den Einsatz dieses Plans einmal üben … Probieren Sie jetzt Ihren Plan in der Vorstellung aus … Stellen Sie sich genau vor, wie Sie das machen … (**30 Sek. Pause**) Und dann prüfen Sie einmal, ob Sie Ihrem Zielgefühl schon näher gekommen sind … (**5 Sek. Pause**) Wenn ja, machen Sie sich diesen Erfolg bewusst und üben Sie, stolz darauf zu sein … Wenn nein, versuchen Sie, zunächst die bisherigen Strategien noch zu verbessern … (**15 Sek. Pause**) Wenn dies nicht klappen sollte, überlegen Sie, inwieweit Sie Ihr Ziel korrigieren müssen, eventuell können Sie das Gefühl in dieser Situation nur wenig beeinflussen, … eventuell erkennen Sie, dass Sie das Gefühl eher akzeptieren und so lange aushalten müssen, bis es sich von alleine verändert … Nehmen Sie sich noch ein wenig Zeit, die beste Strategie zu finden. (**15 Sek. Pause**)
Wenn für Sie der richtige Moment gekommen ist, können Sie langsam aus dieser »Herausforderungs-Situation« wieder zurückkommen … Merken Sie sich gut, was Sie für Ideen entwickelt haben, wie Sie Ihre Gefühle positiv beeinflussen können. Vielleicht gibt es noch etwas, das Sie sich zum Abschied sagen wollen … Wenn ja, machen Sie das jetzt … (**5 Sek. Pause**) Zum Abschluss der Übung stellen Sie sich noch einmal kurz eine positive Situation aus der letzten Zeit vor … Eine Situation, in der Sie nichts regulieren müssen, … die einfach so gut ist … Suchen Sie zunächst einmal eine solche Situation … (**15 Sek. Pause**) Versuchen Sie sich, wie von außen, in dieser Situation zu sehen … (**10 Sek. Pause**) Versuchen Sie anteilnehmend Freude zu empfinden … (**10 Sek. Pause**) Gön-

nen Sie sich diese Freude … (**10 Sek. Pause**) Und wenn Sie wollen, können Sie sich wünschen, dass Sie aus dieser Freude die Kraft und Energie ziehen, die Sie brauchen, um die Herausforderungen des Lebens erfolgreich zu bewältigen. (**10 Sek. Pause**) Beenden Sie die Übung damit, dass Sie sich überlegen, mit welchen Kompetenzen oder Stärken Sie dazu beigetragen haben, dass diese positive Situation entstehen konnte … (**10 Sek. Pause**)
Wenn Sie damit fertig sind, können Sie ganz in Ihrem Tempo aus der Übung wieder zurückkommen … Spüren Sie noch einmal kurz Ihren Atem … Entspannen Sie noch einmal kurz Ihre Muskeln … und kommen dann aus der Übung wieder zurück, … indem Sie sich … recken und strecken, … einmal tief einatmen, … die Augen wieder aufmachen …
Gongschlag

Nach dem Erarbeiten eines Veränderungsplans und dem Üben dieses Plans in der Vorstellung stehen die Teilnehmer vor den nächsten wichtigen Schritten: Den Plan in der realen Problemsituation umzusetzen und mit dem sich einstellenden Erfolg oder Misserfolg konstruktiv umzugehen. Diese Schritte werden – soweit es geht – in der Gruppe vorbereitet, mit dem Ziel, dass am Ende der Sitzung sich jeder Teilnehmer eine konkrete Aufgabe stellt, wann und wo er welchen Regulationsplan »in der freien Wildbahn« üben möchte. Diese »Hausaufgaben« werden zu Beginn der nächsten Stunde ausführlich besprochen. Für den Transfer des Trainingserfolgs in das »reale Leben« ist von zentraler Bedeutung, dass spätestens ab diesem Trainingsmodul die Patienten kontinuierlich den Einsatz der TEK-Kompetenzen für die Bewältigung problematischer Situationen im Alltag üben. Aufgabe der TEK-Trainer ist es dabei, den Teilnehmern zu helfen, die beim Üben gesammelten Erfahrungen konstruktiv für die weitere Verfestigung der erworbenen Kompetenzen zu nutzen.

Einsatz der TEK-Kompetenzen zur Bewältigung von potenziell besonders problematischen Gefühlen

M. Berking

© Springer-Verlag GmbH Deutschland 2017
M. Berking, *Training emotionaler Kompetenzen*
DOI 10.1007/978-3-662-54273-6_14

Wie im theoretischen Teil des Manuals geschildert, halten wir die emotionalen Reaktionen Stress, Angst, Ärger, Scham, Schuld, Traurigkeit und Enttäuschung sowie depressive Stimmung für die psychische Gesundheit für besonders relevant. Deswegen werden, am Ende des TEK, die Teilnehmer noch einmal gesondert im konstruktiven Umgang mit diesen Reaktionen trainiert.

Das heißt zum einen, dass die Patienten lernen sollen, die **TEK-Basis-Kompetenzen** gezielt zur Bewältigung dieser Emotionen einzusetzen. Zum anderen sind die Trainer bei Bedarf aufgefordert, auch **spezifische Kompetenzen** zu vermitteln, die für die kurzfristige Regulation und/oder die langfristige Bewältigung einer bestimmten Emotion hilfreich sind. Die TEK-Trainer müssen deswegen über ein fundiertes Wissen über Emotionen verfügen (▶ Kap. 19 Praxismaterialien, Abb. 19.17 und 19.19), sowie über psychische Störungen und deren Behandlung (z. B. Konfrontationsprogramme zur Überwindung von Angststörungen).

Im Folgenden schildern wir ausführlich den Ablauf der Drei-Tages-Version (◻ Abb. II.1). Für die 12-Stunden-Version (◻ Abb. II.2) halten wir es für vorteilhafter, pro Sitzung immer etwa zwei Emotionen zu behandeln. Zur Förderung der Annäherungsmotivation sollten sich die **Stundentitel** dabei eher auf das Ziel- als auf das Problemgefühl beziehen (statt: »Heute geht es um Angst«, lieber: »Heute geht es um Mut«).

Bei beiden Formaten erfragen die Trainer zu Beginn des Moduls, welche Gefühle für die psychische Gesundheit besonders relevant sind. An einer Tafel oder am Flipchart werden diese Gefühle ge- sammelt. Die Trainer haben dabei darauf zu achten, dass die emotionalen Reaktionen Stress, Angst, Ärger, Scham, Schuld, Traurigkeit und Enttäuschung sowie depressive Stimmung Bestandteil der Auflistung sind.

Dann wird mit Hilfe der TEK-Übersichtsfolie (▶ Kap. 19 Praxismaterialien, Abb. 19.2) erläutert, dass es für den Umgang mit diesen Gefühlen sehr **wichtig** ist, ...

1. diese möglichst frühzeitig zu erkennen und zu verstehen (Basiskompetenzen 3 und 6),
2. einzuschätzen, ob sie gerade hilfreich sind (Vorbereitung für Basiskompetenz 7),
3. realistische Zielgefühle zu setzen (Schritt 1 von Basiskompetenz 7),
4. und diese Gefühle möglichst effektiv positiv zu beeinflussen (Schritte 2–5 von Basiskompetenz 7).

Deswegen sollen zum Abschluss die drei Kompetenzen »Wahrnehmen und Benennen«, »Analysieren« und »Regulieren« noch einmal speziell für die potenziell besonders problematischen Gefühle geübt werden.

14.1 Besonders relevante Gefühle frühzeitig erkennen und verstehen können

Nachdem die Trainer die Zustimmung der Gruppe zu diesem Vorgehen eingeholt haben, laden sie die Teilnehmer zu einer Übung ein, bei der jeder Teilnehmer als **Experte für ein bestimmtes Gefühl**

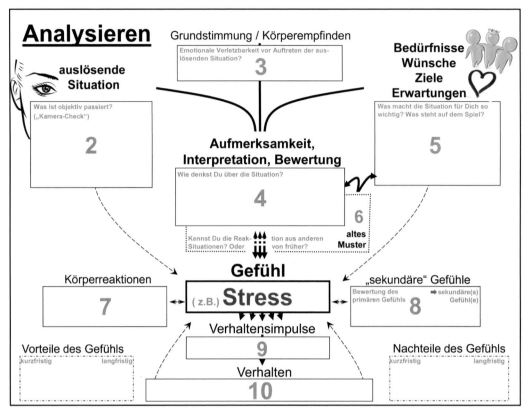

■ **Abb. 14.1** Relevante Gefühle frühzeitig erkennen und verstehen mit Hilfe des Analyse-Schemas. Gesicht: © wehrmann69/ istockphoto.com; Freunde: © geopaul/istockphoto.com; Krone: © tuleby/istockphoto.com; Herz: © ulimi/istockphoto.com

anhand des Arbeitsblattes »TEK-Analyse-Schema« (Beispiel in ■ Abb. 14.1, bzw. ▶ Kap. 19 Praxismaterialien, Abb. 19.16) herausgearbeitet, woran man dieses Gefühl erkennt und wodurch es aktiviert wird.

Die Zuordnung der Experten (oder Experten-Kleingruppen) zu den einzelnen Gefühlen orientiert sich auch daran, wo die Teilnehmer besondere Probleme haben. Dieser Schritt ist idealerweise mit einer kognitiven Umstrukturierung des Selbstbilds der Teilnehmer verbunden: Die Umstrukturierung stützt sich auf die Logik, dass sich Teilnehmer, die mit einer bestimmten Emotion größere Probleme haben, mit dieser Emotion schon seit längerem auseinandergesetzt haben. Diese Teilnehmer haben sich viele Gedanken darüber gemacht, woher die Emotion kommt und viel ausprobiert, um gut mit dieser Emotion umzugehen. Dabei haben sie viele wichtige Erfahrungen gemacht, die sie zum Experten für dieses Gefühl machen.

Während dieser Einzelarbeit gehen die Trainer von Teilnehmer zu Teilnehmer und geben bei Bedarf Hilfestellungen. Die Ergebnisse werden in der Gruppe zusammengetragen. Wenn möglich, können dazu auch Overhead-Folien mit Kopien des »Analyse-Schemas« verwandt werden, auf denen dann die Spezifika der jeweiligen Emotion eingetragen werden.

14.2 Vorbereitung auf effektive Regulation: Adaptivität einschätzen

Für das Setzen guter Regulations-Ziele ist es speziell für die potenziell problematischen Gefühle wichtig, einschätzen zu können, **wann** sie **angemessen** und hilfreich sind und wann sie nicht mehr hilfreich sind und besser reguliert werden sollten. Das Einschätzen der Gefühle wird anhand der Tabelle

»Zielsetzung erster Schritt« (◘ Abb. 14.2 und ► Kap. 19 Praxismaterialien, Abb. 19.20) geübt.

Mit Hilfe dieser Tabelle sollen die jeweiligen Experten(-gruppen) jeweils für ihre spezielle Emotion herausarbeiten, woran man erkennt, dass dieses Gefühl noch hilfreich ist und wann dies nicht mehr der Fall ist. Die Antworten werden jeweils in der Gruppe diskutiert und von den Trainern ggf. präzisiert oder korrigiert.

14.3   Regulation Schritt 1: Gute Zielgefühle finden

Zu Beginn der aktiven Veränderung geht es darum, möglichst hilfreiche Zielgefühle zu finden. Bei »Angst« kann das z. B. sein: Mut, Zuversicht oder ein Gefühl von Sicherheit etc. Dieser Schritt ist deswegen wichtig, weil die Regulationsbemühungen von einem positiv besetzten (Annäherungs-)Ziel motiviert und organisiert werden. Darüber hinaus erleichtert es die Arbeit im Training, wenn nicht ständig negativ behaftete Konzepte (wie Stress, Angst, Ärger etc.) thematisiert werden, sondern Konzepte, deren implizite Verarbeitung positive Stimmungen auslöst. Das sind Konzepte wie Entspannung, Gelassenheit, Mut, Kraft, Zuversicht, Optimismus, Sicherheit, Selbstbewusstsein, Freiheit etc. Bei der Erarbeitung der Zielgefühle erhalten die Teilnehmer zunächst etwas Zeit, damit sie (ggf. mit Unterstützung der Trainer) für das Gefühl, für das sie Experte sind, möglichst gute Zielgefühle überlegen können. In einer anschließenden Runde werden diese Zielgefühle zusammengetragen und am Flipchart in die Tabelle »Zielgefühle« eingetragen (◘ Abb. 14.3, bzw. ► Kap. 19 Praxismaterialien, Abb. 19.21).

14.4   Regulation Schritte 2 bis 4: Effektive Regulationsstrategien finden und einsetzen

In ähnlicher Weise wie zuvor werden die Regulationsstrategien jeweils zunächst von den »Experten« für eine bestimmte Emotion mit Hilfe der Trainer gesammelt und dann in der Gruppe vorgestellt. Wenn die Trainer den Eindruck haben, dass die Teilnehmer mehr als eine Emotion besonders trainieren sollten, bietet es sich an, die jeweiligen Experten-Bereiche einmal rotieren zu lassen.

Wichtig ist hier wieder, darauf zu achten, dass eher die Zielgefühle im Vordergrund stehen und nicht so sehr die problematischen Gefühle. In diesem Sinne lautet die Frage an die Experten: »Wie lässt sich Mut in einer potenziell bedrohlichen Situation aktivieren?« etc. Die Experten erhalten als Hilfestellung das Regulationsschema, bei dem die Zielgefühle für diese Emotion bereits eingetragen sind.

Für das Beispiel »Stress« (bzw. »Entspannung«) ist dieses Vorgehen in ◘ Abb. 14.4 dargestellt.

Schon bei der Hilfestellung für die Einzelarbeit, vor allem aber beim Zusammentragen in der Gruppe, bringen die Trainer ihr **Experten-Wissen** ein und sorgen so dafür, dass der »Veränderungsplan« letztlich aus Strategien besteht, die sich in der Regulation dieses Gefühls empirisch bewährt haben. Vorschläge, auf welche Strategien die Trainer dabei fokussieren können, finden sich – ohne Anspruch auf Vollständigkeit – in ► Kap. 19 Praxismaterialien, Abb. 19.19 (»Emotionsspezifische Regulationsmöglichkeiten«).

- **Abschließende Übung**

In der abschließenden Übung können die Teilnehmer dann eingeladen werden, die Emotion, die für sie besonders relevant ist, in einer angeleiteten **Vorstellungsübung** erst zu aktivieren und dann in Richtung des Zielgefühls zu verändern. Als Vorlage für den Anleitungstext lässt sich die Anleitung der gesamten TEK-Sequenz aus ► Kap. 11 verwenden. Falls ein entsprechender Zeitrahmen zur Verfügung steht, kann der Einsatz der TEK-Sequenz auch für mehrere oder idealerweise sogar für alle problematischen Gefühle geübt werden. Dieses Vorgehen bietet sich vor allem bei der 12-Stunden-Version an.

Bei Zeitknappheit kann die Bearbeitung der potenziell problematischen Gefühle auch gleich mit in die Erarbeitung der Kompetenzen »Analysieren« und »Regulieren« integriert werden. Dies ist vor allem dann möglich, wenn die von den Teilnehmern gemalten Gefühle die potenziell problematischen Gefühle möglichst komplett umfassen.

Zielsetzung erster Schritt		
Vorbereitung der Zielsetzung Wann sind diese Gefühle angemessen und hilfreich und wann nicht mehr?		
	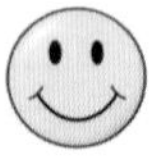 Hilfreich	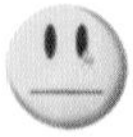 Nicht mehr hilfreich
Stress		
Angst		
Ärger		
Scham & Schuld		
Traurigkeit & Enttäuschung		
Depressivität		

◻ **Abb. 14.2** Zielsetzung erster Schritt

Wie will ich mich stattdessen fühlen?

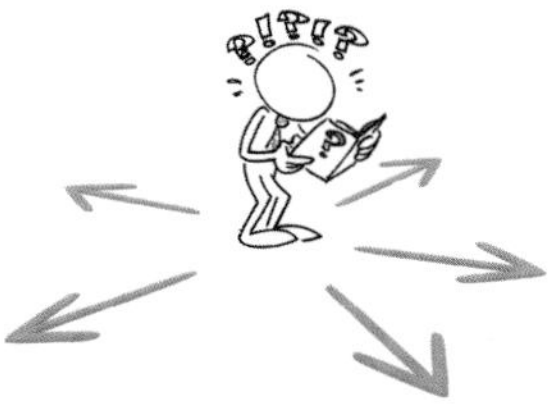

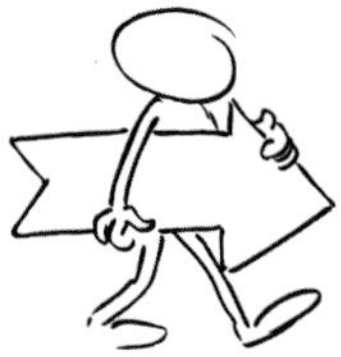

	Was sind mögliche **Zielgefühle** bei ...
Stress ⇨	
Angst ⇨	
Ärger ⇨	
Scham ⇨	
Schuld ⇨	
Traurigkeit & Enttäuschung ⇨	
Depressivität ⇨	

◘ Abb. 14.3 Zielgefühle. © hazimsn/istockphoto.com

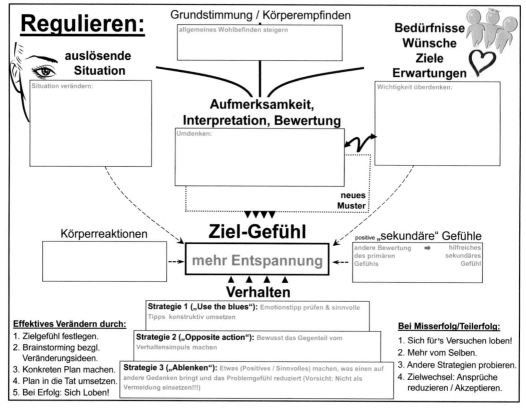

□ **Abb. 14.4** Emotionsspezifische Regulationsstrategien finden mit Hilfe des Regulations-Schemas. © wehrmann69/istock-photo.com; © geopaul/istockphoto.com; © tuleby/istockphoto.com; © ulimi/istockphoto.com

Evaluation und Ausblick

In Teil I dieses Buchs haben wir gesehen, dass es eine ganze Reihe von empirischen Befunden und theoretischen Argumenten gibt, die dafür sprechen, dass Defizite in emotionsübergreifenden Regulationskompetenzen eine wichtige Rolle bei der Entstehung und Aufrechterhaltung psychischer Störungen spielen. Auf der Grundlage des aktuellen wissenschaftlichen Erkenntnisstands haben wir ein Modell entwickelt, das beschreibt, wie man konstruktiv mit belastenden Emotionen umgehen kann.

Anschließend haben wir in Teil II die Inhalte und Vorgehensweisen des Trainings Emotionaler Kompetenzen (TEK) möglichst konkret vorgestellt, so dass erfahrene Therapeuten mit Hilfe der sich in ▶ Kap. 19 befindlichen Materialien in der Lage sein sollten, das TEK-Training durchzuführen. Im dritten und letzten Teil des Buchs wollen wir unsere Erfahrungen mit dem praktischen Einsatz des Trainings, erste Befunde zur Wirksamkeit des Trainings und einige aktuelle Weiterentwicklungen vorstellen.

Rückmeldungen aus der Praxis

M. Berking

© Springer-Verlag GmbH Deutschland 2017
M. Berking, *Training emotionaler Kompetenzen*
DOI 10.1007/978-3-662-54273-6_15

Das Training Emotionaler Kompetenzen wurde in der Entwicklungsphase zunächst mehrfach an Gruppen von Studenten der Universität Bern und dann mit Patienten der therapeutischen Praxisstelle der Universität Bern erprobt. Mittlerweile wird es in verschiedenen Behandlungsinstitutionen eingesetzt und klinisch getestet (psychotherapeutische Ambulanzen, stationäre Psychotherapie, Psychiatrie, psychosomatische Rehabilitation, neurologische Rehabilitation, Suchtbehandlung, Bildungseinrichtungen, Polizei).

Bei den **Rückmeldungen der Patienten/Teilnehmer** werden vor allem der Informationsgehalt des Theorieteils, die gute Integration verschiedener Elemente (»die einzelnen Sachen kannte ich ja zum Teil schon, aber ich habe das für mich vorher nie so zusammenbringen können«) und die Qualität der Patientenmaterialien (vor allem die Broschüre und die Trainingskalender) positiv erwähnt. Auf die Frage, welche Teile des Trainings als besonders hilfreich erlebt wurden, unterscheiden sich die Antworten der Teilnehmer sehr. In der Regel wird jeder Teil des Trainings von mindestens einem der Teilnehmer einer Gruppe als für ihn besonders wichtig erlebt. Im Mittel über alle Patienten werden die folgenden Aspekte dabei am häufigsten angeführt: 1. Das Herausarbeiten der positiven Aspekte negativer Emotionen, 2. Die Arbeit mit dem »Analyse-Schema«, 3. Die Arbeit mit dem »Regulations-Schema«.

Die Arbeit mit dem »Analyse-Schema« und dem »Regulations-Schema« empfinden viele Patienten zunächst als relativ kompliziert, im weiteren Verlauf aber als sehr gewinnbringend. In Bezug auf die Akzeptanz des SMS-Coaching-Angebots zeigte sich erwartungsgemäß, dass diese umso höher war, je jünger die Teilnehmer waren. Als Veränderung wünschten sich die Patienten bisweilen »weniger Theorie« und dafür mehr Zeit für das Üben des Umgangs mit den potenziell problematischen Gefühlen. In Bezug auf das Drei-Tages-Format ist zu erwähnen, dass es für einige Patienten oft relativ anstrengend ist, das Training einen ganzen Tag am Stück durchzuführen.

Bei den **Rückmeldungen der Therapeuten** wird vor allem die gute Integration der verschiedenen Elemente positiv erwähnt. Weitere positive Rückmeldungen beziehen sich auf das »neuropsychotherapeutische« Behandlungsrational des TEK. Dieses eignet sich vor allem im stationären Setting sehr gut dazu, die Kommunikation zwischen verschiedenen Berufsgruppen zu erleichtern. Außerdem ist die Überzeugungskraft des Behandlungsangebots größer, wenn sich Ärzte, Psychologen, Pflegekräfte, Sport- und Ergotherapeuten alle auf das gleiche Modell beziehen, als wenn die Patienten mit verschiedenen, teilweise widersprüchlichen Störungs- und Behandlungsmodellen konfrontiert werden.

Die **Erfahrungen in der Supervision** zeigen, dass (vor allem verhaltenstherapeutische) Trainer zuweilen Schwierigkeiten haben, die Bedeutung der Kompetenzen »Nicht-bewertende Wahrnehmung« und »Akzeptieren« und »Aushalten« zu verstehen und den Patienten zu vermitteln. In diesen Fällen kann die Teilnahme an einem »Mindfulness-based-Stress-Reduction-Kurs« oder einem seriösen »Mindfulness-Retreat« ein geeignetes Mittel sein, um den Therapeuten einen vertiefenden Einblick in diese Konzepte zu geben. Eine weitere Schwierigkeit besteht für einige Trainer darin, eine gute Balance zu finden zwischen a) dem Fordern und Fördern von Veränderungen und b) dem ressourcenorientierten und wertschätzenden Bestätigen der Patienten, dass auch ihre bisherigen Strategien schon

wertvolle Lösungsversuche sind. Wie zuvor erwähnt, sollten sich die Therapeuten in diesen Fällen
im Grundvorgehen validierender und ressourcen-
aktivierender Interventionen schulen.

15

Wirksamkeit des Trainings

M. Berking

© Springer-Verlag GmbH Deutschland 2017
M. Berking, *Training emotionaler Kompetenzen*
DOI 10.1007/978-3-662-54273-6_16

In den vergangenen Jahren wurden die letzten zuvor geschilderten qualitativen Rückmeldungen zum TEK zunehmend um **systematische Evaluationsstudien** ergänzt. Im nicht-klinischen Bereich zeigte sich dabei beispielsweise in **Untersuchungen an Studierenden**, dass die Teilnahme am TEK die emotionalen Kompetenzen von Studierenden signifikant stärken kann (Schwarz, Kowalsky, & Berking, 2013). In einer weiteren Studie nahmen **Polizisten** am TEK teil. Polizisten sind in ihrem Beruf häufig mit belastenden Gefühlen konfrontiert. Gleichzeitig tendieren sie im Schnitt eher zu einem aktiv-sachlichen und problemorientierten Coping-Stil, welcher ggf. die Möglichkeiten effektiver Emotionsregulation einschränkt (Evans, Coman, Stanley, & Burrows, 1993, S. 243). Im Einklang mit dieser Hypothese fanden Berking, Meier und Wuppermann (2010), dass Polizisten vor der Teilnahme am TEK ihre emotionalen Kompetenzen als signifikant geringer einschätzten, als dies bei einer gematchten Kontrollgruppe der Fall war. Während der Teilnahme am TEK kam es dann jedoch zu einer deutlichen Zunahme dieser Kompetenzen, so dass diese nach dem Training mit denen der Kontrollgruppe vergleichbar waren (Berking, Meier und Wuppermann 2010).

In einer ersten **klinischen Untersuchung** an Personen, die sich aufgrund verschiedener Störungen in stationärer Behandlung befanden, wurden 289 Patienten nach dem Zufallsprinzip in zwei Gruppen aufgeteilt. Eine Gruppe erhielt die übliche KVT-Behandlung. In der anderen Gruppe erhielten die Patienten die Möglichkeit, Teile der üblichen KVT-Behandlung durch das TEK zu ersetzen. Dabei zeigte sich, dass die Teilnehmer der KVT+TEK-Gruppe einen größeren Anstieg emotionaler Kompetenzen und einen stärkeren Rückgang psychopathologischer Symptome berichteten als die Teilneh-mer in der klassischen KVT-Bedingung (Berking, Wupperman et al., 2008).

In einer weiteren klinischen Studie (Berking, Ebert, Cuijpers & Hofmann, 2013) wurden 432 **depressive Patienten** zufällig entweder der üblichen KVT-Behandlung zugewiesen oder einer Bedingung, in der Teile der KVT-Behandlung durch das TEK ersetzt worden waren. Die Ergebnisse zeigen, dass die Teilnehmer in der TEK-Bedingung eine signifikant größere Reduktion depressiver Beschwerden berichteten als die Teilnehmer in der Kontrollgruppe. Während in der TEK-Bedingung 65% der Teilnehmer eine komplette Remission der Symptomatik erzielten, schafften dies in der Kontrollgruppe nur 51% der Teilnehmer. Unerwarteterweise wurde die stärkere Zunahme emotionaler Kompetenzen in der TEK-Bedingung jedoch knapp nicht signifikant. Eine genauere Analyse zeigte jedoch, dass die Teilnehmer in der TEK-Bedingung in einer Reihe von emotionalen Kompetenzen deutlich stärker profitierten als die Kontrollgruppe. Interessanterweise handelte es sich dabei um die Kompetenzen unerwünschte Emotionen akzeptieren und aushalten zu können, diese in eine gewünschte Richtung verändern zu können und sich dabei innerlich effektiv unterstützen zu können. Genau diese Kompetenzen können jedoch als recht spezifische therapeutische Ansatzpunkte des TEK angesehen werden. Außerdem handelt es sich bei diesen Kompetenzen um die Fähigkeiten, denen im TEK-Modell der Emotionsregulation eine besondere Rolle zugeschrieben wird, und die sich in einer Vielzahl von Studien als besonders relevant erwiesen haben (z. B. Berking, Wuppermann et al., 2008; Berking et al., 2012; Radkovsky et al., 2014; Diedrich et al., 2014).

Weitere ermutigende Befunde zur Effektivität des TEK stammen aus einer quasi-experimentellen

Studie, in der sich eine um das TEK ergänzte KVT-Behandlung als effektiv in der **Behandlung medizinisch unerklärter Symptome** erwiesen hat (Gottschalk, Bleichhardt, Kleinstäuber, Berking, & Rief, 2014). Inwieweit KVT+TEK dabei effektiver ist als klassischer KVT, wird aktuell in einer DFG-geförderten Multicenter-Studie untersucht. In einer anderen aktuellen Studie untersuchen wir zurzeit die Effektivität des TEK sowohl **als eigenständige Maßnahme** zur Behandlung depressiver Beschwerden als auch **als vorbereitende Maßnahme** zur Verbesserung der Effektivität KVT-basierter Depressionstherapie (Ehret, Kowalsky, Rief, Hiller, & Berking, 2014). Erste Befunde dieser Studie sprechen ebenfalls für die Effektivität des Trainings. Im Bereich der Essstörungen untersuchen wir gerade im Rahmen einer weiteren DFG-geförderten Studie, inwieweit sich **die Binge-Eating-Störung** mit Hilfe des TEK behandeln lässt.

Neben einer Untersuchung zur Effektivität des TEK als integriertes Behandlungsprogramm führen wir im Rahmen unseres Forschungsprogramms »**molekulare Psychotherapieforschung**« auch Studien dazu durch, wie effektiv einzelne Emotionsregulationsstrategien unter bestimmten Umständen sind. Im Rahmen dieses Programms haben wir beispielsweise bei depressiven Patienten depressive Stimmung induziert und sie in der Anwendung verschiedener Emotionsregulationsstrategien angeleitet. Dabei zeigte sich, dass die Technik der mitgefühlsbasierten Selbstunterstützung, so wie sie im TEK trainiert wird, bei stark ausgeprägter depressiver Stimmung effektiver ist als die Technik der kognitiven Umstrukturierung (Diedrich, Kandl, Hofmann, Hiller, & Berking, 2014).

Insgesamt sprechen diese Befunde für die Wirksamkeit des Trainings in Risiko- und klinischen Populationen. Weitere Studien sind allerdings dringend nötig, um die Effektivität des Trainings in anderen Risiko- oder Störungsgruppen zu untersuchen. Ergänzend sollte zukünftige Forschung mit experimentellen Studien und Felduntersuchungen klären, (a) welche Emotionen bei welchen Störungsbildern von besonderer Relevanz sind, (b) welche Kompetenzen für den Umgang mit diesen Emotionen besonders effektiv sind, (c) mit welchen Methoden sich diese Kompetenzen am erfolgreichsten stärken lassen.

Aktuelle Weiterentwicklungen

M. Berking

© Springer-Verlag GmbH Deutschland 2017
M. Berking, *Training emotionaler Kompetenzen*
DOI 10.1007/978-3-662-54273-6_17

Die aktuellen Weiterentwicklungen des Trainings Emotionaler Kompetenzen (TEK) beziehen sich vor allem auf 1. die optimale Integration des TEK in übergeordnete Behandlungsprogramme, 2. auf Maßnahmen, die es den Patienten erleichtern, die TEK-Übungen auch nach der Therapie noch selbstständig durchzuführen und 3. auf störungsspezifische Versionen des TEK.

17.1 Integration des TEK in übergeordnete Behandlungsprogramme

Um das TEK möglichst nahtlos in übergeordnete Behandlungskonzepte einfügen zu können, testen wir zurzeit verschiedene Vorgehensweisen. Wichtig erscheint uns dabei, Sinn und Zweck von störungsspezifischen und störungsübergreifenden Interventionen möglichst zu Beginn der Behandlung aus einem einfachen und überzeugenden Modell abzuleiten.

Gute Erfahrungen machen wir zurzeit mit einer stark vereinfachten Version des biographischen Modells aus Teil I (▶ Abb. 3.1). Wie in ◻ Abb. 17.1 dargestellt, kann man den Patienten z. B. psychische Probleme als Folge von belastenden Situationen darstellen, in denen die emotionalen Kompetenzen überfordert waren. Aus diesem einfachen Modell lässt sich dann ein Behandlungsrational ableiten, in dem an drei Stellen therapeutisch angesetzt wird:
1. an den psychischen Problemen/Störungen mit störungsspezifischen Interventionen,
2. an der Reduktion der aktuellen Belastungssituation unter Einsatz von Problemlösemethoden und
3. an den emotionalen Kompetenzen mit Hilfe des TEK.

Unserer Erfahrung nach kann die Präsentation eines solchen, in sich geschlossenen Behandlungskonzeptes wesentlich zu einem guten Therapiebeginn beitragen.

17.2 »Life-long-Therapy«: Förderung des kontinuierlichen eigenständigen Übens

Die Stabilität psychotherapeutischer Behandlungserfolge lässt nach wie vor sehr zu wünschen übrig. So fanden Westen & Morrison (2001), dass 70–75% der aufgrund depressiver Störungen behandelten Patienten 12–24 Monate nach Behandlungsende keine klinisch bedeutsame Verbesserung mehr aufwiesen. Eine Schlussfolgerung, die sich aus diesen und weiteren Befunden der Rückfallforschung ziehen lässt, ist, dass bei vielen Störungsbildern **mehr für die Stabilität des Therapieerfolgs** getan werden muss (s. auch Ebert et al., 2013). Bei einer ganzen Reihe von Störungen sollte man davon ausgehen, dass die Patienten anhaltend etwas dafür tun müssen, um nicht wieder in die Störung zurückzurutschen. Wie wir in Teil I des Buchs ausgeführt haben, gehen wir davon aus, dass negative Emotionen, die als unkontrollierbar und aversiv erlebt werden, wesentlich zum Rückfall in psychische Störungen beitragen. Daher ist es für den langfristigen Therapieerfolg wichtig, dafür zu sorgen, dass Patienten lernen, mit diesen Emotionen konstruktiv umgehen zu können. Die Teilnahme an dem TEK-Training kann ein wichtiger erster Schritt in diese Richtung sein. Aber auch die in diesem Training erzielten Erfolge sind langfristig nur dann stabil, wenn die Teilnehmer die im TEK vermittelten Kompetenzen weiter üben. Das TEK ist so konzi-

Konsequenzen für die Therapie

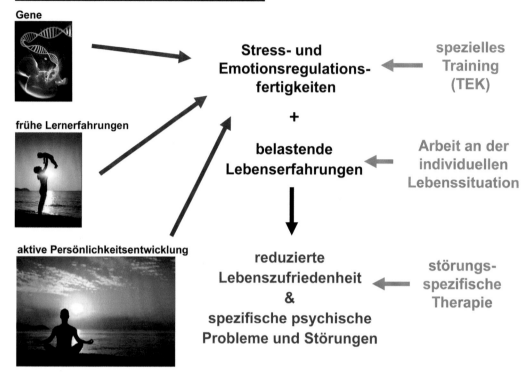

Abb. 17.1 Ein mögliches Störungs- und Behandlungsmodell für Patienten. Gene: © Henrik5000/istockphoto.com; Familie und Meditation: © Miljan Mladenovic/istockphoto.com

piert, dass es Übungen beinhaltet, die sich langfristig als **Rituale in den Alltag** einbauen lassen. Ein Schwerpunkt der aktuellen Weiterentwicklungen bezieht sich darauf, die langfristige Integration der TEK-Übungen in den Alltag weiter zu erleichtern.

Eine Möglichkeit, die wir in diesem Zusammenhang erkunden, besteht darin, die Teilnehmer über das Internet in ein Netzwerk ehemaliger Teilnehmer einzubinden, die sich gegenseitig beim weiteren Üben stützen können. Als Hilfestellung für das Üben der Kompetenzen entwickeln wir gerade eine online-basierte Variante des Trainings. (»eTEK«, Abb. 17.2). Ein solches Online-Angebot eignet sich auch während der Trainingsphase als flankierende Maßnahme zur weiteren Intensivierung des Trainings. Erste empirische Untersuchungen weisen jedoch darauf hin, dass ein *ausschließlich* online-gestütztes Training sehr hohe Anforderungen an die Trainingsmotivation der Teilnehmer stellt. Deswegen sollte diese Interventionsform nur als zu-

sätzliche Hilfe und nicht als Ersatz für das Training eingesetzt werden (Information zu einem online-basierten Stressbewältigungstrainings, welches zu großen Teilen auf dem TEK beruht, finden sich bei Heber et al., 2013). Weitere aktuelle Entwicklungen beziehen sich auf TEK-Apps, mit denen wir versuchen, den »Arm der TEK-Trainer in den Alltag der Teilnehmer hinein« zu verlängern.

17.3   Störungsspezifische Versionen des TEK

Das TEK ist als ein störungsübergreifendes Behandlungsmodul konzipiert worden. Nichtsdestotrotz erscheinen störungsspezifische Modifikationen in bestimmten Fällen hilfreich. Vor allem, wenn man mit störungshomogenen Gruppen arbeitet, ist es unserer Erfahrung nach von Vorteil, wenn im psychoedukativen Teil des TEK erklärt wird, warum

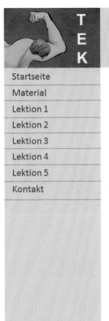

Startseite

Material

Lektion 1

Lektion 2

Lektion 3

Lektion 4

Lektion 5

Kontakt

Training emotionaler Kompetenzen

Lassen Sie sich nun von Prof. Dr. Matthias Berking begrüßen.

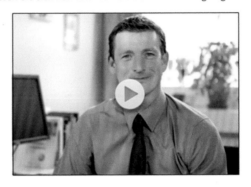

Klicken Sie auf weiter, um zu erfahren, was Sie im Training erwartet. **weiter**

▣ Abb. 17.2 eTEK: online Training Emotionaler Kompetenzen (Screenshot der Einstiegsseite)

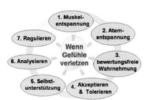

Training Emotionaler Kompetenzen (TEK)

Ein Intensivprogramm zur Verbesserung der Stress-, Selbstwert- und Emotionsregulation

Handbuch für Teilnehmer

▣ Abb. 17.3 Störungsspezifische Versionen des TEK

das Training emotionaler Kompetenzen beim Lösen von zentralen Problemen dieser Patientengruppe hilfreich sein kann.

Deswegen entwickeln wir zurzeit ein Supplement zum TEK-Manual, das Materialien und Anleitungen für eine störungsspezifische »neuropsychotherapeutische« Einleitung des TEK enthält (▣ Abb. 17.3). In diesem Supplement wird z. B. für Schmerzpatienten die schmerzlindernde Funktion des serotonergen Systems anhand anschaulicher Bilder illustriert und daraus die Notwendigkeit abgeleitet, die Aktivität dieses wichtigen Schmerzmodulationssystems über ein Emotionsregulationstraining gezielt zu fördern.

Schlusswort

M. Berking

© Springer-Verlag GmbH Deutschland 2017
M. Berking, *Training emotionaler Kompetenzen*
DOI 10.1007/978-3-662-54273-6_18

Wir sind überzeugt davon, dass ein konstruktiver Umgang mit den eigenen Gefühlen von entscheidender Bedeutung für das Wohlbefinden und die psychische Gesundheit ist. Die Welt ist nicht primär darauf ausgerichtet, unsere Bedürfnisse zu befriedigen. Und unser Gehirn hat sich in seiner Entwicklung eher an der »Maximierung des Reproduktionserfolgs« orientiert als am individuellen Wohlbefinden. Daher werden wir immer wieder mit negativen Emotionen konfrontiert sein.

> Wie wir mit diesen Emotionen umgehen, wird entscheidend dafür sein, wie erfolgreich, gesund und zufrieden wir im Leben sein werden.

Mit der Entwicklung des Trainings Emotionaler Kompetenzen möchten wir jedem, der seine emotionalen Kompetenzen verbessern will, eine Hilfestellung geben. Wir wollen den Teilnehmern helfen zu sehen, dass Gefühle das »Salz in der Suppe des Lebens« sind, dass negative Gefühle zum Leben dazugehören und dass sie ihren Sinn haben. Aber wir wollen ihnen auch helfen, dass sie sich »die Suppe nicht versalzen«. Wir wollen sie in die Lage versetzen, ihre emotionalen Reaktionen bei Bedarf kritisch reflektieren und gegebenenfalls gezielt positiv beeinflussen zu können.

Im TEK (◘ Abb. 18.1) wird versucht, dieser **doppelten Zielstellung** dadurch gerecht zu werden, dass **auf der Grundlage von Strategien zur Reduktion des psychophysiologischen Arousals sowohl akzeptanz- als auch veränderungsorientierte Kompetenzen** vermittelt werden.

Damit nutzt das TEK den gesamten Handlungsspielraum, der uns für den Umgang mit negativen Emotionen zur Verfügung steht.

In diesem Manual haben wir uns bemüht, möglichst konkret darzustellen, wie wir die emotionalen Kompetenzen der Teilnehmer in beiden Bereichen stärken können. Über dieses Manual hinausgehende Information können interessierte Leser unter **http://www.tekonline.info** finden.

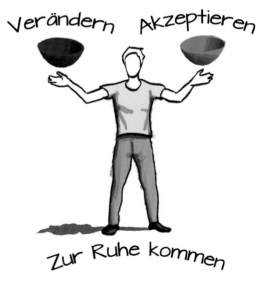

◘ **Abb. 18.1** Der Kern emotionaler Kompetenzen

Praxismaterialien

M. Berking

© Springer-Verlag GmbH Deutschland 2017
M. Berking, *Training emotionaler Kompetenzen*
DOI 10.1007/978-3-662-54273-6_19

Alle TEK-Trainingsmaterialien zu den einzelnen Übungen in der Übersicht:

- **A1** EMO-Check-Fragebogen (■ Abb. 19.1)
- **A2** Übersichtfolie: Basiskompetenzen und »TEK-Sequenz« (■ Abb. 19.2)
- **A3** Rosinenblatt (■ Abb. 19.3)
- **A4** TEK-Gefühlskreis (■ Abb. 19.4)
- **A5** Mein persönlicher Trainingsplan (■ Abb. 19.5)
- **A6** Mein »Satz vom guten Grund« (■ Abb. 19.6)
- **A7** Trainingshürden (■ Abb. 19.7)
- **A8** Die »Treppentechnik« (■ Abb. 19.8)
- **A9** Der Fünf-Schritte-Fahrplan zur Förderung von Akzeptanz und Toleranz (■ Abb. 19.9)
- **A10** Persönlicher Akzeptanz- und Toleranzfahrplan (■ Abb. 19.10)
- **A11** Akzeptieren – Was heißt das? (■ Abb. 19.11)
- **A12** Zwei Strategien zur Selbstwertsteigerung (■ Abb. 19.12)
- **A13** Arbeitsblatt zur Kompetenz »effektive Selbstunterstützung« (■ Abb. 19.13)
- **A14** Ausgeglichene Lebensführung (■ Abb. 19.14)
- **A15** Mögliche positive Aktionen (■ Abb. 19.15)
- **A16** TEK-Analyse-Schema (■ Abb. 19.16)
- **A17** Kleine Emotionslehre (■ Abb. 19.17)
- **A18** TEK-Regulations-Schema (■ Abb. 19.18)
- **A19** Emotionsspezifische Regulationsstrategien (■ Abb. 19.19)
- **A20** Vorbereitung der Zielsetzung (■ Abb. 19.20)
- **A21** Zielgefühle (■ Abb. 19.21)
- **A22** Emotionsüberblick (■ Abb. 19.22)

EMO-Check	(Code-) Name: _____	Alter: ____
Version: SR-07	Beruf: _____	Geschlecht:____

Liebe(r) Teilnehmer(in),
im Folgenden finden Sie eine Reihe von Fragen zu Ihrem emotionalen Befinden in der letzten Woche und Ihrem Umgang mit diesen. Bitte beantworten Sie die Fragen spontan, indem Sie die Antwort aussuchen und ankreuzen, die Ihnen am passendsten erscheint.

1. Gefühle & Stimmungen: *In der letzten Woche fühlte ich mich ...*

		überhaupt nicht	ein wenig	mittelmäßig	ziemlich	sehr			überhaupt nicht	ein wenig	mittelmäßig	ziemlich	sehr
1.)	mutig:	O_0	O_1	O_2	O_3	O_4	26.)	traurig:	O_0	O_1	O_2	O_3	O_4
2.)	wertlos:	O_0	O_1	O_2	O_3	O_4	27.)	enttäuscht:	O_0	O_1	O_2	O_3	O_4
3.)	dankbar:	O_0	O_1	O_2	O_3	O_4	28.)	zuversichtlich:	O_0	O_1	O_2	O_3	O_4
4.)	aktiv:	O_0	O_1	O_2	O_3	O_4	29.)	geborgen:	O_0	O_1	O_2	O_3	O_4
5.)	interessiert:	O_0	O_1	O_2	O_3	O_4	30.)	beunruhigt:	O_0	O_1	O_2	O_3	O_4
6.)	freudig erregt:	O_0	O_1	O_2	O_3	O_4	31.)	niedergeschlagen:	O_0	O_1	O_2	O_3	O_4
7.)	stark:	O_0	O_1	O_2	O_3	O_4	32.)	betrübt:	O_0	O_1	O_2	O_3	O_4
8.)	inspiriert:	O_0	O_1	O_2	O_3	O_4	33.)	angespannt:	O_0	O_1	O_2	O_3	O_4
9.)	stolz:	O_0	O_1	O_2	O_3	O_4	34.)	gestresst:	O_0	O_1	O_2	O_3	O_4
10.)	begeistert:	O_0	O_1	O_2	O_3	O_4	35.)	hoffnungslos:	O_0	O_1	O_2	O_3	O_4
11.)	wach:	O_0	O_1	O_2	O_3	O_4	36.)	optimistisch:	O_0	O_1	O_2	O_3	O_4
12.)	entschlossen:	O_0	O_1	O_2	O_3	O_4	37.)	besorgt:	O_0	O_1	O_2	O_3	O_4
13.)	aufmerksam:	O_0	O_1	O_2	O_3	O_4	38.)	angeekelt:	O_0	O_1	O_2	O_3	O_4
14.)	bekümmert:	O_0	O_1	O_2	O_3	O_4	39.)	gedemütigt:	O_0	O_1	O_2	O_3	O_4
15.)	verärgert:	O_0	O_1	O_2	O_3	O_4	40.)	wertvoll:	O_0	O_1	O_2	O_3	O_4
16.)	schuldig:	O_0	O_1	O_2	O_3	O_4	41.)	gelassen:	O_0	O_1	O_2	O_3	O_4
17.)	erschrocken:	O_0	O_1	O_2	O_3	O_4	42.)	zufrieden:	O_0	O_1	O_2	O_3	O_4
18.)	feindselig:	O_0	O_1	O_2	O_3	O_4	43.)	wohl:	O_0	O_1	O_2	O_3	O_4
19.)	gereizt:	O_0	O_1	O_2	O_3	O_4	44.)	eifersüchtig:	O_0	O_1	O_2	O_3	O_4
20.)	beschämt:	O_0	O_1	O_2	O_3	O_4	45.)	verliebt:	O_0	O_1	O_2	O_3	O_4
21.)	nervös:	O_0	O_1	O_2	O_3	O_4	46.)	friedlich:	O_0	O_1	O_2	O_3	O_4
22.)	durcheinander:	O_0	O_1	O_2	O_3	O_4	47.)	ruhig:	O_0	O_1	O_2	O_3	O_4
23.)	ängstlich:	O_0	O_1	O_2	O_3	O_4	48.)	neidisch:	O_0	O_1	O_2	O_3	O_4
24.)	sicher:	O_0	O_1	O_2	O_3	O_4	49.)	glücklich:	O_0	O_1	O_2	O_3	O_4
25.)	peinlich berührt:	O_0	O_1	O_2	O_3	O_4	50.)	entspannt:	O_0	O_1	O_2	O_3	O_4

◻ **Abb. 19.1** A1 EMO-Check-Fragebogen

19

2. Umgang mit Gefühlen: *In der letzten Woche ...*	Über-haupt nicht	selten	manch-mal	oft	fast immer
1.) ... achtete ich auf meine Gefühle.	O_0	O_1	O_2	O_3	O_4
2.) ... konnte ich positivere Gefühle gezielt herbeiführen.	O_0	O_1	O_2	O_3	O_4
3.) ... verstand ich meine emotionalen Reaktionen.	O_0	O_1	O_2	O_3	O_4
4.) ... fühlte ich mich auch intensiven, negativen Gefühlen gewachsen.	O_0	O_1	O_2	O_3	O_4
5.) ... konnte ich auch negative Gefühle annehmen.	O_0	O_1	O_2	O_3	O_4
6.) ... hätte ich klar benennen können, wie ich mich gerade fühle.	O_0	O_1	O_2	O_3	O_4
7.) ... hatte ich eine gute körperliche Wahrnehmung meiner Gefühle.	O_0	O_1	O_2	O_3	O_4
8.) ... machte ich, was ich mir vorgenommen hatte, auch wenn ich mich dabei unwohl oder ängstlich fühlte.	O_0	O_1	O_2	O_3	O_4
9.) ... versuchte ich, mir in belastenden Situationen selbst Mut zu machen.	O_0	O_1	O_2	O_3	O_4
10.) ... konnte ich meine negativen Gefühle beeinflussen.	O_0	O_1	O_2	O_3	O_4
11.) ... wusste ich, was meine Gefühle bedeuten.	O_0	O_1	O_2	O_3	O_4
12.) ... schenkte ich meinen Gefühlen Aufmerksamkeit.	O_0	O_1	O_2	O_3	O_4
13.) ... war mir klar, was ich gerade fühlte.	O_0	O_1	O_2	O_3	O_4
14.) ... merkte ich gut, wenn mein Körper auf emotional bedeutende Situationen besonders reagierte.	O_0	O_1	O_2	O_3	O_4
15.) ... versuchte ich, mich in belastenden Situationen selbst aufzumuntern.	O_0	O_1	O_2	O_3	O_4
16.) ... konnte ich trotz negativer Gefühle das machen, was ich mir vorgenommen hatte.	O_0	O_1	O_2	O_3	O_4
17.) ... konnte ich zu meinen Gefühlen stehen.	O_0	O_1	O_2	O_3	O_4
18.) ... war ich mir sicher, auch intensive, unangenehme Gefühle aushalten zu können.	O_0	O_1	O_2	O_3	O_4
19.) ... setzte ich mich mit meinen Gefühlen auseinander.	O_0	O_1	O_2	O_3	O_4
20.) ... war mir bewusst, warum ich mich so fühlte, wie ich mich fühlte.	O_0	O_1	O_2	O_3	O_4
21.) ... war mir klar, dass ich meine Gefühle beeinflussen kann.	O_0	O_1	O_2	O_3	O_4
22.) ... konnte ich wichtige Ziele verfolgen, auch wenn ich mich dabei manchmal unwohl oder unsicher fühlte.	O_0	O_1	O_2	O_3	O_4
23.) ... akzeptierte ich meine Gefühle.	O_0	O_1	O_2	O_3	O_4
24.) ... waren meine körperlichen Reaktionen ein gutes Signal dafür, wie ich mich fühlte.	O_0	O_1	O_2	O_3	O_4
25.) ... wusste ich gut, wie es mir gerade geht.	O_0	O_1	O_2	O_3	O_4
26.) ... fühlte ich mich stark genug, auch belastende Gefühle aushalten zu können.	O_0	O_1	O_2	O_3	O_4
27.) ... stand ich mir in belastenden Situationen selbst zur Seite.	O_0	O_1	O_2	O_3	O_4

Vielen Dank !

☐ Abb. 19.1 (Fortsetzung)

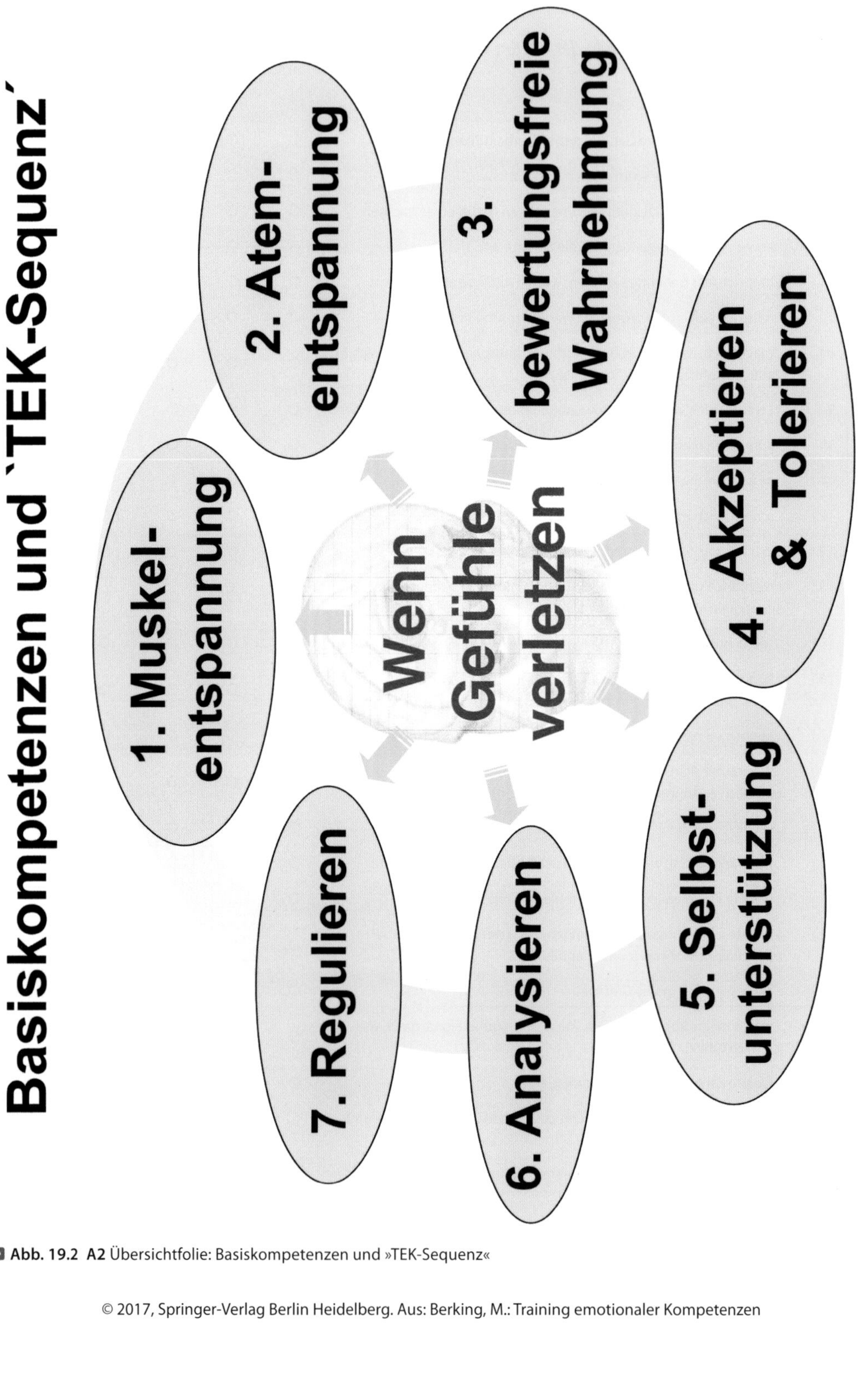

Basiskompetenzen und ›TEK-Sequenz‹

1. Muskel-entspannung

2. Atem-entspannung

3. bewertungsfreie Wahrnehmung

4. Akzeptieren & Tolerieren

5. Selbst-unterstützung

6. Analysieren

7. Regulieren

Wenn Gefühle verletzen

19

■ **Abb. 19.2 A2** Übersichtfolie: Basiskompetenzen und »TEK-Sequenz«

Rosinenblatt

#	Erkenntnis →	Handlungskonsequenz
1.)		
2.)		
3.)		
4.)		
5.)		
6.)		
7.)		
8.)		
9.)		
10.)		

🔲 **Abb. 19.3 A3** Rosinenblatt. Glühbirne: © Photos.com

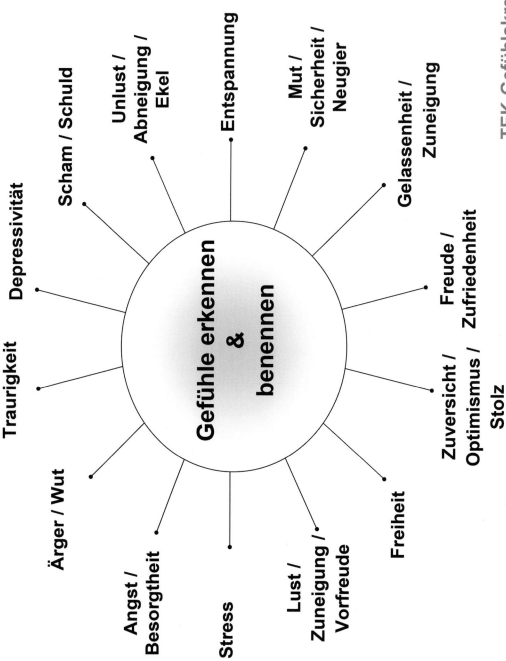

TEK-Gefühlskreis

Gefühle erkennen & benennen

- Entspannung
- Mut / Sicherheit / Neugier
- Gelassenheit / Zuneigung
- Freude / Zufriedenheit
- Zuversicht / Optimismus / Stolz
- Freiheit
- Lust / Zuneigung / Vorfreude
- Stress
- Angst / Besorgtheit
- Ärger / Wut
- Traurigkeit
- Depressivität
- Scham / Schuld
- Unlust / Abneigung / Ekel

☐ **Abb. 19.4 A4** TEK-Gefühlskreis

19

Mein persönlicher Trainingsplan

Zeit	MO	DI	MI	DO	FR	SA	SO
8.00 – 9.00							
9.00 – 10.00							
10.00 – 11.00							
11.00 – 12.00							
12.00 – 13.00							
13.00 – 14.00							
14.00 – 15.00							
15.00 – 16.00							
16.00 – 17.00							
17.00 – 18.00							
18.00 – 19.00							
19.00 – 20.00							
20.00 – 21.00							
21.00 – 22.00							

Abb. 19.5 A5 Mein persönlicher Trainingsplan

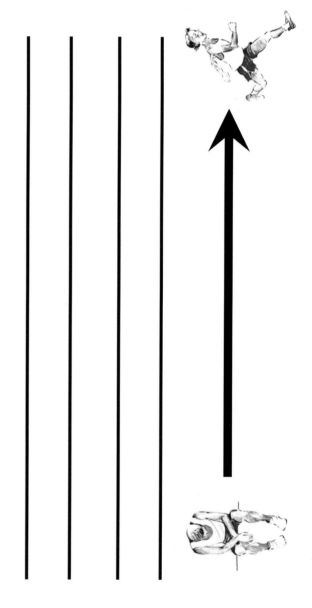

Mein „Satz vom Guten Grund":

Ich werde - soweit mir das möglich ist - intensiv an meinen emotionalen Kompetenzen arbeiten, weil:

19

◻ **Abb. 19.6 A6** Mein »Satz vom guten Grund«

Problem:

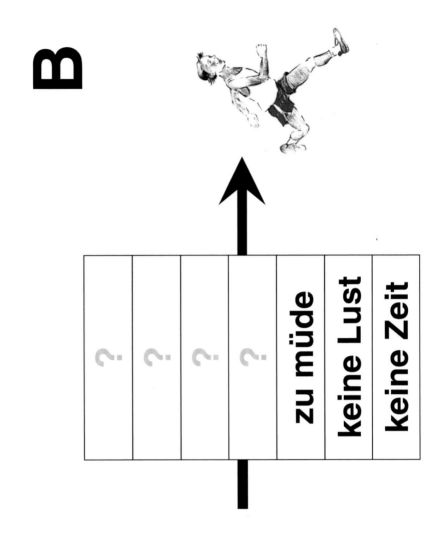

B

				zu müde	keine Lust	keine Zeit
?	?	?	?			

A

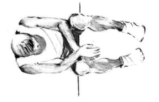

■ **Abb. 19.7 A7** Trainingshürden

Lösung:

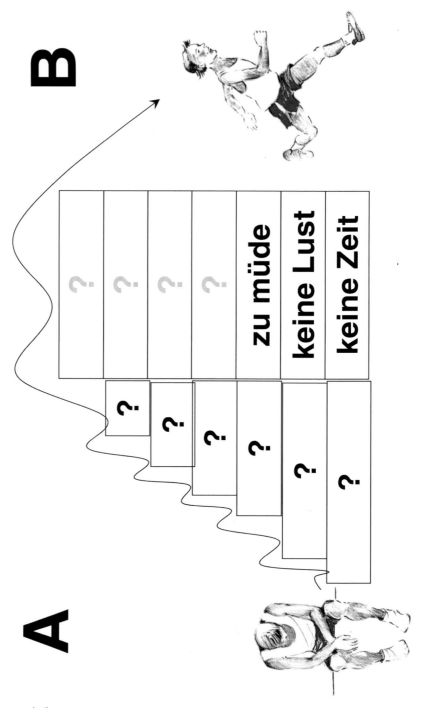

B

A

zu müde

keine Lust

keine Zeit

◘ Abb. 19.8 A8 Die »Treppentechnik«

19

5 Schritte zur Förderung von Akzeptanz und Toleranz

1. Akzeptanz als Ziel setzen
Zunächst einmal ist es wichtig, sich das Ziel zu setzen, die eigenen aktuellen Reaktionen und Gefühle möglichst gelassen akzeptieren und soweit notwendig auch tolerieren zu können. Z.B.: *»Selbst wenn es mir zurzeit noch schwer fällt, will ich mich bemühen, meine aktuellen Gefühle akzeptieren und aushalten zu können ...«*

2. Ziel durch Begründung stärken
Dann geht es darum, dieses Ziel stark zu machen. Dies kann man erreichen, indem man sich bewusst macht, warum es gut ist, die eigenen Gefühle akzeptieren und aushalten zu können: *»Ich will mich bemühen, meine Gefühle zu akzeptieren und wenn nötig auch auszuhalten, da ich nicht blind auf meine Gefühle reagieren will, sondern mir in Ruhe überlegen möchte, was ich wirklich tun will ...«* Oder: *»Die Gefühle sind nun einmal da, und ich kann sie nicht sofort abschalten. Deswegen muss ich sie zumindest für eine bestimmte Zeit akzeptieren und aushalten ...«* Oder: *»Wenn ich gegen diese Gefühle ankämpfe, werden sie nur stärker ...«*

3. Gefühle als Verbündete sehen
Außerordentlich hilfreich für die Akzeptanz ist es, eine positive Einstellung gegenüber seinen aktuellen Gefühlen zu aktivieren: *»Diese Gefühle haben ihren Sinn. Sie zeigen mir an, dass ... Sie helfen mir dabei, dass ... Sie gehören zu mir, und ich habe ein Recht, sie zu haben ... Diese Gefühle sind eine Herausforderung ...«*

4. Eigene Belastbarkeit bewusst machen
Dafür ist es hilfreich, sich in Erinnerung zu rufen, was man in der Vergangenheit schon alles an negativen Gefühlen aushalten konnte: *»Ich habe in meinem Leben schon häufiger bewiesen, dass ich auch unangenehme Gefühle aushalten kann. Dann werde ich das diesmal auch schaffen.«*

5. Vergänglichkeit von Gefühlen bewusst machen
Schließlich ist es wichtig, sich klar zu machen, dass negative Gefühle nicht ewig dauern, sondern sich von alleine ändern – auch dann, wenn man sie nicht aktiv zu beeinflussen versucht:

»Gefühle sind vergänglich...«

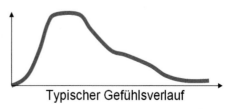

Typischer Gefühlsverlauf

◨ **Abb. 19.9 A9** Der Fünf-Schritte-Fahrplan zur Förderung von Akzeptanz und Toleranz

Mein persönlicher Akzeptanz- und Toleranz-Fahrplan:

Schritt 1: Akzeptanz als Ziel setzen
Wie formulieren Sie den Vorsatz, dass Sie sich jetzt um die Akzeptanz und um das Aushalten der eigenen Gefühle bemühen wollen?

_____

Schritt 2: Ziel durch Begründung stärken
Warum ist es so wichtig, die eigenen Gefühle bei Bedarf auch akzeptieren und aushalten zu können?

_____

_____

_____

Schritt 3: Gefühle als Verbündete sehen
Welche Sichtweise von negativen Gefühlen kann Ihnen beim Akzeptieren helfen?

_____

_____

_____

Schritt 4: Die eigene Belastbarkeit bewusst machen
Was spricht dafür, dass Sie Stress und negative Gefühle bei Bedarf auch eine ganze Weile aushalten können?

_____

_____

_____

Schritt 5: Die Vergänglichkeit von Gefühlen bewusst machen
Wie lange hält ein einzelnes, konkretes Gefühl bei Ihnen maximal an?

_____

Verdichten Sie abschließend diese Überlegungen in Ihrem **persönlichen »Akzeptanz- & Toleranzsatz«**, den Sie sich immer sagen können, wenn es darum geht, Ihre emotionalen Reaktionen zu akzeptieren und zu tolerieren:

_____

_____

19

☐ **Abb. 19.10 A10** Persönlicher Akzeptanz- und Toleranzfahrplan

Akzeptieren – Was heißt das?

Akzeptieren von Emotionen …

➢ heißt <u>nicht</u>, dass ich die Emotion toll finden muss.

➢ heißt <u>nicht</u>, dass ich immer alles akzeptiere.

➢ heißt <u>nicht</u>, dass ich die Situation akzeptiere, die die Emotion ausgelöst hat.

➢ heißt <u>nicht</u>, dass ich aufgebe und mich nicht mehr dafür einsetze, dass es mir besser geht.

<u>Sondern:</u> Akzeptieren meiner Emotionen ….

➢ heißt, dass ich negative Emotionen (zumindest für die Zeit, in der ich sie nicht verändern kann) eine „bedingte Erlaubnis" gebe, da zu sein, weil ich weiß, dass der Kampf gegen diese Emotion diese nur stärker macht.

➢ hilft mir, die Ruhe ins System zu bringen, mit der ich Emotionen dann effektiv verändern kann.

➢ ist deswegen oft der erste Schritt zur Veränderung eines Gefühls.

Paradox, aber oft wahr:

Akzeptieren ist Verändern!!!

◼ **Abb. 19.11** A11 Akzeptieren – Was heißt das?

TEK

2 Strategien zur Selbstwertsteigerung

1

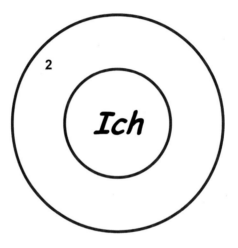

◨ **Abb. 19.12 A12** Zwei Strategien zur Selbstwertsteigerung

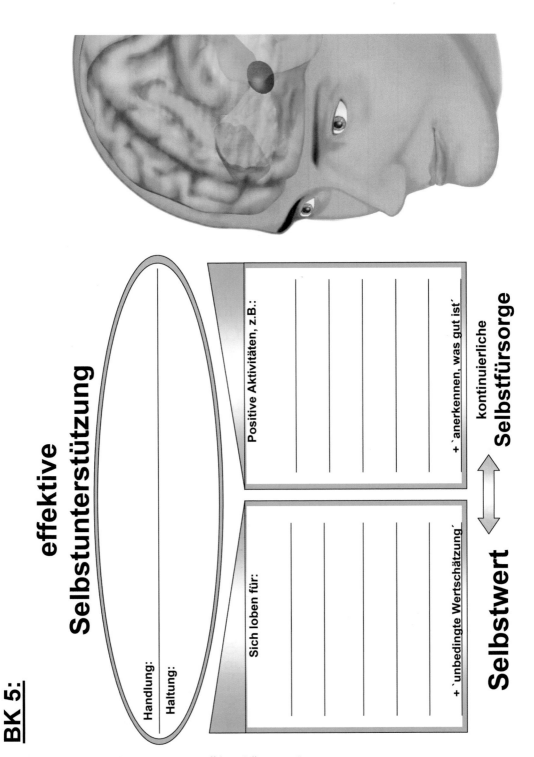

BK 5:

effektive Selbstunterstützung

Handlung:

Haltung:

Positive Aktivitäten, z.B.:

+ 'anerkennen, was gut ist'

kontinuierliche Selbstfürsorge

Sich loben für:

+ 'unbedingte Wertschätzung'

Selbstwert

◘ **Abb. 19.13 A13** Arbeitsblatt zur Kompetenz »effektive Selbstunterstützung«

Ausgeglichene Lebensführung

positive Aktivitäten

Aufgaben/Pflichten

Tageszeit

08.00 – 09.00

09.00 – 10.00

10.00 – 11.00

11.00 – 12.00

12.00 – 13.00

13.00 – 14.00

14.00 – 15.00

15.00 – 16.00

16.00 – 17.00

17.00 – 18.00

18.00 – 19.00

19.00 – 20.00

20.00 – 21.00

21.00 – 22.00

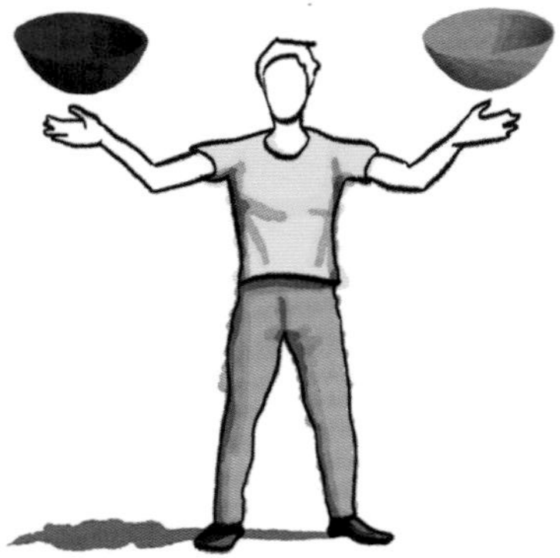

Abb. 19.14 A14 Ausgeglichene Lebensführung

Mögliche positive Aktivitäten

Einen Ausflug ins Grüne machen	Ins Kino gehen
Ins Theater gehen	In ein Konzert gehen
Einen Stadtbummel machen	Muskel- und Atementspannung machen
Einen Vergnügungspark besuchen	Ein Eis essen gehen
Eine Wanderung unternehmen	Einen Flohmarkt besuchen
Ein Museum oder eine Ausstellung besuchen	Zu einer Sportveranstaltung gehen
Einen Vortrag besuchen	Einen Spaziergang machen

◻ **Abb. 19.15 A15** Mögliche positive Aktionen

Enten füttern	*Ins Hallenbad / Freibad gehen*
Tischtennis oder Federball spielen	*Fahrrad fahren*
Golf oder Minigolf spielen	*Joggen*
Boot fahren (Ruder-, Segel-, Motorboot) oder eine Kreuzfahrt machen	*Angeln gehen*
Genussübungen machen	*Tanzen gehen*
Sich für etwas loben	*Billard spielen*
Bowling oder Kegeln gehen	*Schach, Scrabble oder Mühle spielen*

◘ **Abb. 19.15** (Fortsetzung)

Jemanden anlächeln

Jemanden anrufen

Handarbeiten (Stricken, Nähen)

Malen, Zeichnen

Ein Fotoalbum anschauen

Sich um Zimmerpflanzen kümmern

Das Auto oder Fahrrad waschen

Ein feines Essen für sich selbst kochen

Tiere in freier Natur beobachten

TEK-Übungen machen

An Erfolge denken und was dahinter für Kompetenzen stecken

Ein Buch oder die Zeitung lesen

Radio hören

In die Bibliothek gehen und ein Buch oder eine CD ausleihen

◻ **Abb. 19.15** (Fortsetzung)

Einen Brief oder eine Postkarte schreiben	Mit Freunden oder Bekannten essen gehen
Ein Instrument spielen oder ein Lied singen	Ein neues Rezept ausprobieren
Einen Kuchen backen oder ein Dessert zubereiten	Sich noch einmal für etwas loben
Ein Picknick machen	Einen Freund / eine Freundin treffen
Ein Bad nehmen oder Duschen	Sich selbst in den Arm nehmen
Anteilnahme und Mitgefühl mit sich und anderen üben	Sich einen Wunsch erfüllen
Einen Wochenendausflug planen	Eine Zugfahrt unternehmen

19

◘ **Abb. 19.15** (Fortsetzung)

Rasen mähen / Garten pflegen	*Aktuelle Gefühle benennen üben*
Etwas, das man schon lange aufgeschoben hat, erledigen	*Musik hören*
In die Sauna gehen	*Sich ums Haustier kümmern*
Etwas Nettes zu sich sagen	*Den nächsten Urlaub planen*
Meditieren	*An Blumen riechen*

◻ **Abb. 19.15** (Fortsetzung)

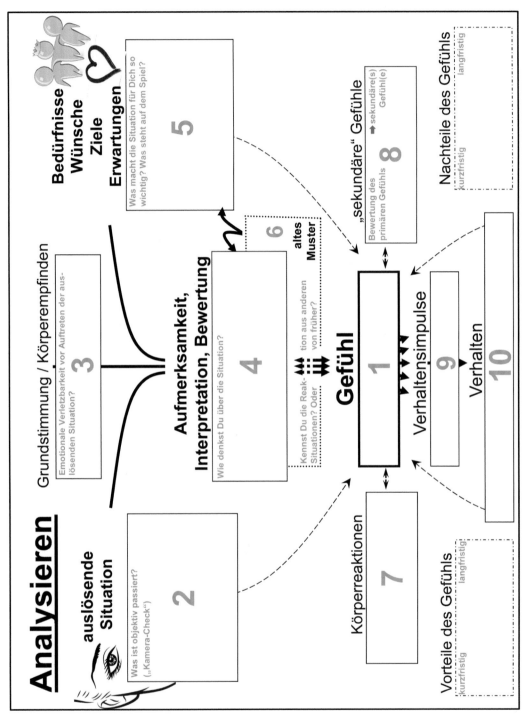

Abb. 19.16 A16 TEK-Analyse-Schema. Gesicht: © wehrmann69/istockphoto.com; Freunde: © geopaul/istockphoto.com; Krone: © tuleby/istockphoto.com; Herz: © ulimi/istockphoto.com

Kleine Emotionskunde (Teil 1)
Potenziell schädliche emotionale Reaktionen

Entsteht, wenn …	Funktion	Typische Gedanken	Typische körperliche Veränderungen
Stress			
… wichtige persönliche Ziele bedroht sind.	Stress mobilisiert zusätzliche geistige und körperliche Energien, um die Zielerreichung zu gewährleisten	*Das wird mir alles zuviel, ich schaffe das nicht.*	Anspannung der Muskulatur Schneller flacher Atem Schwitzen Herzschlag beschleunigt Bessere Durchblutung großer Muskelgruppen, aber schlechtere Durchblutung in Händen, Füssen und inneren Organen
Angst			
… wichtige Ziele bedroht sind, und es relativ unsicher ist, ob ich die Bedrohung abwehren kann.	Angst bereitet mich darauf vor, die Situation aufmerksam auf mögliche Gefahren zu untersuchen, zu fliehen oder sie zu vermeiden.	*Oh Gott …* *Das geht nicht gut aus …*	Wie bei Stress, nur stärker (mit Reaktionsdominanz in Anstieg des Herschlagvolumens und Herzminutenvolumens)
Ärger			
… mich jemand bei der Erreichung wichtiger Ziele behindert, und ich dafür keine entschuldigende Erklärung habe.	Ärger bereitet den Körper auf Kampf und Auseinandersetzung vor, letztlich auch mit dem Ziel, mich vor dem Verhalten anderer zu schützen bzw. meine Ziele und Vorstellungen gegenüber anderen durchzusetzen.	*Der Idiot!*	Ähnlich wie bei Angst (aber mit Reaktionsdominanz in Anstieg des diastolischen Blutdrucks und der peripheren Gefäßverengung)
Scham			
… ich eine soziale Norm breche und negative Reaktionen anderer befürchte.	Scham entstand, weil es das Einhalten der sozialen Regeln sicherte und das Individuum damit davor schützte, aus der Gemeinschaft ausgeschlossen zu werden.	*Oh Gott, hoffentlich sieht das keiner.*	Hitzewallung (rot werden). Oft aber von außen weniger sichtbar, als man denkt (!)
Schuld			
… ich glaube, dass ich wichtige moralische Standards verletzt habe.	Schuld leitet Verhalten ein, mit dem ich einen Fehler wieder gut machen kann.	*Das hätte ich nicht tun sollen!*	Energieverlust Aktivitätsminderung
Traurigkeit (Enttäuschung)			
… ich glaube, dass ich ein wichtiges Ziel nicht mehr erreichen kann.	Traurigkeit bereitet körperliche und geistige Prozesse vor, die mir helfen können, mich von diesem Ziel zu lösen.	*Schade,* *oh nein …* *Es wäre so schön, wenn …*	Tränen Reduktion des Aktivitätsdrangs

◨ **Abb. 19.17 A17** Kleine Emotionslehre

Depressivität			
... ich beginne, einen spezifischen Verlust zu generalisieren & zu denken, dass ich a) alle Ziele verfehlt habe, b) keine Kontrolle über die Situation habe (Hilflosigkeit), c) die Situation daher immer so bleiben wird (Hoffnungslosigkeit), d) ich selbst daran schuld bin und als Person nichts wert bin (Wertlosigkeit).	Zeitlich befristete depressive Gefühle & Stimmungen sind oft notwendig, um bei bedeutsamen Verlusten eine grundsätzliche Neuorientierung zu ermöglichen.	*Ich halte das nicht mehr aus.* *Ich kann nichts tun.* *Das wird nie enden.* *Ich bin nichts wert.*	Energielosigkeit Schlafstörungen Erhöhtes Schmerzempfinden Viele körperliche Beschwerden

In der Regel hilfreiche emotionale Reaktionen

Entsteht, wenn ...	Funktion	Typische Gedanken	Typische Körperreaktionen
Entspanntheit			
... ich meine Ziele nicht als gefährdet betrachte und ich mich von anstehenden Aufgaben lösen kann.	Entspannung dient der Regeneration. Sie ist notwendig, um Abstand zu gewinnen, Kräfte zu sammeln und den Kopf frei zu bekommen.	*Schön, dass gerade mal nichts anliegt.* *So wie es ist, kann es noch eine Weile bleiben.*	Verlangsamter Pulsschlag Regelmäßiger, ruhiger Atem Muskelentspannung Verminderte Schmerzempfindlichkeit
Sicherheit			
... ich mir sicher bin, dass meine Ziele nicht bedroht sind oder dass ich die Bedrohung leicht abwehren könnte.	Signalisiert die Abwesenheit von Bedrohung. Lädt ein zu entspannen oder etwas Neues zu wagen.	*Alles ist gut.* *Ich fühle mich geborgen.* *Mir kann nichts passieren.*	Wie bei Entspannung und Mut
Mut			
... ich mich bewusst gefährlichen Aufgaben stelle mit der inneren Überzeugung, diese auch bewältigen zu können.	Notwendiges Gegengewicht zu Angst. Hilft, trotz eventueller Gefahren eine Handlung durchzuführen und dadurch wichtige Ziele zu erreichen.	*Ich werde es tun!* *Und ich werde es schaffen!*	Muskelanspannung Mobilisierung körperlicher Kräfte Aktivierung
Gelassenheit			
... mir etwas auf den ersten Blick zwar bedrohlich oder ärgerlich erscheint, ich die Bedeutung jedoch so weit relativieren kann, dass ich meine Ziele als nicht wirklich bedroht ansehe.	Gelassenheit dient dazu, auch in schwierigen Situationen einen »kühlen Kopf bewahren zu können«.	*Das wird schon wieder.* *Das war nicht so gemeint.* *Es hätte noch viel schlimmer kommen können.*	Regelmäßiger, relativ ruhiger Puls Ruhiger Atem Geringe Muskelanspannung

19

◘ **Abb. 19.17** (Fortsetzung)

Stolz			
… ich ein für mich relevantes und schwieriges Ziel erreicht habe und diesen Erfolg auf meine eigenen Qualitäten zurückführe	Stolz steigert das Selbstwertgefühl und ist eine Art innere Belohnung für unsere Leistungen.	*Das habe ich wirklich gut gemacht!* *Da habe ich etwas geleistet!* *Ich bin wertvoll.*	Wie bei Freude

Zufriedenheit			
… ich keine relevante Diskrepanz zwischen meinen bedeutenden Zielen und meiner realen Situation wahrnehme.	Zufriedenheit vermittelt uns »innere Ruhe« und lässt uns glücklich sein, ohne nach immer mehr streben zu wollen.	*So wie es ist, ist es gut.* *Für mich stimmt es.* *Ich brauche gar nichts mehr.*	Wie bei Entspannung

Freude			
… ich ein erlebtes oder zukünftig zu erlebendes Ereignis als positiv bewerte.	Wenn wir Freude erleben, heißt das, dass wir auf dem Weg sind, unsere Ziele zu erreichen. Freude verstärkt uns für unseren Einsatz. Sie gibt Kraft und motiviert.	*Sehr gut!* *Ja! Es hat geklappt!* *Das ist toll!*	Erhöhter Pulsschlag Schnellerer Atem Gesteigerte Energie Vermindertes Schmerzempfinden

Optimismus			
… ich der Überzeugung bin, dass ich meine Ziele erreichen kann, auch wenn das nicht ganz einfach erscheint und Hindernisse ersichtlich sind.	Optimismus ist notwenig, um nicht vorschnell aufzugeben und auch in schwierigen Zeiten durchzuhalten.	*Ich schaffe das!* *Am Ende wird es schon noch gut ausgehen!* *Auf Regen folgt immer auch irgendwann Sonnenschein.*	Wie bei Freude, aber nicht so starke körperliche Erregung

Verbundenheit			
… ich mich in einen größeren Kontext bzw. eine menschliche Beziehung eingebettet fühle.	Verbundenheit vermittelt Sicherheit: Wenn ich weiß, dass ich gut eingebunden bin, kann ich darauf vertrauen, dass ich bei Schwierigkeiten auch Unterstützung bekommen werde.	*Ich bin nicht allein.* *Da ist jemand bei mir.* *Ich weiß, dass ich viele liebe Menschen um mich herum habe.*	Wie bei Gelassenheit

◘ **Abb. 19.17** (Fortsetzung)

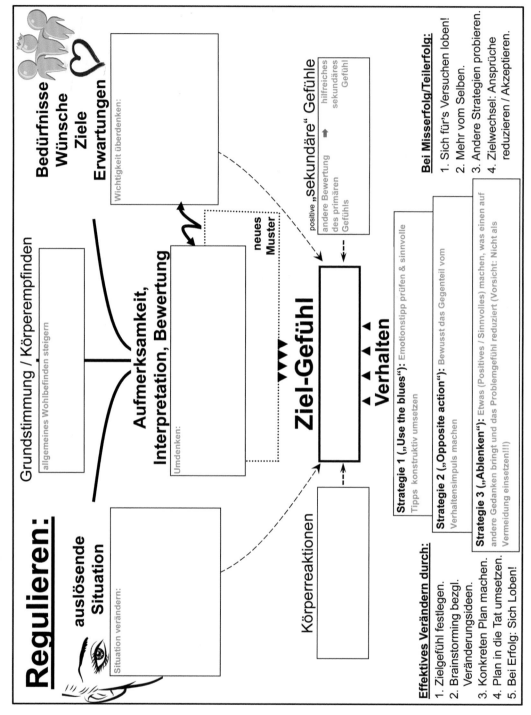

Regulieren:

Grundstimmung / Körperempfinden

allgemeines Wohlbefinden steigern

Bedürfnisse Wünsche Ziele Erwartungen

Wichtigkeit überdenken:

Aufmerksamkeit, Interpretation, Bewertung

Umdenken:

neues Muster

auslösende **Situation**

Situation verändern:

Ziel-Gefühl

Verhalten

Körperreaktionen

positive „sekundäre" Gefühle

andere Bewertung des primären Gefühls   hilfreiches sekundäres Gefühl

Strategie 1 („Use the blues"): Emotionstipp prüfen & sinnvolle Tipps konstruktiv umsetzen

Strategie 2 („Opposite action"): Bewusst das Gegenteil vom Verhaltensimpuls machen

Strategie 3 („Ablenken"): Etwas (Positives / Sinnvolles) machen, was einen auf andere Gedanken bringt und das Problemgefühl reduziert (Vorsicht: Nicht als Vermeidung einsetzen!!!)

Bei Misserfolg/Teilerfolg:
1. Sich für's Versuchen loben!
2. Mehr vom Selben.
3. Andere Strategien probieren.
4. Zielwechsel: Ansprüche reduzieren / Akzeptieren.

Effektives Verändern durch:
1. Zielgefühl festlegen.
2. Brainstorming bezgl. Veränderungsideen.
3. Konkreten Plan machen.
4. Plan in die Tat umsetzen.
5. Bei Erfolg: Sich Loben!

19

☐ **Abb. 19.18 A18** TEK-Regulations-Schema. Gesicht: © wehrmann69/istockphoto.com; Freunde: © geopaul/istockphoto. com; Krone: © tuleby/istockphoto.com; Herz: © ulimi/istockphoto.com

Kleine Emotionskunde (Teil 2)
Liste möglicher emotionsspezifischer Regulationsstrategien

Ziel	Sofortmaßnahme Schwerpunkt innerhalb der TEK-Sequenz	Langfristig
(Von Stress zu:) **Entspannung**	Muskel- und Atementspannung Ansprüche reduzieren	Ausgleich von Aufgaben und positiven Aktivitäten Langfristige Ziele und Ansprüche überdenken
(Von Angst zu:) **Sicherheit und Mut**	Überdenken von Wahrscheinlichkeiten Entkatastrophisieren	Sich selbstständig mit angstauslösenden Situationen konfrontieren und dabei positive Erfahrungen machen
(Von Ärger zu:) **Gelassenheit**	Abreagieren Ausdrücken Mitfühlen	Eigene Bedürfnisse angemessen ausdrücken Konflikte klären
(Von Scham zu den:) **Gefühlen von Freiheit und Selbstbewusstsein** gegenüber den vorgestellten Reaktionen anderer	Überdenken der Wahrscheinlichkeit, dass die anderen a) meinen Fehler bemerken, b) dem Fehler Bedeutung beimessen, c) mich deswegen abwerten Entkatastrophisieren der Punkte a-c: Wie würde ich damit umgehen, wenn die anderen tatsächlich den Fehler wahrnehmen, ihm Bedeutung zuschreiben und mich deswegen abwerten (Vorstellen und aushalten üben)	Sich selbstständig mit Scham auslösenden Situationen konfrontieren und dabei positive Erfahrungen machen Selbstwert und Selbstbewusstsein weiter stärken
(Von Schuld zu:) **Verständnis, Anteilnahme und Mitgefühl** mit sich selbst	Klären, wie viel Verantwortung man wirklich hatte Sich die Erlaubnis geben, auch Fehler machen zu dürfen Zwischen Verhalten und Person unterscheiden Die entschuldigenden Beweggründe beachten, warum man so handelte Sich vor dem Hintergrund dieser Beweggründe verzeihen	Mehr Verständnis und Mitgefühl für sich selbst aufbauen
(Von Traurigkeit und Enttäuschung zu:) **Gefasstheit und Freude**	Verlust bewusst machen Gefühl zulassen, evtl. ausdrücken Anerkennen, was gut ist Etwas machen, was aufmuntert	Anteil von positiven Erlebnissen und aufmunternden Gedanken erhöhen Belastende Probleme identifizieren und Lösungen erarbeiten
(Von Depressivität zu:) **Selbstliebe, Zuversicht und Zufriedenheit**, soweit das geht	Akzeptanz der Stimmung Eventuell Trauerarbeit Gedanken als Gedanken sehen Innerlich ermutigen und aufmuntern Anerkennen, was gut ist Positive Aktivitäten	Anteil von positiven Erlebnissen und aufmunternden Gedanken erhöhen Belastende Probleme identifizieren und Lösungen erarbeiten

Vorbereitung der Zielsetzung
Wann sind diese Gefühl angemessen und hilfreich und wann nicht mehr?

◼ **Abb. 19.19 A19** Emotionsspezifische Regulationsstrategien

	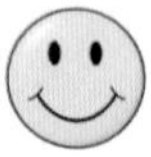 Hilfreich	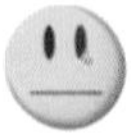 Nicht mehr hilfreich
Vorbereitung der Zielsetzung Wann sind diese Gefühle angemessen und hilfreich und wann nicht mehr?		
Stress		
Angst		
Ärger		
Scham & Schuld		
Traurigkeit & Enttäuschung		
Depressivität		

Abb. 19.20 A20 Vorbereitung der Zielsetzung

Wie will ich mich stattdessen fühlen?

	Was sind mögliche **Zielgefühle** bei ...	
Stress	⇨	
Angst	⇨	
Ärger	⇨	
Scham	⇨	
Schuld	⇨	
Traurigkeit & Enttäuschung	⇨	
Depressivität	⇨	

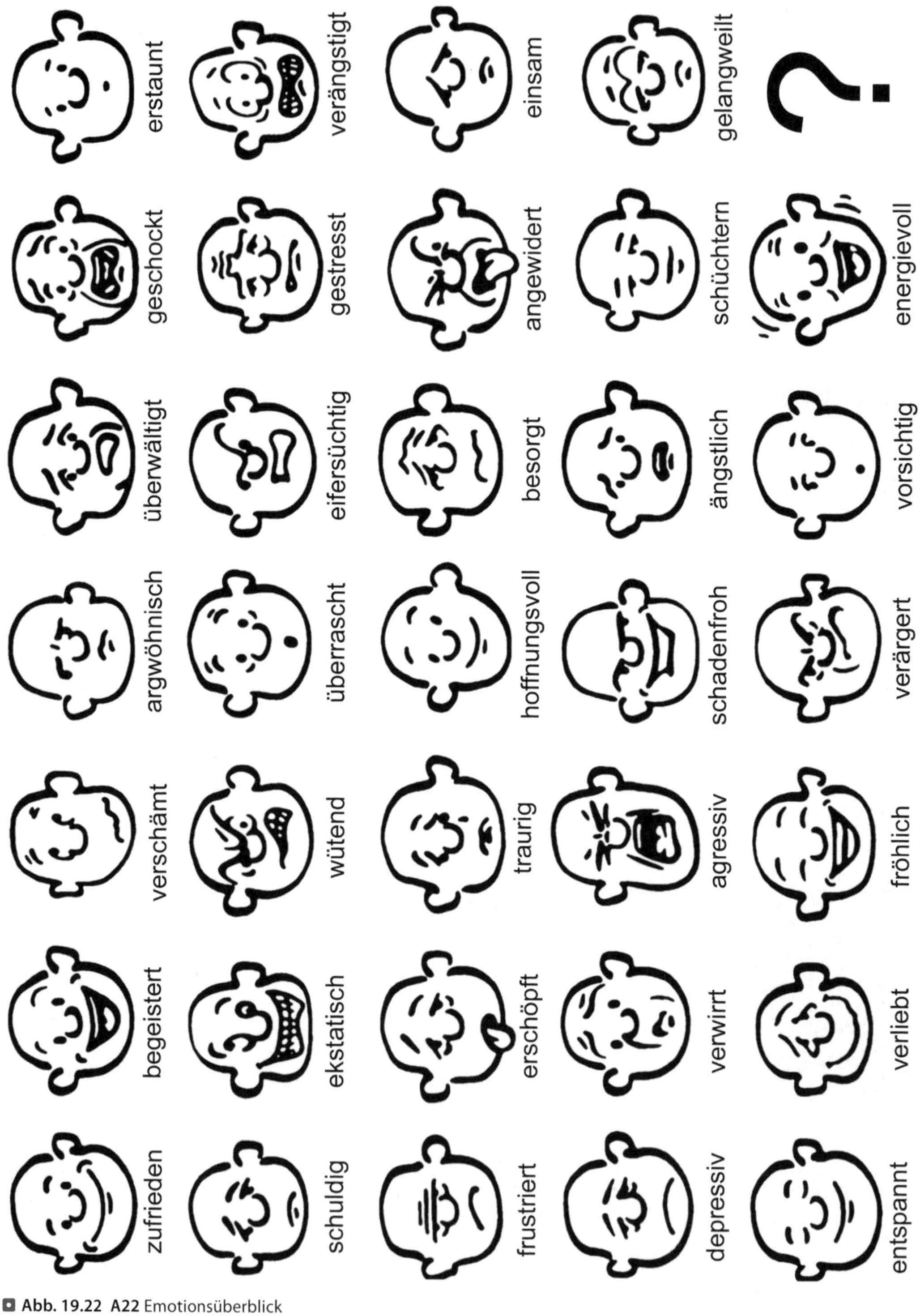

Abb. 19.22 A22 Emotionsüberblick

Serviceteil

© Springer-Verlag GmbH Deutschland 2017
M. Berking, *Training emotionaler Kompetenzen*
DOI 10.1007/978-3-662-54273-6

Literatur

Agras, W. S., Telch, C. F. (1998). The effects of caloric deprivation and negative affect on binge eating in obese binge-eating disordered women. Behavior Therapy, 29(3), 491–503.

Aldao, A., Nolen-Hoeksema, S. (2012). When are adaptive strategies most predictive of psychopathology? Journal of Abnormal Psychology, 121(1), 276–281.

Aldao, A., Nolen-Hoeksema, S., Schweizer, S. (2010). Emotion-regulation strategies across psychopathology: A meta-analytic review. Clinical Psychology, 30(2), 217–237.

Amstadter, A. (2008). Emotion regulation and anxiety disorders. Journal of anxiety disorders, 22(2), 211–221.

APA. (2014). Diagnostical and statistical manual of mental disorders (4th edition). Washington: APA.

Austin, M. A., Riniolo, T. C., Porges, S. W. (2007). Borderline personality disorder and emotion regulation: Insights from the polyvagal theory. Brain and Cognition, 65(1), 69–76.

Backenstrass, M., Schwarz, T., Fiedler, P., Joest, K., Reck, C., Mundt, C., Kronmueller, K. T. (2006). Negative mood regulation expectancies, self-efficacy beliefs, and locus of control orientation: Moderators or mediators of change in the treatment of depression. Psychotherapy Research, 16(2), 250–258.

Baer, R. A. (2003). Mindfulness training as a clinical intervention: A conceptual and empirical review. Clinical Psychology: Science and Practice, 10, 125–143.

Baker, R., Holloway, J., Thomas, P. W., Thomas, S., Owens, M. (2004). Emotional processing and panic. Behaviour Research and Therapy, 42(11), 1271–1287.

Baker, T. B., Piper, M. E., McCarthy, D. E., Majeskie, M. R., Fiore, M. C. (2004). Addiction motivation reformulated: An affective processing model of negative reinforcement. Psychological Review, 111(1), 33–51.

Bandura, A. (1997). Self-efficacy: The exercise of control. New York: Freeman.

Bell, A.C. & D'Zurilla, T.J. (2009). Problem-solving therapy for depression: A meta-analysis. Clinical Psychology Review, 29, 348–353.

Belsky, J., & Pluess, M. (2009). Beyond diathesis stress: Differential susceptibility to environmental influences. Psychological Bulletin, 135(6), 885–908.

Berking, M. (2014). Das TEK-Audio-Training. Köln: Alive. Bestellbar unter: ISBN 978-3-937995-34-2 (oder direkt beim Autor).

Berking, M. (2005). Beeinträchtigungen der Therapiemotivation. In W. Lutz & J. Kosfelder & J. Joormann (Hrsg.), Ungünstige Behandlungsverläufe rechtzeitig erkennen und daraus lernen (S. 163–181). Tübingen: DGVT.

Berking, M., Ebert, D., Cuijpers, P., & Hofmann, S. G. (2013). Emotion-regulation skills training enhances the efficacy of cognitive behavioral therapy for major depressive disorder. Psychotherapy and Psychosomatics, 82, 234–245.

Berking, M., Margraf, M., Ebert, D., Wupperman, P., Hofmann, S. G., Junghanns, K. (2011). Deficits in emotion-regula-

tion skills predict alcohol use during and after cognitive-behavioral therapy for alcohol dependence. Journal of Consulting and Clinical Psychology, 79(3), 307–318.

Berking, M., Meier, C. & Wupperman, P. (2010). Enhancing emotion-regulation skills in police officers – Results of a controlled study. Behavior Therapy, 41(3), 329–339

Berking, M., Neacsiu, A., Comtois, K. A., Linehan, M. M. (2009). The impact of experiential avoidance on the reduction of depression in treatment for borderline personality disorder. Behaviour Research and Therapy, 47(8), 663–670.

Berking, M., Orth, U. & Lutz, W. (2006). Wie effektiv ist die systematische Rückmeldung des Therapieverlaufs an den Therapeuten? Eine empirische Studie in einem stationär-verhaltenstherapeutischen Setting. Zeitschrift für Klinische Psychologie und Psychotherapie, 35(1), 21–29.

Berking, M., Orth, U., Wupperman, P., Meier, L. & Caspar, F. (2008). Prospective effects of emotion regulation skills on emotional adjustment. Journal of Counseling Psychology, 55(4), 485–494.

Berking, M., Poppe, C., Luhmann, M., Wupperman, P., Jaggi, V., Seifritz, E. (2012). Is the association between various emotion-regulation skills and mental health mediated by the ability to modify emotions? Results from two cross-sectional studies. Journal of behavior therapy and experimental psychiatry, 43(3), 931–937.

Berking, M. & von Känel, M. (2007). Achtsamkeitsorientierte psychotherapeutische Interventionsmethoden – Konzeptklärung und aktuelle empirische Befundlage. Zeitschrift für Psychiatrie, Psychotherapie und medizinische Psychologie, 57, 170–177.

Berking, M., Wupperman, P. (2012). Emotion regulation and mental health: recent findings, current challenges, and future directions. Current Opinion in Psychiatry, 25(2), 128–134.

Berking, M., Wupperman, P., Reichardt, A., Pejic, T., Dippel, A. & Znoj, H. (2008). General emotion-regulation skills as a treatment target in psychotherapy. Behaviour Research and Therapy. 46, 1230–1237.

Berking, M., Wirtz, C., Svaldi, J., & Hofmann, S. (2014). Emotion-regulation predicts depression over five years. Behaviour Research and Therapy, 57, 13–20.

Berking, M. & Znoj, H.-J. (2006). Achtsamkeit und Emotionsregulation: When East meets West – Chancen und Risiken. Psychotherapie im Dialog, 7, 307–312.

Berking, M. & Znoj, H.-J. (2008). Entwicklung und Validierung eines Fragebogens zur standardisierten Selbsteinschätzung emotionaler Kompetenzen (SEK-27). Zeitschrift für Psychiatrie, Psychologie und Psychotherapie, 56(2), 141–152.

Birch, C. D., Stewart, S. H., Wall, A. M., McKee, S. A., Eisnor, S. J., Theakston, J. A. (2004). Mood-induced increases in alcohol expectancy strength in internally motivated drinkers. Psychology of Addictive Behaviors, 18(3), 231–238.

Blagys, M. D., & Hilsenroth, M. J. (2000). Distinctive features of short-term psychodynamic-interpersonal psychotherapy: A review of the comparative psychotherapy process litera-ture. Clinical Psychology: Science and Practice, 7(2), 167–188.

Bleichardt, G. (2012). Somatoforme Störungen. In: M. Berking & W. Rief (Hrsg.). Klinische Psychologie und Psychothera-pie. Band I Grundlagen und Störungswissen. (S. 143–152). Heidelberg: Springer.

Bowen S, Chawla N, Marlatt GA (2010). Mindfulness-based relapse prevention for addictive behaviors: A clinician's guide. New York: Guilford Press.

Bradizza, C. M., Stasiewicz, P. R., Paas, N. D. (2006). Relapse to alcohol and drug use among individuals diagnosed with co-occurring mental health and substance use disorders: A review. Clinical Psychology Review, 26(2), 162–178.

Breslin, F. C., Zack, M. & McMain, S. (2002). An information-pro-cessing analysis of mindfulness: Implications for relapse prevention in the treatment of substance abuse. Clinical Psychology: Science and Practice, 9, 275–299.

Brody, C. L., Haaga, D. A., Kirk L., Solomon, A. (1999). Experi-ences of anger in people who have recovered from depression and never-depressed people. The Journal of Nervous & Mental Disease, 187(7), 400–405.

Brown, T. A., Antony, M. M. & Barlow, D. H. (1995). Diagnostic comorbidity in panic disorder: Effect on treatment out-come and course of comorbid diagnoses following treatment. Journal of Consulting and Clinical Psychology, 63, 408–418.

Brown, R. A., Evans, D. M., Miller, I. W., Burgess, E. S., Mueler, T. I. (1997). Cognitive-behavioral treatment for depression in alcoholism. Journal of Consulting and Clinical Psychol-ogy, 65(5), 715–726.

Bydlowski S., Corcos, M., Jeammet, P., Paterniti, S., Berthoz, S., Laurier, C., Chambry, J., Consoli, S. M. (2005). Emotion-processing deficits in eating disorders. The International Journal of Eating Disorders, 37(4), 321–329.

Calkins, S. D. & Howse, R. B. (2004). Individual differences in self-regulation: Implications for childhood adjustment. In R. Feldman & P. Philippot (Eds.), The regulation of emo-tion (pp. 307–332). Mahwah, NJ, US: Lawrence Erlbaum.

Campbell-Sills, L., Barlow, D. H., Brown, T. A., Hofmann, S. G. (2006). Effects of suppression and acceptance on emotional responses of individuals with anxiety and mood disorders. Behaviour Research and Therapy, 44, 1251–1263.

Campbell-Sills, L., Ellard, K., Barlow, D. H. (2014). Emotion regulation in anxiety disorders. In J. J. Gross (Ed.), Hand-book of emotion regulation (2nd ed.). (pp. 393–412). New York: Guilford Press.

Carano A., De Berardis D., Gambi F., Di Paolo, C., Campanella, D., Pelusi, L.,…Ferro, F. M. (2006). Alexithymia and body image in adult outpatients with binge eating disorder. The International Journal of Eating Disorders, 39(4), 332–340.

Caspar, F. (2002). Emotionen in der Verhaltenstherapie. Psychotherapie im Dialog, 2, 2–9.

Caspar, F. (2007). Beziehungen und Probleme verstehen: Eine Einführung in die psychotherapeutische Plananalyse. Bern: Huber.

Catanzaro, S. J., Wasch, H. H., Kirsch, I., Mearns, J. (2000) Coping related expectancies and dispositions as prospec-tive predictors of coping responses and symptoms. Journal of Personality, 68(4), 757–788.

Chapman, A.L., Gratz, K.L. & Brown, M.Z. (2006). Solving the puzzle of deliberate self-harm: The experiential avoid-ance model. Behaviour Research and Therapy, 44(3), 371–394.

Chua, J. L., Touyz, S., Hill, A. J. (2004). Negative mood-induced overeating in obese binge eaters: An experimental study. International Journal of Obesity and Related Metabolic Disorders, 28(4), 606–610.

Ciarrochi, J., Scott, G. (2006). The link between emotional competence and well-being: a longitudinal study. British Journal of Guidance & Counselling, 34(2), 231–243.

Cisler J., Olatunji, B., Feldner, M., Forsyth, J. (2010). Emotion regulation and the anxiety disorders: An integrative review. Journal of Psychopathology and Behavioral Assessment, 32, 68–82.

Cloitre, M., Koenen, K. C., Cohen, L. R. & Han, H. (2002). Skills training in affective and interpersonal regulation fol-lowed by exposure: A phase-based treatment for PTSD related to childhood abuse. Journal of Consulting and Clinical Psychology, 70(5), 1067–1074.

Cloitre, M., Miranda, R., Stovall-McClough, K. C., & Han, H. (2005). Beyond PTSD: Emotion Regulation and Interper-sonal Problems as Predictors of Functional Impairment in Survivors of Childhood Abuse. Behavior Therapy, 36(2), 119–124. doi:10.1016/S0005-7894(05)80060-7

Conway, M., Csank, P. A. R., Holm, S. L., Blake, C. K. (2000). On assessing individual differences in rumination on sadness. Journal of Personality Assessment, 75(3), 404-425.

Cohen, L. H., Gunthert, K. C., Butler, A. C., O'Neill, S. C., & Tolpin, L. H. (2005). Daily affective reactivity as a pros-pective predictor of depressive symptoms. Journal Of Personality, 73(6), 1687–1714. doi:10.1111/j.0022-3506.2005.00363.x.

Cooney, N. L., Litt, M. D., Morse, P. A., Bauer, L. O. et al. (1997). Alcohol cue reactivity, negative-mood reactivity, and relapse in treated alcoholic men. Journal of Abnormal Psychology, 106(2), 243–250.

Cooper, M. L., Frone, M. R., Russell, M., Mudar, P. (1995). Drinking to regulate positive and negative emotions: A motivational model of alcohol use. Journal of Personal-ity and Social Psychology, 69(5), 990–1005.

Corstorphine, E., Mountford, V., Tomlinson, S., Waller, G., Meyer, C. (2007). Distress tolerance in the eating disorders. Eating Behaviors, 8(1), 91–97.

Craske, M. G., Miller, P. P., Rotunda, R., Barlow, D. H. (1990). A descriptive report of features of initial unexpected panic attacks in minimal and extensive avoiders. Behav-iour Research and Therapy, 28(5), 395–400.

Crosby, R. D., Wonderlich, S. A., Engel, S. G., Simonich, H., Smyth, J., & Mitchell, J. E. (2009). Daily mood patterns and bulimic behaviors in the natural environment. Behaviour Research and Therapy, 47(3), 181–188.

Davey, G. C. L., Burgess, I. & Rashes, R. (1995). Coping strategies and phobias: The relationship between fears, phobias and methods of coping with stressors. British Journal of Clinical Psychology, 34(3), 423–434.

De Gucht, V., Heiser, W. (2003) Alexithymia and somatisation: A quantitative review of the literature. Journal of Psychosomatic Research, 54(5), 425–434.

Diedrich, A., Kandl, M., Hofmann, S., Hiller, W. & Berking, M. (2014). Self-compassion reduces depressed mood in individuals suffering from major depressive disorder: An experimental investigation. Behaviour Research and Therapy, 58, 43–51.

Dimidjian, S., Hollon, S.D., Dobson, K.S., Schmaling, K.B., Kohlenberg, R.J., Addis, M.E., Gallop, R., McGlinchey, J.B., Markley, D.K., Gollan, J.K., Atkins, D.C., Dunner, D.L., Jacobson, N.S. (2006). Randomized trial of behavioral activation, cognitive therapy, and antidepressant medication in the acute treatment of adults with major depression. Journal of Consulting and Clinical Psychology, 74, 658–670.

Dingemans, A. E., Martijn, C., Jansen, A., van Furth, E. F. (2009). The effect of suppressing negative emotions on eating behavior in binge eating disorder. Appetite, 52(1), 51–57.

Ebert, D., Christ, O., & Berking, M. (2013). Entwicklung und Validierung eines Fragebogens zur emotionsspezifischen Selbsteinschätzung emotionaler Kompetenzen (SEK-ES). Diagnostica, 59(1), 17–32.

Ebert, D. D., Tarnowski, T., Gollwitzer, M., Sieland, B., Berking, M. (2013) A transdiagnostic internet-based maintenance treatment enhances the stability of outcome after inpatient cognitive behavioral therapy: A randomized controlled trial. Psychotherapy and Psychosomatics, 82, 246–256.

Ehret, A., Kowalsky, J., Rief, W. Hiller, W., Berking, M. (2014). Effects of an intense affect regulation training on symptoms of major depressive disorder: Study protocol of a randomized controlled trial. BMC Psychiatry, 14, 20–31.

Ehring, T., Fischer, S., Schnülle, J., Bösterling, A., & Tuschen-Caffier, B. (2008). Characteristics of emotion regulation in recovered depressed versus never depressed individuals. Personality and Individual Differences, 44(7), 1574–1584.

Ehring, T., Tuschen-Caffier, B., Schnülle, J., Fischer, S. & Gross, J. J. (2010). Emotion regulation and vulnerability to depression: Spontaneous versus instructed use of emotion suppression and reappraisal. Emotion, 10(4), 563–572.

Ehring, T., & Quack, D. (2010). Emotion regulation difficulties in trauma survivors: The role of trauma type and PTSD symptom severity. Behavior therapy, 41(4), 587–598.

Eisenberg, N. & Spinrad, T. L. (2004). Emotion-related regulation: Sharpening the definition. Child Development, 75(2), 334–339.

Ellard, K. K., Fairholme, C. P., Boisseau, C. L., Farchione, T. J., Barlow, D. H. (2010). Unified protocol for the transdiagnostic treatment of emotional disorders: Protocol development and initial outcome data. Cognitive and Behavioral Practice, 17(1), 88–101.

Ellis, A. (1977). Reason and emotion in psychotherapy. Secaucus: Citadel Press.

Ellis, B. J., Boyce, W. T., Belsky, J., Bakermans-Kranenburg, M. J., & Van Izendoorn, M. H. (2011). Differential susceptibility to the environment: An evolutionary-neurodevelopmental theory. Development and Psychopathology, 23(1), 7–28.

ElSheik, & Bashir, T. Z. (2004). High-risk relapse situations and self-efficacy: Comparison between alcoholics and heroin addicts. Addictive Behaviors, 29(4), 753–758.

Evans, B. J., Coman, G. J., Stanley, R. O., & Burrows, G.D. (1993). Police officers coping strategies: An australian police survey. Stress Medicine, 9(4), 237–246.

Farach, F. J., Mennin, D. S., Smith, R. L., Mandelbaum, M. (2008). The impact of pretrauma analogue GAD and posttraumatic emotional reactivity following exposure to the September 11 terrorist attacks: A longitudinal study. Behavior therapy, 39(3), 262–276.

Falk, D. E., Yi, H., & Hilton, M. E. (2008). Age of onset and temporal sequencing of lifetime DSM-IV alcohol use disorders relative to comorbid mood and anxiety disorders. Drug And Alcohol Dependence, 94(1-3), 234-245. doi:10.1016/j.drugalcdep.2007.11.022

Feldner, M. T., Zvolensky, M. J., Eifert, G. H. & Spira, A. P. (2003). Emotional avoidance: An experimental test of individual differences and response suppression using biological challenge. Behaviour Research and Therapy, 41(4), 403–411.

Feldner, M. T., Zvolensky, M. J., Stickle, T. R., Bonn-Miller, M. O. & Leen-Feldner, E. (2006). Anxiety sensitivity – Physical concerns as moderator of the emotional consequences of emotion suppression during biological challenge: An experiential test using individual growth curve analysis. Behaviour Research and Therapy, 44, 249–272.

Fergus, T. A., Valentiner, D. P., McGrath, P. B., & Jencius, S. (2010). Shame- and guilt-proneness: Relationships with anxiety disorder symptoms in a clinical sample. Journal Of Anxiety Disorders, 24(8), 811–815. doi:10.1016/j.janxdis.2010.06.002

Fosha, D. (2001). The dyadic regulation of affect. Journal of Clinical Psychology, 57(2), 227–242.

Fosha, D. (2000).Transforming Power Of Affect: A Model For Accelerated Change. New York: Basic Books.

Fox, H. C., Axelrod, S. R., Paliwal, P. Sleeper, J., Sinha, R. (2007). Difficulties in emotion regulation and impulse control during cocaine abstinence. Drug and Alcohol Dependence, 89 (2–3), 298–301.

Franke, A. (2001). Jahrbuch Sucht 2001. Köln: Deutsche Hauptstelle gegen Suchtgefahren.

Gamble, S. A., Conner, K. R., Talbot, N. L., Yu, Q., Tu, X. M., Connors, G. J. (2010). Effects of pretreatment and posttreatment depressive symptoms on alcohol consumption following treatment in project MATCH. Journal of Studies on Alcohol and Drugs, 71(1), 71–77.

Garnefski, N., Kraaij, V. (2006). Relationships between cognitive emotion regulation strategies and depressive symptoms: A comparative study of five specific samples. Personality and Individual Differences, 40(8), 1659–1669.

Garnefski, N., Van Den Kommer, T., Kraaij, V., Teerds, J., Legerstee, J. & Onstein, E. (2002). The relationship between cognitive emotion regulation strategies and emotional problems: Comparison between a clinical and a non-clinical sample. European Journal of Personality, 16(5), 403–420.

Gilbert, P. & Irons, C. (2004). A pilot exploration of the use of compassionate images in a group of self-critical people. Memory, 12(4), 507–516.

Gilbert, P., Baldwin, M., Irons, C., Baccus, J.R. & Palmer, M. (2006). Self-criticism and self-warmth: An imagery study exploring their relation to depression. Journal of Cognitive Psychotherapy: An International Quarterly, 20, 183–201.

Gilbert, P., & Procter, S. (2006). Compassionate mind training for people with high shame and self-criticism: Overview and pilot study of a group therapy approach. Clinical Psychology and Psychotherapy, 13, 353–379.

Gottman, J. M. & Katz, L. F. (1989). Effects of marital discord on young children's peer interaction and health. Developmental Psychology, 25, 373–381.

Gottschalk, J.M., Bleichhardt, G., Kleinstäuber, M., Berking, M., & Rief, W. (2014). Erweiterung der kognitiven Verhaltenstherapie um Emotionsregulationstraining bei Patienten mit multiplen somatoformen Symptomen: Ergebnisse einer kontrollierten Pilotstudie. Verhaltenstherapie.

Graham, Y. P., Heim C., Goodman, S. H., Miller, A. H. & Nemeroff, C. B. (1999). The effects of neonatal stress on brain development: Implications for psychopathology. Development and Psychopathology 11, 545–565.

Gratz, K. L., & Gunderson, J. G. (2006). Preliminary data on an acceptance-based emotion regulation group intervention for deliberate self-harm among women with borderline personality disorder. Behavior Therapy, 37(1), 25–35.

Gratz, K. L., & Tull, M. T. (2010). Emotion regulation as a mechanism of change in acceptance-and mindfulness-based treatments. In R. A. Baer (Ed.), Assessing mindfulness and acceptance: Illuminating the processes of change. Oakland, CA: New Harbinger Publications.

Gratz, K. L., Roemer, L. (2004). Multidimensional assessment of emotion regulation and dysregulation: Development, factor structure, and initial validation of the Difficulties in Emotion Regulation Scale. Journal of Psychopathology and Behavioral Assessment, 26, 41–54.

Gratz, K. L., Rosenthal, M. Z., Tull, M. T., Lejuez, C. W. & Gunderson, J.G. (2006). An experimental investigation of emotion dysregulation in borderline personality disorder. Journal of Abnormal Psychology, 115(4), 850–855.

Grawe, K. (1998). Psychologische Therapie. Göttingen: Hogrefe.

Grawe, K. (2004). Neuropsychotherapie. Göttingen: Hogrefe.

Grawe, K. & Grawe-Gerber, M. (1999). Ressourcenaktivierung. Ein primäres Wirkprinzip der Psychotherapie. Psychotherapeut, 44, 63–73.

Greenberg, L. S. (2002). Emotion-focused therapy: Coaching clients to work through their feelings. Washington, DC, US: American Psychological Association.

Greenberg, L. S. (2004). Emotion-focused therapy. Clinical Psychology & Psychotherapy, 11(1), 3–16.

Gröninger, S. & Stade-Gröninger, J. (1996). Progressive Relaxation. Indikation, Anwendung, Forschung, Honorierung. München: Pfeiffer.

Gross, J. J. (1998). The emerging field of emotion regulation: An integrative review. Review of General Psychology, 2, 271–299.

Großman, P., Niemann, L., Schmidt, S. & Walach, H. (2004). Mindfulness-Based stress reduction and health benefits: A meta-analysis. Journal of Psychosomatic Research, 57(1), 35–43.

Gruber, J., Harvey, A. G., Gross, J. J. (2012). When trying is not enough: Emotion regulation and the effort – success gap in bipolar disorder. Emotion, 12(5), 997–1003.

Hamm, A. (1993). Progressive Muskelentspannung. In V. Petermann (Ed.), Handbuch der Entspannungsverfahren Band 1: Grundlagen und Methoden (S. 245–271). Weinheim: Psychologie.

Harrison, A., Sullivan, S., Tchanturia, K., Treasure, J. (2009) Emotion recognition andregulation in anorexia nervosa. Clinical Psychology & Psychotherapy, 16(4), 348–356.

Hasin, D. S., Stinson, F. S., Ogburn, E., Grant, B. F. (2007). Prevalence, correlates, disability, and comorbidity of DSM-IV alcohol abuse and dependence in the United States: Results from the national epidemiologic survey on alcohol and related conditions. Archives of General Psychiatry, 64(7), 830–842.

Hautzinger, M. (2003). Kognitive Verhaltenstherapie bei Depressionen. Weinheim: Beltz/PVU.

Hayes, S. C., Strosahl, K. D. & Wilson, K. G. (1999). Acceptance and commitment therapy. An experiential approach to behavior change. New York: Guilford Press.

Hayes, S. C. (2004). Acceptance and commitment therapy, relational frame theory, and the third wave of behavioral and cognitive therapies. Behavior therapy, 35(4), 639–665.

Heber, E., Ebert, D. D., Lehr, D., Nobis, S., Berking, M., & Riper, H. (2013). Efficacy and cost-effectiveness of a web-based and mobile stress-management intervention for employees: design of a randomized controlled trial. BMC Public Health, 13(1), 655.

Heber, E., Lehr, D., Riper, H., & Berking, M. (2014). Emotionsregulation: Überblick und kritische Reflexion des aktuellen Forschungsstandes. Zeitschrift für Klinische Psychologie und Psychotherapie, 43, 147–162.

Heidenreich, T. & Michalak, J. (Eds.). (2004). Achtsamkeit und Akzeptanz in der Psychotherapie: Ein Handbuch. Tübingen: DGVT.

Hilbert, A., Tuschen-Caffier, B. (2007). Maintenance of binge eating through negative mood: A naturalistic comparison of binge eating disorder and bulimia nervosa. The International Journal of Eating Disorders, 40(6), 521–530.

Hino, T., Takeuchi, T. & Yamanouchi, N. (2002). A 1-year follow-up study of coping in patients with panic disorder. Comprehensive Psychiatry, 43(4), 279–284.

Hodgins, D. C., El-Guebaly, N., Armstrong, S. (1995). Prospective and retrospectivereports of mood states before relapse to substance use. Journal of Consulting and Clinical Psychology, 63(3), 400–407.

Hofer, M. A. (1984). Relationships as regulators: A psychobio-
logical perspective on bereavement. Psychosomatic
Medicine, 46, 183–197.

Hofer, M. A. (1987). Early social relationships: A psychophy-
siologist's view. Child Development, 58, 633–647.

Hofmann, S. G., Grossman, P., & Hinton, D. E. (2011).
Loving-kindness and compassion meditation: Potential
for psychological interventions. Clinical Psychology
Review, 31(7), 1126–1132.

Hofmann, S. G., Sawyer, A. T., Witt, A. A., & Oh, D. (2010). The
effect of mindfulness-based therapy on anxiety and
depression: A meta-analytic review. Journal of Consulting
and Clinical Psychology, 78(2), 169–183.

Honkalampi, K., Saarinen, P., Hintikka, J., Virtanen, V., &
Viinamäki, H. (1999). Factors associated with alexithymia
in patients suffering from depression. Psychotherapy And
Psychosomatics, 68(5), 270–275. doi:10.1159/000012343

Huether, G. (1998). Stress and the adaptive self-organization
of neuronal connectivity during early childhood. International Journal of Developmental Neuroscience, 16,
297–306.

Isenhart, C. E. (1991). Factor structure of the inventory of
drinking situations. Journal of Substance Abuse, 3(1),
59–71.

Izard, C. E., King, K. A., Trentacosta, C. J., Morgan, J. K., Lau-
renceau, J. P., Krauthamer-Ewing, E. S., & Finlon, K. J.
(2008). Accelerating the development of emotion competence in head start children: Effects on adaptive and
maladaptive behavior. Development and Psychopathology, 20(1), 369–397.

Jacobi, C., Paul, T. & Thiel, A. (2004). Essstörungen. Göttingen:
Hogrefe.

Jacobson, E., (2006). Entspannung als Therapie. Progressive
Relaxation in Theorie und Praxis. Stuttgart: Klett-Cotta.

Kabat Zinn, J. (2003). Mindfulness-based interventions in
context: Past, present, and future. Clinical Psychology:
Science and Practice, 10(2), 144–156.

Kabat-Zinn, J. (2015). Im Alltag Ruhe finden. Meditationen für
ein gelassenes Leben. München: Droemer Knaur.

Kaluza, G. (2004). Stressbewältigung. Berlin: Springer.

Kanfer, F. H., Reinecker, H. & Schmelzer, D. (2000). Selbst-
management-Therapie (3. Auflage). Berlin: Springer.

Karekla, M., Forsyth, J. P. & Kelly, M. M. (2004). Emotional
avoidance and panicogenic responding to a biological
challenge procedure. behavior therapy, 35(4), 725–746.

Kashdan, T. B., Steger, M. F. (2006). Expanding the topography
of social anxiety: An experience-sampling assessment of
positive emotions, positive events, and emotion suppression. Psychological Science, 17(2), 120–128.

Kashdan, T. B., Zvolensky, M. J., McLeish, A. C. (2008). Anxiety
sensitivity and affect regulatory strategies: Individual
and interactive risk factors for anxiety-related symptoms.
Journal of Anxiety Disorders, 22(3), 429–440.

Kassel, J. D., Bornovalova, M., Mehta, N. (2007) Generalized
expectancies for negative mood regulation predict
change in anxiety and depression among college
students. Behaviour Research & Therapy, 45(5), 939–950.

Kendall, P.C., & Suveg, C. (2005). Emotion-focused cognitive
behavioral therapy for anxious children: Therapist manual. Unpublished manual.

Keuthen, N. J., Rothbaum, B. O., Falkenstein, M. J., Meunier, S.,
Timpano, K. R., Jenike, M. A., & Welch, S. S. (2011). DBT-
enhanced habit reversal treatment for trichotillomania:
3-and 6-month follow-up results. Depression and Anxiety, 28(4), 310–313.

Keuthen, N. J., Rothbaum, B. O., Welch, S. S., Taylor, C., Falkenstein, M., Heekin, M., Arndt Jordan, C., Timpano, K.,
Meunier, S., Fama J., Jenike, M. A. (2010). Pilot trial of dialec-
tical behavior therapy-enhanced habit reversal for tricho-
tilloma-nia. Depression and Anxiety, 27(10), 953–959.

Keuthen, N. J., & Sprich, S. E. (2012). Utilizing DBT skills to
augment traditional CBT for trichotillomania: An adult
case study. Cognitive and Behavioral Practice, 19(2),
372–380.

Kim, J., Cicchetti, D. (2010) Longitudinal pathways linking
child maltreatment, emotion regulation, peer relations,
and psychopathology. Journal of Child Psychology and
Psychiatry, 51(6), 706–716.

Koppenhöfer, E. (2004). Kleine Schule des Genießens. Len-
gerich: Papst.

Kraaij, V., Garnefski, N. & Van Gerwen, L. (2003). Cognitive
coping and anxiety symptoms among people who seek
help for fear of flying. Aviation, Space, and Environmental
Medicine, 74(3), 273–277.

Kraaij, V., Pruymboom, E. & Garnefski, N. (2002). Cognitive
coping and depressive symptoms in the elderly: A longitudinal study. Aging and Mental Health, 6(3), 275–281.

Kring, A. M. & Werner, K. H. (2004). Emotion Regulation and
Psychopathology. In R. S. Feldman & P. Philippot (Eds.),
The regulation of emotion (pp. 359–385). Mahwah, NJ,
US: Lawrence Erlbaum.

Kun, B., Demetrovics, Z. (2010). Emotional intelligence and
addictions: A systematic review. Substance Use & Misuse,
45, 1131–1160.

Kuo, J. R., Linehan, M. M. (2009). Disentangling emotion processes in borderline personality disorder: Physiological
and self-reported assessment of biological vulnerability,
baseline intensity, and reactivity to emotionally evocative
stimuli. Journal of Abnormal Psychology, 118(3),
531–544.

Laessle, R. G., Schulz, S. (2009). Stress-induced laboratory eating
behavior in obese women with binge eating disorder.
International Journal of Eating Disorders, 42(6), 505–510.

Larsen, R. J. (2000). Toward a science of mood regulation.
Psychological Inquiry, 11 (3), 129–141.

Lazarus, R. S. (1991). Emotion and adaption. New York, NY:
Oxford University Press.

Leahy, R. L. (2002). A model of emotional schemas. Cognitive
and Behavioral Practice, 9, 177–190.

LeDoux, J. E. (2002). Synaptic self: How our brains become
who we are. New York: Penguin Books.

Leible, T. L. & Snell, W. E. (2004). Borderline personality disorder and multiple aspects of emotional intelligence.
Personality and Individual Differences, 37, 393–404.

Levitt, J. T., Brown, T. A., Orsillo, S. M. & Barlow, D. H. (2004). The effects of acceptance versus suppression of emotion on subjective and psychophysiological response to carbon dioxide challenge in patients with panic disorder. Behavior Therapy, 35(4), 747–766.

Linehan, M. M. (1993). Cognitive-behavioral treatment of borderline personality disorder. New York: Guilford.

Liverant, G. I., Brown, T. A., Barlow, D. H., Roemer, L. (2008). Emotion regulation in unipolar depression: The effects of acceptance and suppression of subjective emotional experience on the intensity and duration of sadness and negative affect. Behaviour Research and Therapy, 46(11), 1201–1209.

Lumley, M. A., Stettner, L., Wehmer, F. (1996) How are alexithymia and physical illness linked? A review and critique of pathways. Journal of Psychosomatic Research, 41(6) 505–518.

Lutz, R. (2000). Euthyme Therapie. In J. Margraf (Hrsg.). Lehrbuch der Verhaltenstherapie. (2. Aufl., S. 447–465). Heidelberg: Springer.

Lupien, S. J., McEwen, B. S., Gunnar, M. R., & Heim, C. (2009). Effects of stress throughout the lifespan on the brain, behaviour and cognition. Nature Reviews Neuroscience, 10(6), 434–445.

Mahoney, M. J. (1974). Cognition and behavior modification. Cambridge, MA: Ballinger.

Marchesi, C., Fonto, S., Balista, C., Cimmino, C. & Maggini, C. (2005). Relationship between alexithymia and panic disorder: A longitudinal study to answer an open question. Psychotherapy and Psychosomatics, 74(1), 56–60.

Margraf, J. (2003). Lehrbuch der Verhaltenstherapie. Berlin: Springer.

Margraf, M. & Berking, M. (2005). Mit einem »Warum« im Herzen lässt sich fast jedes »Wie« ertragen: Konzeption und empirische Evaluation eines psychotherapeutischen Entschlusstrainings. Verhaltenstherapie, 15(4), 254–262.

Marlatt, G. A. & Gordon, J. R. (1985). Relapse prevention: Maintenance strategies in the treatment of addictive behaviors. New York: Guilford.

McClenny, B. D. (1998). Emotion regulation in bulimia nervosa: Neuro-physiological correlates of reactivity and self-regulation. Dissertation Abstracts International, 59(6), 3096B.

McLaughlin, K. A., Hatzenbuehler, M. L., Mennin, D. S., Nolen-Hoeksema, S. (2011). Emotion dysregulation and adolescent psychopathology: A prospective study. Behaviour research and therapy, 49(9), 544–554.

McLaughlin, K. A., Mennin, D. S., Farach, F. J. (2007). The contributory role of worry in emotion generation and dysregulation in generalized anxiety disorder. Behaviour Research and Therapy, 45(8), 1735–1752.

Mennin, D. S. (2006). Emotion regulation therapy: An integrative approach to treatment-resistant anxiety disorders. Journal of Contemporary Psychotherapy, 36(2), 95–105.

Mennin, D. S., & Fresco, D. M. (2014). Emotion regulation therapy. In J. J. Gross (Ed.), Handbook of emotion regulation (2nd ed.). (pp. 469–490). New York: Guilford Press.

Mennin, D. S., Heimberg, R. G., Turk, C. L. & Fresco, D. M. (2002). Applying an emotion regulation framework to integra-

tive approaches to generalized anxiety disorder. Clinical Psychology: Science and Practice, 9(1), 85–90.

Miller, W., Rollnick, S. (2004). Motivierende Gesprächsführung. Freiburg: Lambertus.

Morrow, J. & Nolen-Hoeksema, S. (1990). Effects of responses to depression on the remediation of depressive affect. Journal of Personality and Social Psychology, 58(3), 519–527.

Moulds, M. L., Kandris, E., Starr, S., Wong, A. (2007). The relationship between rumination, avoidance and depression in a non-clinical sample. Behaviour Research and Therapy, 45(2), 251–261.

Naragon-Gainey, K. (2010). Meta-analysis of the relations of anxiety sensitivity to the depressive and anxiety disorders. Psychological Bulletin, 136(1), 128.

Neff, K. D., & Germer, C. K. (2013). A pilot study and randomized controlled trial of the mindful self-compassion program. Journal of clinical psychology, 69(1), 28–44.

Nemeroff, C. B. (2004). Neurobiological consequences of childhood trauma. Journal of Clinical Psychiatry 65 (suppl. 1), 18–28.

Nemiah, J. C., Sifneos, P. E. (1970). Psychosomatic illness: A problem in communication. Psychotherapy and Psychosomatics, 18(1–6), 154–160.

Nezu, A. M., Nezu, C. M. & Perri, M. G. (1989). Problem-solving therapy for depression: Theory, research, and clinical guidelines. Hoboken, NJ: Wiley.

Nezu, A., D'Zurilla, T., Zwick, M. & Nezu, C. (2004). Problem-solving therapy for adults. In E. Chang, T. D'Zurilla & S. Lawrence (Eds). Social problem solving: Theory, research, and training (pp. 171–191). Washington, DC: American Psychological Association.

Novick Kline, P., Turk, C. L., Mennin, D. S., Hoyt, E. A. & Gallagher, C. L. (2005). Level of emotional awareness as a differentiating variable between individuals with and without generalized anxiety disorder. Journal of Anxiety Disorders, 19(5), 557–572.

Ogawa, T., Mikuni, M., Kuroda, Y., Muneoka, K., Miori, K. J. & Takahashi, K. (1994). Periodic maternal deprivation alters stress response in adult offspring, potentiates the negative feedback regulation of restraint stressinduced adrenocortical response and reduces the frequencies of open field-induced behaviors. Pharmacology Biochemistry Behavior, 49, 961–967.

O'Neill, S. C., Cohen, L. H., Tolpin, L. H., Gunthert, K. C. (2004). Affective reactivity to daily interpersonal stressors as a prospective predictor of depressive symptoms. Journal of Social and Clinical Psychology, 23(2), 172–194.

Öst, L.G. (1987). Applied relaxation: Description of a coping technique and review of controlled studies. Behaviour-Research-and-Therapy, 25(5), 397–409.

Overton, A., Selway, S., Strongman, K. & Houston, M. (2005). Eating disorders – The regulation of positive as well as negative emotion experience. Journal of Clinical Psychology in Medical Settings, 12(1), 39–56.

Parker, J. D. A., Taylor, G. J., Bagby, R. M., Acklin, M. W. (1993). Alexithymia in panic disorder and simple phobia:

a comparative study. The American Journal of Psychiatry, 150(7), 1105–1107.

Pauls, C. A. (2004). Physiological consequences of emotion regulation: Taking into account the effects of strategies, personality and situation. In: P. Philipot and R. S. Feldman (Eds.), The regulation of emotion (pp. 333–358). London: Lawrence Erlbaum.

Peeters, F., Nicolson, N. A., Berkhof, J., Delespaul, P., deVries, M. (2003). Effects of daily events on mood states in major depressive disorder. Journal of Abnormal Psychology, 112(2), 203–211.

Perrez, M. & Reicherts, M. (1986). Appraisal, coping, and attribution processes by depressed persons: An S-R-S-R approach. German Journal of Psychology, 10(4), 315–326.

Radkovsky, A., McArdle, J. J, Bockting, C. L. H., & Berking, M. (2014). Successful emotion regulation skills application predicts subsequent reduction of symptom severity during treatment of major depressive disorder. Journal of Consulting and Clinical Psychology, 82(2), 248–262.

Raes, F., Smets, J., Nelis, S., Schoofs, H. (2012). Dampening of positive affect prospectively predicts depressive symptoms in non-clinical samples. Cognition & Emotion, 26(1), 75–82.

Roemer, L., Litz, B. T., Orsillo, S. M., Wagner, A. W. (2001). A preliminary investigation of the role of strategic withholding of emotions in PTSD. Journal of Traumatic Stress, 14(1), 149–156.

Rude, S. S., McCarthy, C. T. (2003). Emotional functioning in depressed and depression vulnerable college students. Cognition & Emotion, 17(5), 799-806.

Saarni, C. (1999). The development of emotional competence. New York: Guilford.

Salovey, P. & Mayer, J. D. (1990). Emotional intelligence. Imagination, Cognition, and Personality, 9, 185–211.

Salters-Pedneault, K., Roemer, L., Tull, M. T., Rucker, L., Mennin, D. S. (2006). Evidence of broad deficits in emotion regulation associated with chronic worry and generalized anxiety disorder. Cognitive Therapy and Research, 30(4), 469–480.

Sandin, B. & Chorot, P. (1995). Stress and anxiety: Diagnosis validity of anxiety disorders according to life events stress, ways of coping and physical symptoms. Psiquis: Revista de Psiquiatria, Psicologia y Psicosomatica, 15(4), 48–54.

Saß, H., Wittchen, H.-U. & Zaudig, M. (2000). Diagnostisches und Statistisches Manual Psychischer Störungen DSM-IV (deutsche Bearbeitung). Göttingen: Hogrefe.

Schmitz, G. S. & Salisch, M. (2001). Emotionale Selbstwirksamkeit [Online Publikation]. Berlin: Freie Universität Berlin. Verfügbar unter: http://www.fu-berlin.de/gesund/skalen. (Zugriff am 10.02.2006).

Schulte, D. (2000). Angststörungen. In G. Lazarus-Mainka & S. Siebeneick (Hrsg.), Angst und Ängstlichkeit. Ein Lehrbuch. Göttingen: Hogrefe.

Schulze, L., Domes, G., Krüger, A., Berger, C., Fleischer, M., Prehn, K.,…Herpertz, S. C. (2011). Neuronal correlates of cognitive reappraisal in borderline patients with affective instability. Biological Psychiatry, 69(6), 564–573.

Schwarz, J., Kowalsky, J., & Berking, M. (2013). A systematic training enhances self compassion in college students: A randomized controlled trial. Poster presented on the 43rd annual conference of the European Association for Behavioral and Cognitive Therapy, Marrakesh, Morocco.

Schwarzer, R. (1992). Self-efficacy: Thought control of action. Washington: Hemisphere.

Schweinhardt, P., Kalk, N., Wartolowska, K., Chessell, I., Wordsworth, P., Tracey, I. (2008). Investigation into the neural correlates of emotional augmentation of clinical pain. Neuroimage, 40(2), 759–766.

Segal, Z. V., Teasdale, J. D. & Williams, J. G. (2004). Mindfulness-based cognitive therapy: Theoretical rationale and empirical status. In V. M. Follette & M. Linehan & S. C. Hayes (Eds.), Mindfulness and acceptance: Expanding the cognitive behavioral tradition (pp. 45–65). New York, NY, US: Guildford Press.

Segal, Z. V., Williams, J. M. G., & Teasdale, J. D. (2013). Mindfulness-based cognitive therapy for depression (2nd ed.). New York: Guilford Press.

Shear, M. K., Cooper, A. M., Lerman, G. L., Busch, F. N., Shapiro, T. (1993). A psychodynamic model of panic disorder. The American Journal of Psychiatry, 150(6), 859–856.

Sifneos, P. E. (1973). The prevalence of 'alexithymic' characteristics in psychosomatic patients. Psychotherapy and Psychosomatics, 22(2-6), 255–262.

Sinha, R., Fox, H. C., Hong, K. A., Bergquist, K., Bhagwagar, Z., Siedlarz, K. M. (2009). Enhanced negative emotion and alcohol craving, and altered physiological responses following stress and cue exposure in alcohol dependent individuals. Neuropsychopharmacology, 34(5), 1198–1208.

Sim, L. A. (2002). Emotion regulation in adolescent females with bulimia nervosa: An information processing perspective. Dissertation Abstracts International, 63(6), 3025B.

Sim, L. & Zeman, J. (2004). Emotion awareness and identification skills in adolescent girls with bulimia nervosa. Journal of Clinical Child and Adolescent Psychology, 33(4), 760–771.

Slee, N., Spinhoven, P., Garnefski, N., & Arensman, E. (2008) Emotion regulation as mediator of treatment outcome in therapy for deliberate self-harm. Clinical Psychology and Psychotherapy, 15(4), 205–216.

Smyth, J. M., Wonderlich, S. A., Heron, K. E., Sliwinski, M. J., Crosby, R. D., Mitchell, J. E., & Engel, S. G. (2007). Daily and momentary mood and stress are associated with binge eating and vomiting in bulimia nervosa patients in the natural environment. Journal of Consulting and Clinical Psychology, 75(4), 629–638.

Smyth, J. M., Wonderlich, S. A., Sliwinski, M. J., Crosby, R. D., Engel, S. G., & Mitchell, J. E. (2009). Ecological momentary assessment of affect, stress, and binge-purge behaviors: Day of week and time of day effects in the natural environment. The International Journal of Eating Disorders, 42(5), 429–436.

Spira, A. P., Zvolensky, M. J., Eifert, G. H. & Feldner, M. T. (2004). Avoidance-oriented coping as a predictor of panic-related distress: A test using biological challenge. Journal of Anxiety Disorders, 18(3), 309–323.

Staiger, P. K., Melville, F., Hides, L., Kambouropoulos, N., Lubman, D. I. (2009). Can emotion-focused coping help explain the link between posttraumatic stress disorder severity and triggers for substance use in young adults? Journal of Substance Abuse Treatment, 36(2), 220–226.

Stein, R. I., Kenardy, J., Wiseman, C. V., Dounchis, J. Z., Arnow, B. A., Wilfley, D. E. (2007). What's driving the binge in binge eating disorder?: A prospective examination of precursors and consequences. The International Journal of Eating Disorders, 40(3), 195–203.

Subic-Wrana, C., Beutel, M. E., Knebel, A., Lane, R .D. (2010) Theory of mind and emotional awareness deficits in patients with somatoform disorders. Psychosomatic Medicine, 72(4), 404–411.

Subic-Wrana, C., Bruder, S., Thomas, W., Gaus, E., Merkle, W., Kohle, K. (2002). Distribution of alexithymia as a personality-trait in psychosomatically ill in-patients: Measured with TAS-20 and LEAS. Psychotherapie Psychosomatik Medizinische Psychologie, 52(11), 454–460.

Suomi, S. J. (1991). Up-tight and laid-back monkeys: Individual differences to social challenges. In S. Brauth, W. Hall, & R. Dooling (Eds.), Plasticity of development (pp. 27–56). Cambridge, MA: MIT Press.

Suveg, C., Kendall, P. C., Comer, J. S., & Robin, J. (2008). Emotion-focused cognitive-behavioral therapy for anxious youth: A multiple-baseline evaluation. Journal of Contemporary Psychotherapy, 36(2), 77–85.

Suveg, C., Morelen, D., Brewer, G. A., Thomassin, K. (2010). The emotion dysregulation model of anxiety: A preliminary path analytic examination. Journal of anxiety disorders, 24(8), 924–930.

Svaldi, J., Caffier, D., Tuschen-Caffier, B. (2010). Emotion suppression but not reappraisal increases desire to binge in women with binge eating disorder. Psychotherapy and Psychosomatics, 79(3), 188–190.

Svaldi, J., Griepenstroh, J., Tuschen-Caffier, B., Ehring, T. (2012). Emotion regulation deficits in eating disorders: A marker of eating pathology or general psychopathology? Psychiatry Research, 197(1), 103–111.

Swendsen, J. D., Tennen, H., Carney, M. A., Affleck, G., Willard, A., Hromi, A. (2000). Mood and alcohol consumption: An experience sampling test of the self-medication hypothesis. Journal of Abnormal Psychology, 109(2), 198–204.

Teasdale, J. D., Segal, Z. V., Mark, J., Williams, G., Ridgeway, V. A., Soulsby, J. M., & Lau, M. A. (2000). Prevention of relapse/recurrence in major depression by mindfulness-based cognitive therapy. Journal of Consulting and Clinical Psychology, 68(4), 615–623.

Tellegen, A., Lykken, D. T., Bouchard, T. J., Wilcox, K. J., Segal, N. L. & Rich, S. (1988). Personality similarity in twins reared apart and together. Journal of Personality and Social Psychology, 54, 1031–1039.

Thoits, P. A. (1985). Self-labeling processes in mental illness: The role of emotional deviance. American Journal of Sociology, 91(2), 221–249.

Tragesser, S. L., Solhan, M., Schwartz-Mette, R., Trull, T. J. (2007). The role of affective instability and impulsivity in predicting future BPD features. Journal of Personality Disorders, 21(6), 603-614.

Tull, M. T., Barrett, H. M., McMillan, E. S., Roemer, L. (2007). A preliminary investigation of the relationship between emotion regulation difficulties and posttraumatic stress symptoms. Behavior Therapy, 38(3), 303–313.

Tull, M. T., Roemer, L. (2007). Emotion regulation difficulties associated with the experience of uncued panic attacks: Evidence of experiential avoidance, emotional nonacceptance, and decreased emotional clarity. Behavior Therapy, 38(4), 378–391.

Turk, C. L., Heimberg, R. G., Luterek, J. A., Mennin, D. S. & Fresco, D. M. (2005). Emotion dysregulation in generalized anxiety disorder: A comparison with social anxiety disorder. Cognitive Therapy and Research, 29(1), 89–106.

Ulich, D. & Mayring, P. (2003). Psychologie der Emotionen. Stuttgart: Kohlhammer.

Vester, F. (1983). Unsere Welt – ein vernetztes System. München: DTV.

Viltart, O., Mairesse, J., Darnaudery, M., Louvart, H., Vanbesien-Mailliot, C., Catalani, A. & Maccari, S. (2006). Prenatal stress alters Fos protein expression in hippocampus and locus coeruleus stress-related brain structures. Psychoneuroendocrinology, 31(6), 769–780.

Walcott, C. M. & Landau, S. (2004). The relation between disinhibition and emotion regulation in boys with attention deficit hyperactivity disorder. Journal of Clinical Child and Adolescent Psychology, 33(4), 772–782.

Waller, E., Scheidt, C. E. (2004). Somatoform disorders as disorders of affect regulation: A study comparing the TAS-20 with non-self-report measures of alexithymia. Journal of Psychosomatic Research, 57(3), 239–247.

Waller, E., Scheidt, C. E. (2006). Somatoform disorders as disorders of affect regulation: A development perspective. International Review of Psychiatry, 18(1), 13–24.

Watt, M., Stewart, S., Birch, C., Bernier, D. (2006). Brief CBT for high anxiety sensitivity decreases drinking problems, relief alcohol outcome expectancies, and conformity drinking motives: Evidence from a randomized controlled trial. Journal Of Mental Health, 15(6), 683–695. doi:10.1080/09638230600998938

Weinberg, A., Klonsky, E. D., Hajcak, G. (2009). Autonomic impairment in borderline personality disorder: A laboratory investigation. Brain and Cognition, 71(3), 279–286.

Weiss, R. D., Griffin, M. L., Mirin, S. M. (1992). Drug abuse as self-medication for depression: An empirical study. The American Journal of Drug and Alcohol Abuse, 18(2), 121–129.

Weiss, N. H., Tull, M. T., Davis, L. T., Dehon, E. E., Fulton, J. J., Gratz, K. L. (2012). Examining the association between emotion regulation difficulties and probable posttraumatic stress disorder within a sample of African Americans. Cognitive Behaviour Therapy, 41(1), 5–14.

Weissman, S., & Weissman, R. (1996). Meditation, compassion & lovingkindness. An approach to vipassana practice. York Beach, ME: Samuel Weiser, Inc.

Wells, A., White, J. & Carter, K. (1997). Attention training: Effects in anxiety and beliefs in panic and social phobia. Clinical Psychology and Psychotherapy, 4(4), 226–232.

Westen, D. & Morrison, K. (2001). A multidimensional meta-analysis of treatments for depression, panic, and generalized anxiety disorder: An empirical examination of the status of empirically supported therapies. Journal of Consulting and Clinical Psychology, 69, 875–899.

Whiteside, U., Chen, E., Neighbors, C., Hunter, D., Lo, T., Larimer, M. (2007). Difficulties regulating emotions: Do binge eaters have fewer strategies to modulate and tolerate negative affect? Eating Behaviors, 8(2), 162–169.

Wild, B., Eichler, M., Feiler, S., Friederich, H. C., Hartmann, M., Herzog, W., Zipfel, S. (2007). Dynamic analysis of electronic diary data of obese patients with and without binge eating disorder. Psychotherapy and Psychosomatics, 76(4), 250–252.

Wilken, B. (2003). Methoden der Kognitiven Umstrukturierung. Stuttgart: Kohlhammer.

Willinger, U., Lenzinger, E., Hornik, K., Fischer, G., Schönbeck, G., Aschauer, H., N.,…European Fluvoxamine in Alcoholism Study Group. (2002). Anxiety as a predictor of relapse in detoxified alcohol-dependent clients. Alcohol and Alcoholism, 37(6), 609–612.

Wirtz, C. M., Hofmann, S. G., Riper, H., Berking, M. (2014). Emotion regulation predicts anxiety over a five-year interval: A cross-lagged panel analysis. Depression and Anxiety, 30(11), 1–9.

Wissenschaftlicher Beirat Psychotherapie. http://www.wbpsychotherapie.de/page.asp?his=0.113 (Zugriff am: 17.07.2014).

Gutachten des Wissenschaftlichen Beirates Psychotherapie; einsehbar unter www.wbpsychotherapie.de/page.asp?his=0.113.

Wittchen, H.-U. & Jacobi, F. (2005). Size and burden of mental disorders in europe: A critical review and appraisal of 27 studies. European Neuropharmacology, 15, 355–356.

Wittchen, H.-U. (2002). Wenn Angst krank macht. Störungen erkennen, verstehen und behandeln (S. 11). München: Mosaik.

Wolf, O. T. (2008). The influence of stress hormones on emotional memory: Relevance for psychopathology. Acta Psychologica, 127(3), 513–531.

Wolff, S., Stiglmayr, C., Bretz, H. J., Lammers, C. H., Auckenthaler, A. (2007) Emotion identification and tension in female patients with borderline personality disorder. The British Journal of Clinical Psychology, 46(Pt 3), 347–360.

Wupperman, P., Marlatt, G. A., Cunningham, A., Bown, S., Berking, M., Mulvihill-Rivera, N., Easton, C. (2012). Mindfulness and modification therapy for behavior dysregulation: Results from a pilot study targeting alcohol use and aggression in women. Journal of Clinical Psychology, 68(1), 50-66.

Wupperman, P., Neumann, C. S., Whitman, J. B., Axelrod, S.R. (2009). The role of mindfulness in borderline personality disorder features. The Journal of Nervous and Mental Disease, 197(10), 766–771.

Wurmser H., Rieger, M., Domogalla, C., Kahnt, A., Buchwald, J., Kowatsch, M., Kuehnert, N., Buske-Kirschbaum, A., Papousek, M., Pirke, K. M. & von Voss, H. (2006). Association between life stress during pregnancy and infant crying in the first six months postpartum: A prospective longitudinal study. Early Human Development, 82(5), 341–349.

Wupperman, P., Neumann, C. S., Whitman, J. B., Axelrod, S.R. (2009). The role of mindfulness in borderline personality disorder features. The Journal of Nervous and Mental Disease, 197(10), 766–771.

Stichwortverzeichnis